こんな時どうすれば!?

内分泌・
脂質・尿酸
コンサルタント

監修 **深川雅史** 東海大学教授

編集 **鈴木敦詞** 藤田保健衛生大学教授

金芳堂

監修のことば

　このコンサルタントシリーズは，新たにその分野を専攻し始めた若い医師，そして症例のコンサルトをしたいが近くに専門家がいない医師のために，金芳堂が立ち上げた企画であり，これまでに本書を含め5分野を出版，改訂した．幸い，当初に想定した対象に加えて，意欲のある初期研修医やHospitalistを志す若い医師にも読者が広がって来ている．

　経験の少ない非専門医や未専門医にとっては，どんな患者で，どんなときにその疾患を疑うのか，疑った場合，まずどのような検査をすれば良いのか，どのような情報を持って専門家にコンサルトすれば良いのか，はたしてどのくらい急ぐべきなのかを判断するのは容易ではない．

　一方，コンサルトされる専門医にとっても，どこまでの情報を揃えて，どの時点でコンサルトして欲しいのか，コンサルトの答えをどのように伝え，実行してもらうか，フォローアップはどのくらいの間隔で，いつまでするべきなのか，その後どうなったらもう一度コンサルトして欲しいのかなど，改めて認識すべき点も多く，このシリーズはそのような専門医のためにも役立つと思われる．

　今回は，藤田保健衛生大学の鈴木敦詞教授に，内分泌疾患ならびに脂質代謝異常，尿酸代謝異常に関して企画をお願いした．内分泌疾患は，よく見られる疾患と比較的稀な疾患の両方が存在するが，疑いもされず長期に放置されていたり，疾患を疑ってもどうして良いのかわからない，そうしているうちに状態が悪くなってしまうことがありがちな分野である．いわば，非専門医にはとっつきにくい分野を，鈴木先生は，いろいろな角度から，わかりやすく見せてくださったと思う．読者の日常診療に，そして何よりも患者さんのために役に立つことを期待したい．

2018年　花から若葉にかわる季節に

東海大学医学部　腎内分泌代謝内科
深川雅史

はじめに

　内分泌・代謝学とは，毎日われわれが無意識におこなっている身体の制御システムを解き明かす，神秘的な学問である．無意識でおこなっているからこそ，疾患により制御システムが破綻した時には，"無意識下に"偽の情報がとびかい，身体はパニック状態に陥っていく．すなわち内分泌・代謝疾患の診療とは，正しい情報と偽の情報を見分けて整理する謎解きゲームに近いところがある．エラー情報を正常化させ，本来の恒常性に身体を復帰させることが，内分泌・代謝内科医の腕の見せ所である．

　慢性代謝性疾患では，年余にわたり質的・量的に不適切な代謝産物に身体が曝露され，蓄積する．このことが器官・組織の変性につながり，ある時点をこえると逆戻りができなくなる．一般にはイベント発生につながるほどの変性状態を高リスク状態と呼ぶが，病理学的な視点からは，後戻りできる時点（低から中リスク状態）で介入した方が良いということになる．しかしながら，あまりにも低リスクな状態で介入することは，費用対効果面で無駄が多い．また特に薬物治療による介入を考えた場合には，副作用や長期使用による有害事象の増加が懸念され，リスク - ベネフィットのバランスを考えることが必要となる．さらに，代謝性疾患の患者は，複数の慢性疾患に罹患していることも多く，疾患同士あるいは治療薬同士の相互作用についても考えなくてはならない．すなわち，代謝性疾患の診療の要諦は「バランス」である．

　本書は，一般に，わかりにくいというイメージをもたれがちな内分泌疾患のエッセンスを抽出し，またコモンディジーズでありながら患者さんに細かく質問されると意外と回答に窮する脂質異常症・尿酸代謝異常について，臨床の現場で役立つようにまとめた．Part 1「診断と治療の手引き」では疾患全体を総覧し，またできる限り最新の情報を記載した．Part 2「よくあるコンサルト」では，臨床の現場でのクリニカルクエスチョンを持ち寄り，具体的な診断のプロセス，治療方針の立て方について解説した．本書が，臨床の現場で活用され，多くの医療者の診療に役立つことを切に願う．

2018 年春

藤田保健衛生大学医学部　内分泌・代謝内科学

鈴木敦詞

著者一覧

■監修

深川 雅史　東海大学医学部　腎内分泌代謝内科

■編集

鈴木 敦詞　藤田保健衛生大学医学部　内分泌・代謝内科学

■執筆者（掲載順）

鈴木 敦詞　藤田保健衛生大学医学部　内分泌・代謝内科学

磯崎 収　甲状腺のクリニック若松河田　学術顧問

井上 大輔　帝京大学ちば総合医療センター　内分泌代謝内科

沖 隆　浜松医科大学　地域家庭医療学

林 俊行　昭和大学医学部内科学講座　糖尿病・代謝・内分泌内科学部門

平野 勉　昭和大学医学部内科学講座　糖尿病・代謝・内分泌内科学部門

市田 公美　東京薬科大学　病態生理学

須崎 法幸　国立病院機構　名古屋医療センター　脳神経外科

加藤 大也　JA愛知厚生連　豊田厚生病院　内分泌・代謝科

水野 晴夫　国際医療福祉大学医学部　小児科学

高木 潤子　愛知医科大学医学部内科学講座　内分泌・代謝内科

髙栁 武志　藤田保健衛生大学医学部　内分泌・代謝内科学

四馬田 恵　藤田保健衛生大学医学部　内分泌・代謝内科学

牧 和歌子　藤田保健衛生大学医学部　内分泌・代謝内科学

村瀬 孝司　リブラささしまメディカルクリニック糖尿病・内分泌内科

椙村 益久　藤田保健衛生大学医学部　内分泌・代謝内科学

早川 伸樹　名城大学薬学部　臨床薬物治療学Ⅰ

澤井 喜邦　JA愛知厚生連　豊田厚生病院　内分泌・代謝内科

平塚いづみ　藤田保健衛生大学医学部　内分泌・代謝内科学

山守 越子　JA愛知厚生連海南病院　糖尿病・内分泌内科

山守 育雄　豊橋市民病院　糖尿病・内分泌内科

北口　善之　大阪大学大学院医学研究科　眼科学

柿﨑　裕彦　愛知医科大学病院　眼形成・眼窩・涙道外科

日比　八束　藤田保健衛生大学医学部　一般外科学　内分泌外科

吉野　寧維　藤田保健衛生大学医学部　内分泌・代謝内科学

安藤　瑞穂　藤田保健衛生大学医学部　内分泌・代謝内科学

道上　敏美　大阪母子医療センター研究所環境影響部門

木下　祐加　東京大学医学部附属病院　腎臓・内分泌内科

垣田　彩子　藤田保健衛生大学医学部　内分泌・代謝内科学

植田佐保子　藤田保健衛生大学医学部　内分泌・代謝内科学

今枝　憲郎　名古屋市立西部医療センター　内分泌・糖尿病内科

田中　智洋　名古屋市立大学大学院　消化器・代謝内科学

牧野　真樹　藤田保健衛生大学医学部　内分泌・代謝内科学

釜谷　直人　藤田保健衛生大学坂文種報徳会病院　内分泌・代謝内科

山下　美保　浜松医科大学　内分泌・代謝内科

吉田　昌則　名古屋掖済会病院　糖尿病・内分泌内科

柳瀬　敏彦　福岡大学医学部　内分泌糖尿病内科

明比　祐子　福岡大学医学部　内分泌糖尿病内科

野見山　崇　福岡大学医学部　内分泌糖尿病内科

西尾　永司　藤田保健衛生大学医学部　産婦人科

中島　信一　浜松医科大学　小児科学

緒方　　勤　浜松医科大学　小児科学

小川　純人　東京大学大学院医学系研究科　加齢医学

尾﨑　信暁　名古屋第一赤十字病院　内分泌内科

髙野　幸路　北里大学医学部　内分泌代謝内科学

林　登志雄　名古屋大学大学院医学系研究科　保健学科

中川　浩実　金沢大学大学院　内分泌・代謝内科

篁　　俊成　金沢大学大学院　内分泌・代謝内科

大野　岩男　東京慈恵会医科大学　総合診療内科

長谷川みどり　藤田保健衛生大学医学部　腎内科学

古谷　武文　東京女子医科大学　膠原病リウマチ痛風センター

目　次

■内分泌疾患を疑うとき …………………………………………………（鈴木敦詞）　*1*

Part 1　診断と治療の手引き

  A　下垂体疾患 ………………………………………………………（鈴木敦詞）　*6*
     下垂体疾患の診断と治療の手引き ………………………………………………… *11*
  B　甲状腺疾患…………………………………………………………（磯崎　収）　*20*
     甲状腺疾患の診断と治療の手引き ………………………………………………… *27*
  C　副甲状腺疾患・カルシウム代謝異常 …………………………（井上大輔）　*34*
     副甲状腺疾患・カルシウム代謝異常の診断と治療の手引き ……………… *41*
  D　副腎疾患 ……………………………………………………………（沖　隆）　*44*
     副腎疾患の診断と治療の手引き …………………………………………………… *49*
  E　性腺その他の内分泌疾患 ………………………………………（鈴木敦詞）　*56*
     性腺その他の内分泌疾患の診断と治療の手引き ……………………………… *61*
  F　脂質異常症 ………………………………………………（林　俊行／平野　勉）　*64*
  G　痛風・高尿酸血症 ………………………………………………（市田公美）　*74*

Part 2　よくあるコンサルト

A．下垂体疾患

コンサルト 1　下垂体偶発腫を見つけたらどのように対処しますか？ ………（須崎法幸）　*84*
コンサルト 2　先端巨大症はどのような場合に疑い，どのように治療しますか？
     ………………………………………………………………（加藤大也）　*90*
コンサルト 3　成長期の低身長は病気ですか？体質ですか？ …………………（水野晴夫）　*94*
コンサルト 4　成人でも成長ホルモンの補充が必要なのでしょうか？ ………（高木潤子）　*100*
コンサルト 5　高プロラクチン血症を認めた場合の対処はどのように行いますか？
     ………………………………………………………………（髙栁武志）　*104*
コンサルト 6　クッシング病はどのような時に疑い診断しますか？ …………（加藤大也）　*110*
コンサルト 7　心と体の発達のずれを認めたらどうしますか？ ………………（四馬田恵）　*114*

コンサルト 8 　汎下垂体機能低下症患者の発熱時，生活指導で注意する点はあります
　　　　　　　か？〜シックデイが命の危機に〜 ……………………………（牧和歌子）　*118*

コンサルト 9 　ライフステージを考えた中枢性性腺機能低下症の治療はどのように進
　　　　　　　めますか？ ……………………………………………………（水野晴夫）　*123*

コンサルト 10　多飲多尿を呈する患者で尿崩症をどのように診断しますか？
　　　　　　　……………………………………………………………………（村瀬孝司）　*129*

コンサルト 11　低ナトリウム血症をみたらどのように診断し治療しますか？
　　　　　　　……………………………………………………………………（椙村益久）　*135*

B. 甲状腺疾患

コンサルト 12　健診で甲状腺腫をみつけたらどのように対処しますか？ ……（早川伸樹）　*140*

コンサルト 13　甲状腺ホルモン値の異常をどのように解釈するのでしょうか？
　　　　　　　……………………………………………………………………（澤井喜邦）　*144*

コンサルト 14　バセドウ病の治療（目標・薬剤選択・フォローアップ）について教え
　　　　　　　てください. …………………………………………………（平塚いづみ）　*148*

コンサルト 15　甲状腺クリーゼを疑ったらどうしますか？ …………………（鈴木敦詞）　*154*

コンサルト 16　慢性甲状腺炎の診断と治療をどのように行いますか？
　　　　　　　（粘液水腫性昏睡を含む）………………………………（平塚いづみ）　*158*

コンサルト 17　挙児希望や妊娠中の甲状腺機能管理はどのように行ったらよいです
　　　　　　　か？ …………………………………………………………（山守越子）　*163*

コンサルト 18　痛みを伴う甲状腺炎はどのように診断し治療しますか？ ……（山守育雄）　*169*

コンサルト 19　甲状腺眼症への対応と，ステロイドパルス療法，外照射療法の適応に
　　　　　　　ついて教えてください. ……………………………（北口善之／柿﨑裕彦）　*174*

コンサルト 20　甲状腺未分化癌の診断と化学療法の進歩について教えてください.
　　　　　　　……………………………………………………………………（日比八束）　*180*

C. 副甲状腺疾患・カルシウム代謝異常

コンサルト 21　高カルシウム血症の患者が受診しました. どのように検査を進めます
　　　　　　　か？ …………………………………………………………（吉野寧維）　*186*

コンサルト 22　高カルシウム血症クリーゼの治療はどのように行いますか？
　　　　　　　……………………………………………………………………（安藤瑞穂）　*191*

コンサルト 23　低カルシウム血症の対処と鑑別診断はどのように行うのでしょうか？
　　　　　　　……………………………………………………………………（道上敏美）　*197*

コンサルト 24　低リン血症の精査と治療はどのように行いますか？ …………（木下佑加）　*202*

vii

コンサルト 25　グルココルチコイド誘発性骨粗鬆症の管理方法は，どうするのが適切　　　　でしょうか？ ………………………………………………………………（垣田彩子）　*207*

コンサルト 26　続発性骨粗鬆症のスクリーニングと治療はどのように行いますか？　　　　…………………………………………………………………………（植田佐保子）　*211*

D.　副腎疾患

コンサルト 27　副腎偶発腫瘍を見つけたらどのような追加検査を行い，どのように管　　　　理していくのが適切でしょうか？ ……………………………………（垣田彩子）　*218*

コンサルト 28　二次性高血圧はどのような症例で疑えばよいですか？　　　　……………………………………………………………（今枝憲郎 / 田中智洋）　*223*

コンサルト 29　原発性アルドステロン症はどのように診断しますか？ ………（牧野真樹）　*229*

コンサルト 30　クッシング症候群を呈する巨大後腹膜腫瘍を認めたらどのように診断　　　　治療を進めますか？ ……………………………………………………（沖　隆）　*234*

コンサルト 31　褐色細胞腫の診断と治療はどのように行いますか？ …………（釜谷直人）　*237*

コンサルト 32　サブクリニカルクッシング症候群の診断と管理を教えてください．　　　　…………………………………………………………………………（山下美保）　*243*

コンサルト 33　副腎不全症のシックデイルールはどのように指導しますか？　　　　…………………………………………………………………………（髙柳武志）　*246*

コンサルト 34　周期性四肢麻痺とギテルマン症候群はどのように診断・治療します　　　　か？ ……………………………………………………………………（吉田昌則）　*252*

コンサルト 35　先天性副腎過形成の患者の成人期にはどのように管理しますか？　　　　…………………………………………………（柳瀬敏彦 / 明比祐子 / 野見山崇）　*257*

E.　性腺その他の内分泌疾患

コンサルト 36　無月経に関わる内分泌疾患にはどのようなものがありますか？　　　　…………………………………………………………………………（西尾永司）　*262*

コンサルト 37　性腺機能異常が疑われる小児をどのように診療・管理しますか？　　　　……………………………………………………………（中島信一 / 緒方　勤）　*267*

コンサルト 38　男性性腺機能低下症の長期管理はどのように行いますか？ ……（小川純人）　*273*

コンサルト 39　インスリノーマの診断と他の低血糖症との鑑別はどのように行うので　　　　すか？ …………………………………………………………………（尾﨑信暁）　*279*

コンサルト 40　機能性神経内分泌腫瘍とカルチノイド症候群はどのように診断・治療　　　　しますか？ ……………………………………………………………（髙野幸路）　*284*

コンサルト41 多発性内分泌腫瘍症を疑った場合はどうアプローチしますか？
……………………………………………………………（日比八束） 290

コンサルト42 自己免疫性多内分泌腺症候群はどのように疑い，診断しますか？
……………………………………………………………（早川伸樹） 295

コンサルト43 IgG4 関連内分泌疾患とは何ですか？…………………………（牧野真樹） 299

F. 脂質異常症

コンサルト44 脂質異常症の診断と治療はどのように行いますか？…………（林登志雄） 306

コンサルト45 高トリグリセリド血症をどのように治療しますか？
………………………………………………（中川浩実／篁 俊成） 312

コンサルト46 家族性高コレステロール血症の診断と治療はどのように行いますか？
……………………………………………………………（林登志雄） 317

コンサルト47 内分泌疾患によって引き起こされる二次性脂質異常症にはどのような
ものがありますか？……………………………………（植田佐保子） 323

G. 痛風・高尿酸血症

コンサルト48 健診で指摘された高尿酸血症にどのように対処しますか？…（大野岩男） 328

コンサルト49 痛風腎の管理はどのように行いますか？……………（長谷川みどり） 334

コンサルト50 低尿酸血症のスクリーニングはどのように行いますか？……（大野岩男） 340

コンサルト51 痛風発作の対処と管理の具体的な方法を教えてください. ……（古谷武文） 345

索 引…………………………………………………………………………… 351

略語一覧

凡例：以下の略語は本書内で共通して用いることとし，各項目内では指示しない．

ACTH：	副腎皮質刺激ホルモン
ADH：	抗利尿ホルモン（＝バゾプレシン）
APS：	自己免疫性多内分泌腺症候群
Ca：	カルシウム
Cl：	クロール
CRH：	ACTH 放出ホルモン
FSH：	卵胞刺激ホルモン
FT_3：	遊離トリヨードサイロニン
FT_4：	遊離サイロキシン
GH：	成長ホルモン
HbA1c：	ヘモグロビン A1c
HDL：	high density lipoprotein
IGF-I：	インスリン様成長因子–I（＝ソマトメジン C）
K：	カリウム
LDL：	low density lipoprotein
LH：	黄体化ホルモン
LH-RH：	ゴナドトロピン放出ホルモン
Mg：	マグネシウム
Na：	ナトリウム
P：	リン
PRL：	プロラクチン
PTH：	副甲状腺ホルモン
PTU：	プロピルチオウラシル
T_3：	トリヨードサイロニン
T_4：	サイロキシン
TRAb：	抗 TSH 受容体抗体
TRH：	TSH 放出ホルモン
TSH：	甲状腺刺激ホルモン

内分泌疾患を疑うとき

1. 「症状がさまざまで，よくわからないから『内分泌学的に』診断お願いします」

　生体内の情報ネットワークは，神経・内分泌・免疫の三者が代表的なものである（図1）．

　この中で内分泌系の情報伝達は，血流への液性因子の放出を中心としているため，採血・採尿検査で比較的容易に情報が得られる．その一方，関連する臓器が多岐にわたり，また全身性疾患として症状が多彩であるため，症状・徴候が把握しづらいという印象を持たれることが多い．神経系・免疫系の異常も，もちろん全身に影響を及ぼすが，神経系の疾患は原因となる臓器（中枢神経系・末梢神経系）が明確であり，また，免疫系は抗原抗体反応や炎症惹起という症状・徴候がわかりやすい．そのため，非専門医から専門医への紹介するきっかけに迷うことが少ない．

　内分泌・代謝内科の外来を担当している際に必ず出会う依頼箋や紹介状が，「何かあるといけないから，とりあえず内分泌・代謝内科で診察をお願いします」という不定愁訴の患者である．最近は総合診療医のもとに，不定愁訴の患者が受診することも増えたが，今日でも症状の説明がつかない場合に漠然とした内容の紹介状を受け取ることがある．もちろん，内分泌代謝疾患は，病態生理学的な原因が単一臓器であったとしても，疾患の影響が全身に拡大することから，ともすれば初発症状を不定愁訴と間違えやすい危険をはらんでいるのは事実である．また，基礎代謝にも影響する疾患も多いことから，易疲労感，エネルギー代謝異常値（糖代謝・脂質

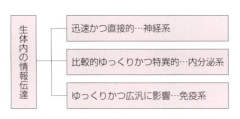

図1　生体内情報伝達を司る3つのシステム

神経系は神経線維を用いて，迅速かつ直接的に情報を伝える．内分泌系は秒単位から日単位で主に血流を介し，また受容体を通じて特異的に情報を伝える．免疫系は，細胞間の情報の受け渡しや抗体産生を通じてゆっくりと広汎に影響をあたえる．

代謝異常など）の発見などを主訴とする場合もあり，疑わなければ診断に至らない場合も多い.

2. 内分泌疾患のイメージをつかむ

　症状が多彩といっても，疾患名がついている以上，そこには疾患群・症候群としての定義がある.

　内分泌疾患の本質は「異常な情報の集積による恒常性の破綻」と言えるだろう. 恒常性の破綻が，肉眼的な形態異常として認められる場合もあれば，生化学的な検査値の異常・代謝異常症として認められる場合もある. そのため，内分泌疾患のイメージのつかみ方としては二通りのアプローチがある.

　一つ目は，非常に特徴的な症状・徴候（先端巨大症様顔貌，中心性肥満など）に注意し，常にチェックを怠らないことである. そのようなことは，当たり前のように聞こえるかもしれないが，住民健診で明らかな甲状腺腫を指摘した際に「毎月病院にかかっているが，首は触られたことがなく，今回はじめて指摘された」と，患者が答えることは多い. なかには，明らかな女性化乳房を示しているにもかかわらず，「主治医はいつも電子カルテと格闘していて，胸に聴診器をあてられたことがないので気づいてもらえなかった」との声を聞くこともある. 毎回の診察時に，全身を全てチェックすることは現実的には不可能だが，それでも身体所見によるスクリーニングを定期的に行うことはやはり重要である.

　二つ目のアプローチは，症状・徴候・検査の組み合わせを意識することである. たとえば高血圧症そのものは珍しい疾患ではないが，これに肥満と糖尿病という要素が加われば，クッシング症候群の可能性が生じる. その一方，2型糖尿病・高血圧症をともなう肥満患者も数多く存在し，この三要素だけでは多くの場合クッシング症候群ではない. 高度肥満・2型糖尿病・高血圧症を併存する患者に若年性骨折や低カリウム血症が加われば，よりクッシング症候群"らしく"見えてくる. しかし，この患者が甘草をふくむ漢方薬を常用していたら低カリウム血症は薬剤性に誘発されうる. 若年性骨折も原因が単なる外傷による可能性もある（図2）.

　すなわち臨床の現場では，丁寧な病歴聴取と，症状・徴候の特異性の有無が確定診断にとって重要である. このように述べてくると，ますます「内分泌疾患は複雑な上にわかりにくい」と言われてしまいそうだが，実際には個別の要因の評価を順次行い，しっかり時間をかけて考えれば答が出るものが多い.

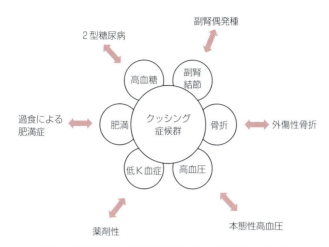

図2 その症状は本当に糖質コルチコイドによるもの?
単一のホルモンで症状・徴候の説明が可能だったとしても,それだけで確定診断にはいたらない.

3. 内分泌疾患を見逃してはいけない最大の理由は?

「わかりにくい」内分泌疾患を,できるだけ早期に発見し対処すべき理由はどこにあるだろうか.

内分泌異常は,生体の恒常性維持のための情報伝達のルールを変えてしまうことが問題である.外部の環境変化にどう対応するか,生体内部での同化・異化のバランスをどのようにコントロールするか,といった生命体としての「生きていく上で必ず守るべき約束」の情報が間違って全身に伝えられてしまうのである.内分泌疾患の診断の際には,負荷試験を行うことが多いが,これは生体が環境の変化に対応する正しい情報を提示できるかどうかを確認するために行う(**図3**).

逆にいえば,情報処理が破綻した状態を疾患と呼ぶのである.情報伝達の仕組みそのものが破綻している場合,自然にその情報の間違いを修正することは不可能である.生体は,偽物の情報に踊らされ,さらに他の臓器が不必要な情報を提示するため,生体の異常反応は増幅されていく.個々の症状について,対症的に薬物治療を行ったとしても,間違った情報源を修正しなければ,いつまでたっても身体への負担は軽減されない.そのため,偽情報の集積により,内分泌腺のみならず多臓器

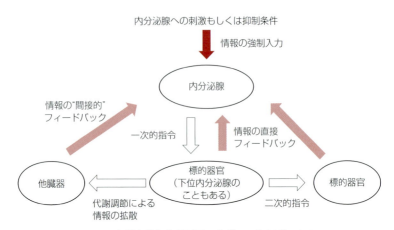

図3 内分泌学的負荷試験は生体の"伝言ゲーム"
負荷試験では内分泌腺へ強制的に情報を入力し，内分泌腺を刺激もしくは抑制する．この情報が適切に下位に伝えられ，環境が変化したという情報に適切に生体が反応できるかを確認する（例：75g経口ブドウ糖負荷試験－ブドウ糖負荷に対して適切にインスリンが分泌され，糖質が一定時間内に処理できるかを確認する）．

の機能不全がひきおこされる前に，できるだけ早期に内分泌疾患は発見・対処すべきなのである．

4. 内分泌疾患を正しく恐れよう

　内分泌代謝疾患は，決して稀少疾患ではない．甲状腺疾患の有病率は潜在性も含めると，バセドウ病で200〜400人に一人，橋本病で5〜10人に一人，副甲状腺機能亢進症も約3000人に一人と言われている．その多くは悪性疾患ではないが，生命の根幹にかかわる機能異常であり，いわゆるコモンディジーズとの併存も多い．日常臨床のなかで，何に注意しどう判断するかを整理することで，診断・治療へ向けての適切なステップを踏むことに可能である．このあとの「手引き」「コンサルト」で知識の整理とともに，具体的な方法・ポイントについて考えていく．

Part 1
診断と治療の手引き

- Ⓐ 下垂体疾患
- Ⓑ 甲状腺疾患
- Ⓒ 副甲状腺疾患・カルシウム代謝異常
- Ⓓ 副腎疾患
- Ⓔ 性腺その他の内分泌疾患
- Ⓕ 脂質異常症
- Ⓖ 痛風・高尿酸血症

下垂体疾患

1 下垂体疾患

　視床下部・下垂体は，生体内の情報伝達の司令塔であり，成長・発達に関わるホルモンから，日常的な代謝バランス・ストレス応答に至るまで，我々の生命維持にとってなくてはならない存在である．そのため下垂体機能異常は，極めて特徴的な病態を示すことが多く（**表A-1**），古くから"症候群"としても認識されている．適切な診断治療を行う上での，診断と治療の手引きが策定されている．ここでは，総論として下垂体機能異常による病態と疾患について各々のホルモン毎に概説する．

2 GH（成長ホルモン）

　GHは文字通り身体の成長を促すホルモンであり，特に出生後成人に至るまでは，筋骨格系を中心に，その成長はGHに依存している．GHは，主として肝臓に作用してIGF-Iの産生を促進する．GH-IGF-I系は，成長終了後には分泌が低下し，成人後は加齢とともにゆっくりと低下していく．視床下部からの分泌刺激シグナルは，GH放出ホルモン（GHRH）と総称される液性因子からなり，分泌抑制シグナルはソマトスタチンによってもたらされる．

　GH-IGF-Iの産生過剰により，成長期（骨端線が閉鎖するまで）は巨人症，成長終了後は先端巨大症が発症する（**表A-2**）．GH分泌過剰は，下垂体腺腫による圧迫症状（頭痛・視野障害）のほか，顔貌の変化，手足容積の増大，発汗過剰，耐糖能異常，高血圧などの多彩な症状を呈する．放置すれば，生命予後の悪化にもつながるため，手術療法，薬物治療，放射線治療を組み合わせてGH分泌のコントロールを行う．治療判定のコントロールは，75g経口ブドウ糖負荷試験により血中GHの抑制が十分にかかる（底値1μg/L以下）ことと，IGF-Iの値が年齢・性別を基準とした基準範囲内に収まることである．

　逆にGHの産生低下は，成長期には小人症を引き起こす（**表A-3**）．脳腫瘍など器質的疾患を否定した後，分泌刺激試験で分泌不全症を証明する．分泌刺激試験に

は，インスリン負荷，アルギニン負荷，L-DOPA（L- 3, 4 -dihydroxyphenylalanine）負荷，クロニジン負荷，グルカゴン負荷，GHRP（GH 放出ペプチド）- 2 負荷がある．治療は，最終身長の正常化をめざし，GH の補充療法を行う．かつては，成人後は GH の分泌低下は，疾患として認識されなかったが，現在では成人型の GH 完全欠損症は，筋減少を主体とした代謝異常，抑うつなどの身体症状を引き起こし，生命予後を悪化させることが明らかとなったため，GH 補充療法の対象となっている．

3　ACTH（副腎皮質刺激ホルモン）

　外界からのストレスに対して適切な応答が出来なければ，生命体は機能しない．ACTH -コルチゾール系は，ストレス応答ホルモンとして，血圧，糖代謝，脂質代謝のすべてに関与している．ACTH の過剰産生はクッシング病として知られている（表A- 4）．特徴的な外見（満月様顔貌，Buffalo hump，赤色皮膚線条）とともに，二次性高血圧症，糖尿病，脂質代謝異常の原疾患となる．このような典型的な症状・症候を示さないサブクリニカルクッシング病も存在するため，ACTH 分泌の自律性や相対的過剰分泌を確認することも必要である．

　逆に ACTH の分泌低下は，低血圧，低血糖を含め活動性の低下につながる．易疲労感・全身倦怠感・悪心・発熱などを中心とした不定愁訴が表在化した ACTH 単独欠損症は，精神疾患などと誤解されることもあり，特に若年者での誤診・見逃しに注意が必要である．また，副腎皮質ホルモンの投与中止後におきるステロイド離脱症候群は，長期大量の経口用剤使用後にも発症することがあるため，薬剤使用歴の確認が重要である．治療はヒドロコルチゾンなどのグルココルチコイドを投与することが一般的である．治療の際には，シックデイにおけるグルココルチコイド投与量増量のルールを患者と共有することが重要である．

4　TSH（甲状腺刺激ホルモン）

　甲状腺ホルモンは，基礎代謝の維持に必須のホルモンであり，全身のエネルギー産生量を調節する，いわば車のアクセルのような働きをする．エネルギーの過剰産生も産生不足も生体の活動維持には望ましくないため，視床下部由来の TSH 放出刺激ホルモン（TRH）→下垂体前葉での TSH →甲状腺における T_4，T_3 の産生と三段階のホルモン放出により，その機能は制御されている．また，ACTH -コルチゾール系と同じようにネガティブフィードバックシステムにより，適切な TRH-

TSH 分泌が行われるように制御されている．下垂体疾患としての甲状腺機能異常は，TSH 産生腫瘍による甲状腺機能亢進症ならびに下垂体前葉機能低下症による甲状腺機能低下症がまずあげられる（**表 A-5**）．TSH 産生腫瘍の頻度は少ないが，TSH と甲状腺ホルモンの両者が同時に上昇している場合には，必ず鑑別診断を行うべきである．TRH－TSH－甲状腺ホルモン系で留意すべきは，甲状腺ホルモン不応症である（**図 A-1**）．甲状腺ホルモン不応症は，レフェトフ症候群とも呼ばれ，時に TSH 産生腫瘍と似た検査結果を示す．

TSH 分泌低下症は，およそ半数で血中 TSH は正常または軽度高値で，甲状腺機能低下症の症状の割には TSH が上昇していないのが特徴となる．治療は甲状腺ホルモンの補充だが，心筋の酸素需要を急に上昇させないように，少量から開始していく．また，TSH 分泌不全による続発性甲状腺機能低下症では，同時に ACTH 産生低下による副腎不全を合併することも多い．両者の分泌低下症が合併する場合，副腎不全から治療を行わなければならないため，副腎不全の合併の可能性を考慮した上で甲状腺ホルモンを投与することも重要である．また重症患者などで見られる low T_3 症候群との鑑別は，日常臨床でしばしば問題となる．Low T_3 症候群は，生体の適応反応としてあえて甲状腺ホルモンの活性化を自制している状態であり，原則として治療しない．

5 性腺刺激ホルモン（ゴナドトロピン）

下垂体ゴナドトロピンは，LH，FSH の 2 種類が知られており，思春期の発来と共に視床下部からのゴナドトロピン放出ホルモン（GnRH）の刺激により分泌される．ゴナドトロピンは，思春期前には分泌が抑制されており，思春期と共に分泌が増加することで，二次性徴の発来とともに，身体の成長のスパートを後押しする．さらには，成長期のおわりに骨端線閉鎖を促し最終身長を規定する．すなわち，下垂体ゴナドトロピンは，性分化とともに成人としての身体の完成に決定的な役割を果たしているのである．

性分化の面では，LH，FSH の適切な分泌には，二次性徴の発来と妊孕性の獲得との二つの重要な役割がある．ゴナドトロピン産生腫瘍の頻度は少なく，鑑別診断として，まず原発性性腺機能低下症による反応性のゴナドトロピン上昇を考えるべきである（**表 A-6**）．下垂体外の奇形腫などからヒト絨毛ゴナドトロピン（hCG）が放出され，性ホルモン分泌亢進症状を示すこともある．

ゴナドトロピン分泌低下症は，妊孕能の獲得・維持に大きな影響を与える．ま

た，女性では月経周期を考慮した治療が必要となる．そのため，男女でホルモン補充療法の方法が異なり，ライフステージに応じた治療の変更が重要である．

6 プロラクチン

プロラクチンは，視床下部からの固有の刺激ホルモンをもたず，TRH が刺激ホルモンとして働くことが知られている．視床下部からの抑制的制御はドーパミンにより行われている．プロラクチンの作用は，乳腺発育や乳汁分泌など基本的に産褥期に関わるものであるため，分泌低下による日常生活への影響は，他の下垂体前葉ホルモンと比較すると少ないと考えられている．逆に分泌過剰症は男性における性欲低下・勃起障害，女性における月経異常・不妊・乳汁分泌など訴えを表明しにくい症状が生じ，患者が人知れず悩みを抱える場合もある（表 A-7）．

プロラクチン過剰症の原因は，薬剤によるものが多く，続発性高 PRL 血症を最初に考えることが臨床的に重要である．プロラクチノーマによる高 PRL 血症は，巨大腺腫によるものが多いため，視野障害・頭痛など周囲への圧迫による症状の頻度が高い．

ドーパミン D2 受容体作動薬による薬物治療が奏効するが，特に巨大腺腫では手術治療も選択肢となる．

7 ADH またはバゾプレシン（AVP: arginine vasopressin）

下垂体後葉は神経下垂体ともよばれ，軸索輸送によりバゾプレシンとオキシトシンとが下垂体後葉に運ばれる．そのため前葉で見られるように下垂体門脈を通じて液性因子により視床下部から支配を受けることはない．下垂体後葉から分泌されるホルモンの中で，オキシトシンは主に分娩・授乳に関連し疾病発生との関連性は低いが，ADH はその分泌過剰と分泌低下とが水代謝において決定的調節因子となるため，分泌異常は大きな問題となる（表 A-8）．

ADH の分泌は，血漿浸透圧と血圧とによる二重支配を受け，腎において自由水の再吸収を促進することで，細胞外液量を増加させ，浸透圧を低下させる．言うなれば「真水（H_2O）で薄めて血を増やす」作業を行う．ADH の分泌異常は，亢進にせよ低下にせよ，あくまで血漿浸透圧（おもに血清 Na 値）に対する相対的なものであり，特に中枢性尿崩症の診断には，5 ％高張食塩水負荷試験を行い，人為的に血漿浸透圧をあげて，ADH の分泌能を評価することが重要である．治療にはデスモプレシンを用いるが，過剰投与による水中毒（低 Na 血症）には十分な注意が

必要である.

　神経下垂体は，頭蓋内疾患により障害が出やすく，腫瘍性病変のほかリンパ球性下垂体炎，IgG4 関連下垂体炎による異常も多い.

　ADH 分泌過剰症は ADH 不適切分泌症候群（SIADH）と一般に呼ばれるが，これは，ADH の分泌が血漿浸透圧に対して「不適切」なためである．SIADH は基本的に除外診断が重要で，特に副腎不全，腎不全，甲状腺機能低下症のように容易に低 Na 血症を示す疾患は慎重に鑑別が必要である.

参考文献 ————

1)　難病情報センター：指定難病一覧．概要診断基準等．
　　http://www.nanbyou.or.jp/upload_files/File/ 072-078-201704-kijyun.pdf

下垂体疾患　診断と治療の手引き

表 A-1　下垂体ホルモンの分泌異常による疾患・症候一覧

ホルモン	機能亢進症	機能低下症
GH	下垂体性巨人症 / 先端巨大症	GH 分泌不全性低身長症 / 成人成長ホルモン分泌不全症
プロラクチン	プロラクチン分泌過剰症	産褥期の乳汁分泌低下
ACTH	クッシング病	副腎不全
ゴナドトロピン (LH/FSH)	性早熟・女性化乳房・ 月経異常など	性腺機能低下症
TSH	甲状腺機能亢進症	甲状腺機能低下症
ADH	SIADH （ADH 分泌過剰症）	中枢性尿崩症

表 A-2　GH 分泌過剰症の診断と治療

先端巨大症および下垂体性巨人症（分泌過剰）
【診断】 A．先端巨大症 Ⅰ．主要徴候：1）手足容積の増大　2）先端巨大症様顔貌　3）巨大舌 Ⅱ．検査所見：1）GH 分泌過剰（血清 GH 値がブドウ糖 75 g 経口投与で正常域まで抑制されない）　2）IGF-1 高値（年齢・性別基準値の＋2 SD 以上）　3）下垂体腺腫の存在 Ⅲ．副症候および参考所見：発汗過多　頭痛　視野障害　月経異常　睡眠時無呼吸症候群　耐糖能異常　高血圧　咬合不全　頭蓋骨および手足の単純 X 線異常 [確実例]　Ⅰのいずれかおよび Ⅱ をすべてを満たすもの B．下垂体性巨人症 Ⅰ．主要徴候：1）著明な身長増加- M：185 cm 以上　F：175 cm 以上（予測含む） 2）先端巨大症 Ⅱ．検査所見：先端巨大症に同じ Ⅲ．副症候：先端巨大症に同じ Ⅳ．除外規定　脳性巨人症ほか [確実例]　Ⅰ および Ⅱ を満たすもので除外規定をみたすもの
【治療】 1. GH 分泌異常の改善 1）手術療法 2）薬物療法：ソマトスタチン誘導体　GH 受容体拮抗剤　ドパミン作動薬 3）放射線療法 2. 補充療法：他の下垂体ホルモンの低下がある場合 3. 合併症に対する治療：糖尿病　高血圧など

（日本内分泌学会：診断と治療の手引きと難病情報センターの HP 情報を元に作成）

A 下垂体疾患

表 A-3　GH 分泌不全症の診断と治療

治療には GH の補充療法を行う

GH 分泌不全性低身長・成人分泌不全症（分泌低下）

A．GH 分泌不全性低身長症
1. 主要項目
　（1）主症候
　　　①成長障害があること（通常は，身体のつりあいはとれていて，身長は標準身長の−2.0 SD
　　　　以下，あるいは身長が正常範囲であっても，成長速度が 2 年以上にわたって標準値の
　　　　−1.5 SD 以下であること）．
　　　②乳幼児で，低身長を認めない場合であっても，成長ホルモン分泌不全が原因と考えられる
　　　　症候性低血糖がある場合．
　　　③頭蓋内器質性疾患や他の下垂体ホルモン分泌不全があるとき．
　（2）検査所見
　　　　成長ホルモン（GH）分泌刺激試験として，インスリン負荷，アルギニン負荷，L-DOPA
　　　負荷，クロニジン負荷，グルカゴン負荷または GHRP-2 負荷試験を行い，下記の値が得ら
　　　れること：インスリン負荷，アルギニン負荷，L-DOPA 負荷，クロニジン負荷またはグル
　　　カゴン負荷試験において，原則として負荷前および負荷後 120 分間（グルカゴン負荷では
　　　180 分間）にわたり，30 分ごとに測定した血清中 GH 濃度の頂値が 6 ng/mL 以下であるこ
　　　と．GHRP-2 負荷試験で，負荷前および負荷後 60 分にわたり，15 分ごとに測定した血清
　　　GH 頂値が 16 ng/mL 以下であること．
2. 診断基準
　以下を満たすものを「Definite」とし，いずれかに分類すること．
　重症：主症候が 1（1）①を満たし，かつ 1（2）の 2 種以上の分泌刺激試験における GH 頂値
が全て 3 ng/mL 以下（GHRP-2 負荷試験では 10 ng/mL 以下）のもの．
　又は，主症候が 1（1）の②若しくは 1（1）の①と③を満たし，かつ 1（2）の 1 種類の分泌刺
激試験における GH 頂値が 3 ng/mL 以下（GHRP-2 負荷試験では 10 ng/mL 以下）のもの．
　中等症：「重症成長ホルモン分泌不全性低身長症」を除く成長ホルモン分泌不全性低身長症の
うち，全ての GH 頂値が 6 ng/mL 以下（GHRP-2 負荷試験では 16 ng/mL 以下）のもの．

B．成人 GH 分泌不全症
　Ⅰ．主症候および既往歴
　　1. 小児期発症では成長障害を伴う　2. 易疲労感，スタミナ低下，集中力低下，気力低下，
　　うつ状態，性欲低下などの自覚症状を伴うことがある　3. 身体所見（皮膚の乾燥・菲薄化，
　　体脂肪増加，ウエスト／ヒップ比の増加，除脂肪体重の低下，骨量の低下，筋力低下など）
　　4. 頭蓋内器質性疾患の合併・既往歴，治療歴または周産期異常の既往
　Ⅱ．検査所見
　　1. GH 分泌刺激試験にて基準値以下
　　　インスリン負荷，アルギニン負荷またはグルカゴン負荷試験において，負荷前および負荷
　　後 120 分間（グルカゴン負荷では 180 分間）にわたり，30 分ごとに測定した血清（血漿）
　　GH の頂値が 3 ng/mL 以下である．GHRP-2 負荷試験で，負荷前および負荷後 60 分にわ
　　たり，15 分ごとに測定した血清（血漿）GH 頂値が 9 ng/mL 以下である．
　　2. GH を含む複数の下垂体ホルモン分泌低下
　Ⅲ．参考所見
　　IGF-1 が年齢及び性を考慮した基準値を下回る

[確実例]

1. I-1あるいはI-2, 3を満たし，かつII-1の2種類以上で基準値以下
2. I-4とII-2を満たし，かつII-1で1種類で基準値以下

[疑い例]

I の1項目以上を満たし，かつIIIを満たすもの

（日本内分泌学会：診断と治療の手引きと難病情報センターの HP 情報を元に作成）

表A-4　ACTH分泌異常症の診断と治療

　クッシング病の治療では主に手術療法が行われる．手術不能例あるいは腫瘍が同定できない場合副腎でのグルココルチコイド合成阻害薬や副腎摘除術が行われることもある

ACTH分泌過剰症　（クッシング病）

【診断】

1. 主徴候：下記（1）と（2）から各々一つ以上を認める
   （1）特異的症候―満月様顔貌，中心性肥満（or 水牛様脂肪沈着），皮膚伸展性赤紫色皮膚線条（幅1cm以上），皮膚の菲薄化および皮下溢血，近位筋萎縮による筋力低下，小児で肥満を伴う発育遅延
   （2）非特異的症候―高血圧，月経異常，痤瘡，多毛，浮腫，耐糖能異常，骨粗鬆症，色素沈着，精神異常
2. 検査所見：（1）（必須）血中ACTHとコルチゾールが高値または正常（同時測定）
   （2）尿中遊離コルチゾールが高値または正常
3. スクリーニング検査：上記1, 2を満たした場合に行う
   （1）一晩少量（0.5 mg）デキサメサゾン抑制試験　（2）血中コルチゾール日内変動
   （3）DDAVP試験　（4）複数日の深夜唾液中コルチゾール値の上昇
4. 確定診断検査：3-（1）は必須でさらに3-（2）～（4）を満たす場合
   （1）CRH試験　（2）一晩大量（8 mg）デキサメサゾン抑制試験　（3）MRI検査での下垂体腫瘍の証明（4）選択的静脈洞血サンプリング

[確実例]　1, 2, 3および4-（1）～（4）を満たす

[ほぼ確実例]　1, 2, 3および4-（1）～（3）を満たす

[疑い例]　1, 2, 3を満たす

ACTH分泌低下症

【診断】

I．主徴候
　1）全身倦怠感　2）易疲労感　3）食欲不振　4）意識消失（低血糖や低ナトリウム血症による）
　5）低血圧

II．検査所見
　1）血中コルチゾール低値　2）尿中遊離コルチゾール低値　3）血中ACTHは高値ではない
　4）ACTH分泌刺激試験で血中ACTH及びコルチゾールは低反応ないし無反応　5）迅速ACTH負荷に対して単回では低反応．但し，ACTH-Z連続負荷に対しては増加反応がある．

III．除外規定　薬剤性を除く

[確実例]　I の1項目以上とII の1）～3）を満たし，4）あるいは4) 5）を満たす

【治療】

副腎皮質ホルモンによる補充療法

（日本内分泌学会：診断と治療の手引きと難病情報センターの HP 情報を元に作成）

14　Part1　診断と治療の手引き

表 A-5　TSH 分泌異常症の診断と治療

TSH 産生腫瘍の治療には主として手術療法が用いられる.

下垂体性 TSH 分泌亢進症
【診断】 Ⅰ．主要徴候 　（1）甲状腺中毒症状（動悸，頻脈，発汗過多，体重減少） 　（2）びまん性甲状腺腫 　（3）下垂体腫瘍による症状（頭痛，視野障害） Ⅱ．検査所見 　（1）TSH 正常〜軽度高値（甲状腺ホルモン高値） 　（2）画像診断（MRI または CT）で下垂体腫瘍を認める 　（3）免疫組織学的に腫瘍での TSH ないしは TSH β の染色性を認める. Ⅲ．除外診断 　甲状腺ホルモン不応症 ［確実例］　ⅠのいずれかとⅡのすべてを満たすもの ［ほぼ確実例］　Ⅰの 1 項目以上をみたし，かつⅡの（1）（2）を満たすもの

TSH 分泌低下症
【診断】 Ⅰ．主徴候 　1．耐寒性の低下　2．不活発　3．皮膚乾燥　4．徐脈　5．脱毛　6．発育障害 Ⅱ．検査所見 　1．血中 TSH は高値ではない 　2．TRH 負荷試験に対する TSH の低反応ないし無反応（正常反応もあり） 　3．血中甲状腺ホルモン低値 Ⅲ．除外規定 　薬剤性 ［確実例］　Ⅰの 1 項目以上とⅡの 3 項目を満たす
【治療】 甲状腺ホルモンによる補充療法

（日本内分泌学会：診断と治療の手引きと難病情報センターの HP 情報を元に作成）

A　下垂体疾患　*15*

表A-6　ゴナドトロピン分泌異常症の診断と治療

ゴナドトロピン産生腫瘍の治療には主として手術療法が選択される.

ゴナドトロピン分泌亢進症（下垂体ゴナドトロピン産生腫瘍）

【診断】
Ⅰ. 主徴候
　1. 小児：性ホルモン分泌亢進症候
　2. 成人男性：女性化乳房
　3. 閉経前成人女性：過少月経
　4. その他に腫瘍に伴う中枢神経症状を認める
Ⅱ. 検査所見
　1. ゴナドトロピン分泌過剰
　2. 画像診断で視床下部や下垂体に腫瘍性病変
　3. 免疫組織学的にゴナドトロピン産生を認める
Ⅲ. 鑑別診断
　原発性性腺機能低下による反応性ゴナドトロピン分泌過剰
［確実例］　ⅠならびにⅡに合致する

ゴナドトロピン分泌低下症

【診断】
Ⅰ. 主徴候
　1. 二次性徴の欠如（男子15歳以上・女子13歳以上）または進行停止
　2. 月経異常
　3. 性欲低下・インポテンス・不妊
　4. 陰毛・腋毛の脱落　性器萎縮　乳房萎縮
　5. 小陰茎　停留精巣　尿道下裂　無嗅症をともなうことがある
Ⅱ. 検査所見
　1. 血中ゴナドトロピンは高値ではない
　2. ゴナドトロピン分泌刺激試験に対して低反応もしくは無反応（正常のこともあり）
　3. 血中・尿中性ステロイドホルモン低値
　4. ゴナドトロピン負荷に対して性ホルモン分泌増加反応がある
Ⅲ. 除外規定
　薬剤性，高度肥満，神経性食欲不振症を除く
［確実例］　Ⅰの1項目以上とⅡの全項目を満たす

【治療】
Ⅰ. 男性：治療の目的は，二次性徴の発現・成熟と妊孕性の獲得
　テストステロン療法　hCG-hMG（FSH）療法　LHRH間欠皮下注療法
Ⅱ. 成人女性：挙児希望の有無と罹患の重症度に基づいて選択する
　1. 挙児希望が無い場合：ホルムストローム療法　カウフマン療法
　2. 挙児希望がある場合：クロミフェン療法　ゴナドトロピン療法　など

（日本内分泌学会：診断と治療の手引きと難病情報センターのHP情報を元に作成）

16 Part1 診断と治療の手引き

表 A-7 PRL 分泌異常症の診断と治療

下垂体性プロラクチン分泌亢進症

【診断】
Ⅰ. 主徴候
　女性：月経不順・無月経　不妊　乳汁分泌　頭痛　視力視野障害
　男性：性欲低下　陰萎　頭痛　視力視野障害　女性化乳房　乳汁分泌
Ⅱ. 検査所見
　血中 PRL 基礎値の上昇（複数回安静時で 20 ng/mL 以上）
Ⅲ. 鑑別診断
　薬剤服用　原発性甲状腺機能低下症，異所性プロラクチン産生腫瘍，慢性腎不全，胸壁疾患
［確実例］　ⅠおよびⅡを満たすもの

【治療】
1. 薬剤服用　→　薬剤中止
2. 原発性甲状腺機能低下症　→　甲状腺ホルモン補充
3. 視床下部・下垂体茎病変
　　機能性であれば薬物療法　器質性は原疾患治療
4. 下垂体病変
　　PRL 産生腫瘍：薬物療法が基本．場合によって手術．
　　他のホルモン産生腫瘍：各々の腺腫の治療

プロラクチン分泌低下症

【診断】
Ⅰ. 主徴候
産褥期乳汁分泌低下
Ⅱ. 検査所見
　1. 血中 PRL 基礎値の低下（複数回測定し 1.5 ng/mL 未満）
　2. TRH 負荷試験に対する PRL の反応性低下または欠如
［確実例］　ⅠとⅡを満たす

【治療】
現在　特別な治療法はない

（日本内分泌学会：診断と治療の手引きと難病情報センターの HP 情報を元に作成）

表 A- 8　下垂体性 ADH 分泌異常症の診断と治療

バゾプレシン分泌過剰症　（SIADH）

【診断】

Ⅰ．主徴候
 1. 脱水を認めない

Ⅱ．検査所見
 1. 低 Na 血症（＜135 mEq/L）　2. 血清 Na＜135 mEq/L でも血漿 ADH が測定可能（相対的高値）
 3. 低浸透圧血漿（＜280 mOsm/kg）4. 高張尿（尿浸透圧＞300 mOsm/kg）
 5. Na 利尿（≧20 mEq/L）の持続　6. 腎機能正常（血清クレアチニン≦1.2 mg/dL）
 7. 副腎皮質機能正常（早朝空腹時　血清コルチゾール≧6μg/dL）

Ⅲ．参考所見
 1. 原因となる疾患（肺癌など）　2. 血漿レニン活性低値（≦5 ng/mL/hr）
 3. 血清尿酸≦5 mg/dL　4. 水制限で低 Na 血症改善（脱水の進行なし）

[確実例]　Ⅰ およびⅡの 1〜7 を満たす
[鑑別診断]　心不全　肝硬変　ネフローゼ症候群　腎性 Na 喪失　下痢　嘔吐
　　　　　　異所性 ADH 分泌腫瘍

【治療】以下のいずれかまたは組み合わせで治療するが 1 日の血清 Na 上昇を 10 mEq/L 以下にすること．補正前の血清ナトリウム濃度が 110 mEq/L を下回る低ナトリウム血症，あるいは低カリウム血症，低栄養，アルコール中毒，肝障害などの危険因子を伴う場合は，より緩やかに血清ナトリウム濃度を補正する．
1. 原疾患の治療
2. 水分摂取制限（体重　1 kg あたり 15〜20 mL）
3. 食塩を 1 日 200 mEq 投与
4. 3 ％ NaCl（血清 Na 120 mEq/L 以下で中枢神経症状を伴うとき）
5. モザバプタン塩酸塩（異所性 ADH 産生腫瘍で難治例のみ）

【原因】
1. 中枢神経系疾患：髄膜炎　外傷　くも膜下出血　脳腫瘍　脳梗塞・脳出血　Guillain-Barre 症候群　脳炎
2. 肺疾患：肺炎　肺腫瘍（異所性バゾプレシン産生腫瘍を除く）　肺結核　肺アスペルギルス症　気管支喘息　陽圧呼吸
3. 異所性バゾプレシン産生腫瘍：肺小細胞癌　膵癌
4. 薬剤：ビンクリスチン　クロフィブレート　カルバマゼピン　アミトリプチン　イミプラミン　SSRI（選択的セロトニン再取り込み阻害薬）

18 Part1　診断と治療の手引き

バゾプレシン分泌低下症（中枢性尿崩症）
【診断】 Ⅰ．主症候 　1）口渇　　2）多飲　3）多尿 Ⅱ．検査所見 　1）尿量　1日3000 mL 以上　2）尿浸透圧　300 mOsm/kg 以下 　3）水制限試験で尿浸透圧が上昇しない（300 mOsm/kg を越えない） 　4）ADH 分泌が血漿浸透圧（または血清 Na）に比較して相対的に低下 　　　（5％高張食塩水負荷試験による） 　5）ADH 負荷試験で尿量減少し尿浸透圧は 300 mOsm/kg 以上に上昇 Ⅲ．参考所見 　1）血清 Na 濃度は正常域の上限に近づく　2）MRI T1 強調画像で後葉輝度の低下 [診断のカテゴリー] ・完全型：Ⅰ，Ⅱの全てをみたす. ・部分型：Ⅰを全てみたし，Ⅱの1）2）5）と4）の1項目以上をみたすもの.
【鑑別診断】 高カルシウム血症，心因性多飲症，腎性尿崩症
【治療】 1．デスモプレシン投与　（経口・点鼻　デスモプレシン酢酸塩） 2．続発性では原疾患の治療

（日本内分泌学会：診断と治療の手引きと難病情報センターの HP 情報を元に作成）

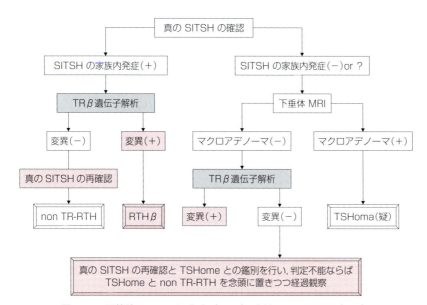

図 A-1　甲状腺ホルモン不応症（RTH）診断のためのアルゴリズム
（難病情報センター　指定難病 80. 甲状腺ホルモン不応症より）

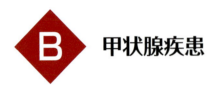

甲状腺疾患

　甲状腺疾患に対する診断ガイドラインは日本甲状腺学会の委員会にて作成されホームページに公開されている[1]. バセドウ病治療の一般についてはガイドラインとして読本として出版されている[2]. さらに日本甲状腺学会・日本内分泌学会の臨床重要課題は学会のホームページに公開されるとともに論文として出版されているものもある.

1　バセドウ病

A. 診　断

　診断については表B-1に示すように診断ガイドラインが作成され，学会ホームページに掲載されている[1]. 放射性ヨウ素摂取率の測定が可能な施設が限られること，全例に行うことは不可能のため，施行なしでも他の基準が合致すれば確からしいバセドウ病として治療開始が可能である. 注意すべきことは第三世代の抗甲状腺刺激ホルモン受容体抗体（TRAb）測定においても無痛性甲状腺炎の患者も陽性を示すことがある. しかし3.0 IU/L以上の場合は無痛性甲状腺炎の可能性がきわめて低く，0.8 IU/L未満の場合はバセドウ病の可能性は低くなるが完全に否定されるものではない[3]. このようにTRAbが境界域や陰性にかかわらず，バセドウ病が疑われる場合には確定診断のため放射性ヨウ素摂取率の測定が必要であるが，妊娠等により施行ができないこともある. このような場合には甲状腺超音波検査による内部血流や甲状腺動脈の血流測定が無痛性甲状腺炎との鑑別に有用である. また，一週間以上のヨウ素制限後の尿中ヨウ素とクレアチニンを測定して算出される尿中ヨウ素排泄量および遊離サイロキシン（FT_4）との比が診断の助けとなる[4]ことも報告されており，TRAb陰性で摂取率測定が妊娠等により不可能な場合にはこのような追加検査の施行が勧められる.

B. 治療ガイドライン

　バセドウ病に対する抗甲状腺薬による治療はその副作用の頻度と重篤度から妊婦以外ではチアマゾール（メルカゾール®）が第一選択である. 妊婦においてはその

催奇形性からプロピルチオウラシル（PTU）を用いる[2]．妊娠希望者においては抗甲状腺薬にて甲状腺機能を正常化させ，寛解または休薬時に妊娠するという計画的な妊娠・出産が理想的であるが，各々の事情に合わせて PTU で治療を開始することもある．しかし，PTU の副作用については十分な説明を行いその同意を得ることが必要であり，治療開始後も副作用に十分注意することが必要である．

　最も重篤な副作用は無顆粒球症であり，抗甲状腺薬による治療開始後 2 ヵ月間は原則 2 週間毎に白血球数とその分画を測定し，無顆粒球症の早期発見を試みる．しかし，無顆粒球症は突然発症することも多く，発熱時の休薬および検査のための受診について十分な説明を行う必要がある．

2　無痛性甲状腺炎

A. 診　断

　無痛性甲状腺炎の診断は**表 B-2**に基づいて行う[1,2]．放射性ヨウ素摂取率は全例に行うことが困難のため，軽度のホルモン上昇で TRAb 陰性の場合は経過観察として，甲状腺中毒症の改善を待つ．しかし，無痛性甲状腺炎でも血中甲状腺ホルモンが測定範囲を超え，重篤な患者も存在する．このような場合には放射性ヨウ素摂取率を測定してバセドウ病の可能性を否定する必要がある．また，第三世代の TRAb も陽性を示す患者もおり，3.0 IU/L 未満の場合は無痛性甲状腺炎の可能性も否定できない[3]．このような場合には確定診断のため放射性ヨウ素摂取率の測定が必要である．しかし，妊婦を含めてその施行が困難な症例についてはヨウ素摂取制限後の尿中ヨウ素排泄量測定も鑑別に有用である[4]．

B. 治　療

　無痛性甲状腺炎は 3 ヵ月以内にホルモンは正常化することが多く，軽症患者では特に治療の必要はない．甲状腺中毒症に対して抗甲状腺薬は無効であるが，頻脈や振戦に対しては β 受容体遮断薬で改善を認める場合もある．しかし，症例によっては著明な甲状腺ホルモンの上昇を認め全身状態も急速に悪化し，稀ではあるが甲状腺クリーゼを発症することも報告されている．よってこのような場合には注意深い観察を行い，早期に集学的治療を開始することも必要である．

3 亜急性甲状腺炎

　亜急性甲状腺炎は甲状腺における炎症により発症するため甲状腺に合致する頸部痛と甲状腺組織の破壊による甲状腺中毒症を伴う．類似した疾患としては橋本病の急性増悪があり，甲状腺の疼痛と血中ホルモンの上昇を認める．亜急性甲状腺炎では疼痛の部位が移動するのが特徴的であり，検査所見では CRP や血沈の亢進が著しい．また甲状腺腺腫の壊死等にても疼痛と甲状腺ホルモンの上昇を認めるが，超音波検査が鑑別に有用である．最終的な確定診断は細胞診や病理所見であり，甲状腺未分化癌の急性増悪等が疑われる場合は必要である（**表 B-3**）．

　亜急性甲状腺炎の治療についてガイドラインは制定されていないが，軽症の場合は非ステロイド抗炎症薬にて疼痛と発熱に対処する．重症や非ステロイド抗炎症薬が無効の場合にはプレドニンを 15 から 30 mg 投与する．有効な場合には 1 日で疼痛や発熱は消失する．しかし，ステロイド減量にて再度疼痛や発熱が再燃することが多く，漸減する必要があり，服用期間は比較的長期になる．

4 慢性甲状腺炎（橋本病）

　慢性甲状腺炎（橋本病）は成人発症の原発性甲状腺機能低下症の大部分を占めるが，実際には橋本病患者の大部分は甲状腺機能が正常と推測される．甲状腺腫大や甲状腺機能低下症のため発見されることが大部分である．橋本病のマーカーとして抗サイログロブリン抗体や抗 TPO 抗体は臨床検査として広く用いられているが，抗体自体の生物学活性はなく，細胞性免疫により組織破壊が生じて甲状腺機能低下症に移行するとされている．甲状腺組織へのリンパ球浸潤のため，超音波検査では内部エコーレベルのムラやエコーレベルの低下を伴うことより超音波検査で疑われて判明することもある（**表 B-4**）．

　橋本病自体は治療の対象ではないが，甲状腺機能が低下した場合は甲状腺ホルモンの補充を行う必要がある．また稀ではあるが甲状腺腫の腫大が巨大であり，気管やその他の隣接臓器を圧迫することがあり，呼吸困難等の症状を発症する．このような場合には甲状腺切除術や放射性ヨウ素内用療法を行い，組織の縮小を試みることもある．また軽度の TSH の上昇により甲状腺腫が増悪することもあり，TSH の抑制のためにサイロキシンの補充を行うこともある．

5 甲状腺機能低下症

A．原発性甲状腺機能低下症

　甲状腺機能低下症の診断は**表B-5**に記載されているように臨床所見に注目する必要があるが，軽症の場合は必ずしも症状を呈さない．またこのような臨床所見は必ずしも甲状腺機能低下症に特異的なものではなく，年齢等によって大きく異なる．最近では LDL コレステロールの上昇等により甲状腺機能低下症が疑われることがある．FT_4 および TSH の測定値の異常は一過性のこともある．また TSH の変動は FT_4 と比較すると遅れるため注意が必要である．理論的にはガイドラインに記載されているように FT_4 と TSH 測定で十分であるが，測定上の種々の問題の除外等も含めて正しい甲状腺機能評価を行うために FT_3 の同時測定も望まれ，FT_3 / FT_4 比も臨床的には有用である．成人発症の甲状腺機能低下症の大部分は橋本病によるものであり，甲状腺自己抗体陽性の場合には橋本病の可能性が高くなるが，陰性の場合でも必ずしも否定されるものではない．特殊な場合としてはブロッキング抗体によるものがあり，TRAb が強陽性のことが多い．

　また現在では無機ヨウ素の過剰摂取の他にリチウム製剤，インターフェロン，アミオダロン，リファンピシン，分子標的薬，免疫チェックポイント阻害薬による薬剤性の甲状腺機能異常がしばしば認められる．よって治療歴や服薬歴の聴取も大切である．薬剤によっては甲状腺ホルモン結合蛋白との相互作用から見かけ上の FT_4 の低値を呈するものも存在する．また，妊娠や分娩に伴う無痛性甲状腺炎や一過性の機能低下症もしばしば認められる．薬剤性の機能低下症では薬剤の中止は不可能のことが多く，必要に応じて甲状腺ホルモンの補充を行う．甲状腺ホルモン薬は成人では少量から開始して漸増する．

B．中枢性甲状腺機能低下症

　甲状腺機能低下を呈するものは原発性甲状腺機能低下症が大部分であるが，視床下部・下垂体の腫瘍に伴うものや下垂体炎による中枢性甲状腺機能低下症も存在する．甲状腺機能低下症の臨床症状は原発性と類似している．血中 FT_4 は低値であるが TSH は低値から正常を示す．また視床下部障害による甲状腺機能低下症では TSH が $10\,\mu U/mL$ 以上を呈することもある．このような TSH の生物学的活性は低く TRH 刺激試験でも TSH の上昇は認められるが，血中 T_3 の上昇は認められず，生物学的活性が低いことを反映している．また，他の下垂体ホルモンの分泌不全を

伴うことが多く，確認が必要である．このように中枢性甲状腺機能低下症が判明した場合は原疾患の特定のための下垂体 MRI 検査や刺激試験による下垂体ホルモン分泌能や予備能の評価が必要である．また，ACTH 分泌不全の合併が認められた場合には急性副腎不全の発症を予防するため副腎皮質ステロイド薬の補充を先行し，その後に甲状腺ホルモン補充は行うことが必要である．

FT$_4$ は正常であるが TSH が基準値を超える患者は潜在性甲状腺機能低下症と称される．特に症状等はないが血中 LDL-コレステロールは有意に上昇を認め，長期に渡ると機能正常者と比較して全死亡率や心血管死亡率が上昇する．このようなことより潜在性甲状腺機能低下症に対する対応についてのガイドラインが日本甲状腺学会でも作成された[5]．最近では甲状腺ホルモンが正常で TSH も正常者でも TSH が上昇傾向のものでは 20 年近くの長期間では全死亡率や心血管死亡率および悪性腫瘍による死亡率が有意に高くなることが報告されており，TSH の基準値の見直しの必要性が論議されている．また妊娠時では潜在性機能低下患者では流産率の上昇等も報告されており，今後妊娠を希望する人や妊婦ではホルモン補充により TSH が 2.5 μU/mL 未満にコントロールすることがアメリカ甲状腺学会のガイドラインでは勧められている[6]．

6 甲状腺クリーゼ

甲状腺クリーゼは甲状腺中毒症が急速に増悪し，中毒症に対する代償不全が生じ，その結果，多臓器不全を生じるという病態である．救命のためには速やかに治療を開始する必要がある．甲状腺疾患の既往があり，心不全や意識障害のある患者では表 B-6 に示す診断基準[7,8]に合致するか検討を行う．合致する場合にはガイドラインに従い，抗甲状腺薬，無機ヨウ素，副腎皮質ステロイド薬を主軸として各々の症例に合わせて β 受容体遮断薬や解熱薬等を用いて積極的に治療を行う必要がある[9]．

7 粘液水腫性昏睡

長期間持続していた重症な甲状腺機能低下症患者において，何らかの誘因で急速に体温低下，呼吸不全，循環不全を伴う意識障害を発症する病態である．誘因となる薬剤や疾患自体も意識障害を発症するが，表 B-7 に示す診断基準[10]に合致する場合は迅速に治療を開始する必要がある．呼吸管理を行うと共に，通常は副腎皮質不全の合併の可能性もあるため，副腎皮質ステロイド薬より開始して甲状腺ホルモ

ン薬を十分量投与する必要がある.

8 甲状腺眼症

　甲状腺眼症はバセドウ病に伴って発症することが大部分であり，バセドウ病眼症とも呼ばれることが多いが，甲状腺機能低下症や甲状腺疾患の存在が明らかでない患者でも発症が報告されている．日本甲状腺学会・日本内分泌学会の臨床重要課題として「バセドウ病悪性眼球突出症（甲状腺眼症）の診断基準と治療指針」が作成され，本邦においては MRI 検査所見を重視していることが特徴である[11]（図 B-1）.

　眼症の治療指針はまず全例に禁煙を勧めるとともに，甲状腺機能の正常化を行うことである．ガイドラインにも記載されているように重症度，活動性，QOL を評価し，病態に応じた治療法を選択する．視力喪失の危険性のある最重症例は眼症の治療を優先する．中等症〜重症例は活動性があれば免疫抑制療法や放射線照射療法を行う．これらの治療は活動性が高い患者でのみ有効である．当初より非活動性である患者や治療により活動性が低下した患者では複視や眼球突出に対する眼科的な機能回復手術の適応となる．軽症例では経過観察となる．このような眼症の活動性や重症度の判定に MRI が有効であり MRI により中等度以上の眼症が明らかになる患者も存在する．各々の病態に応じて適切な治療を行う.

　機能亢進症に対するどの治療法が眼症の発症や増悪に対して有用かについてのエビデンスは明らかでない．また ^{131}I 内用療法後の眼症悪化に対して低用量副腎皮質ステロイド薬の予防投与は無効であったため，一様に少量の投薬を行うことは避けるべきある．一般には活動性の眼症患者には ^{131}I 内用療法は行わないことが原則であるが，やむを得ず行う場合には十分量の副腎皮質ステロイド薬の投与を行うことが必要である．眼症の非活動性期には ^{131}I 内用療法の選択は可能である．しかしハイリスク患者（甲状腺ホルモン高値，TSAb・TRAb 高値，喫煙者）では予防的な副腎皮質ステロイド薬の投与を考慮すべきであるが，その用量は各々の患者ごとに決める.

　また，甲状腺機能低下症に移行することにより眼症の増悪や悪化が認められることより，そのリスクがある患者では治療により機能低下症となることを避けなければならない.

参考文献

1) 日本甲状腺学会. 甲状腺疾患診断ガイドライン 2013.
http://www.japanthyroid.jp/doctor/guideline/japanese.html［2017.3.15］
2) 日本甲状腺学会. バセドウ病治療ガイドライン 2011. 南江堂, 2011.
3) Kamijo K. Endocr J. 2010；57：895-902.
4) 紫芝良昌, 他. ホルモンと臨床. 2002；50：629-640.
5) 網野信行, 他. ホルモンと臨床. 2008；56：57-76.
6) Alexander EK, et al. Thyroid. 2017；27：315-389.
7) 日本甲状腺学会・日本内分泌学会. 甲状腺クリーゼの診断基準（第2版）.
http://www.japanthyroid.jp/doctor/img/crisis 2.pdf
8) Akamizu T. Thyroid. 2012；22：661-79. doi: 10. 1089/thy. 2011. 0334. Epub 2012 Jun 12. Erratum in: Thyroid. 2012 Sep；22（9）：979.
9) Satoh T, et al. Endocr J. 2016；63：1025-1064.
10) 日本甲状腺学会. 甲状腺粘液水腫性昏睡の診断基準と治療指針の作成. 粘液水腫性昏睡診断基準第3次案（2010年12月）
http://www.japanthyroid.jp/doctor/img/shindan.pdf
11) 日本甲状腺学会・日本内分泌学会. バセドウ病悪性眼球突出症（甲状腺眼症）の診断基準と治療指針（第1次案）（2011年9月）
http://www.japanthyroid.jp/doctor/img/basedou.pdf

甲状腺疾患 ▶ 診断と治療の手引き

表 B-1　バセドウ病の診断ガイドライン

a）臨床所見
1. 頻脈，体重減少，手指振戦，発汗増加等の甲状腺中毒症所見
2. びまん性甲状腺腫大
3. 眼球突出または特有の眼症状

b）検査所見
1. 遊離 T_4，遊離 T_3 のいずれか一方または両方高値
2. TSH 低値（$0.1\mu U/ml$ 以下）
3. 抗 TSH 受容体抗体（TRAb，TBII）陽性，または刺激抗体（TSAb）陽性
4. 放射性ヨード（またはテクネシウム）甲状腺摂取率高値，シンチグラフィでびまん性

1）バセドウ病
　a）の1つ以上に加えて，b）の4つを有するもの
2）確からしいバセドウ病
　a）の1つ以上に加えて，b）の1，2，3を有するもの
3）バセドウ病の疑い
　a）の1つ以上に加えて，b）の1と2を有し，遊離 T_4，遊離 T_3 高値が3ヶ月以上続くもの

【付記】
1. コレステロール低値，アルカリホスファターゼ高値を示すことが多い.
2. 遊離 T_4 正常で遊離 T_3 のみが高値の場合が稀にある.
3. 眼症状があり TRAb または TSAb 陽性であるが，遊離 T_4 および TSH が正常の例は euthyroid Graves' disease または euthyroid ophthalmopathy といわれる.
4. 高齢者の場合，臨床症状が乏しく，甲状腺腫が明らかでないことが多いので注意をする.
5. 小児では学力低下，身長促進，落ち着きの無さ等を認める.
6. 遊離 T_3（pg/ml）/ 遊離 T_4（ng/dl）比は無痛性甲状腺炎の除外に参考となる.
7. 甲状腺血流測定・尿中ヨウ素の測定が無痛性甲状腺炎との鑑別に有用である.

（日本甲状腺学会，甲状腺疾患診断ガイドライン 2013）

表 B-2 無痛性甲状腺炎の診断ガイドライン

a) 臨床所見
　1. 甲状腺痛を伴わない甲状腺中毒症
　2. 甲状腺中毒症の自然改善（通常 3 ヵ月以内）
b) 検査所見
　1. 遊離 T_4 高値
　2. TSH 低値（0.1μU/mL 以下）
　3. 抗 TSH 受容体抗体陰性
　4. 放射性ヨード（またはテクネシウム）甲状腺摂取率低値

1) 無痛性甲状腺炎：a) および b) の全てを有するもの
2) 無痛性甲状腺炎の疑い：a) の全てと b) の 1～3 を有するもの
除外規定：甲状腺ホルモンの過剰摂取例を除く.

【付記】
1. 慢性甲状腺炎（橋本病）や寛解バセドウ病の経過中発症するものである.
2. 出産後数ヵ月でしばしば発症する.
3. 甲状腺中毒症状は軽度の場合が多い.
4. 病初期の甲状腺中毒症が見逃され，その後一過性の甲状腺機能低下症で気付かれることがある.
5. 抗 TSH 受容体抗体陽性例が稀にある.

（日本甲状腺学会，甲状腺疾患ガイドライン 2013）

表 B-3 亜急性甲状腺炎（急性期）の診断ガイドライン

a) 臨床所見
　有痛性甲状腺腫
b) 検査所見
　1. CRP または赤沈高値
　2. 遊離 T_4 高値，TSH 低値（0.1μU/mL 以下）
　3. 甲状腺超音波検査で疼痛部に一致した低エコー域

1) 亜急性甲状腺炎
　a) および b) の全てを有するもの
2) 亜急性甲状腺炎の疑い
　a) と b) の 1 および 2

除外規定：橋本病の急性増悪，嚢胞への出血，急性化膿性甲状腺炎，未分化癌

【付記】
1. 上気道感染症状の前駆症状をしばしば伴い，高熱をみることも稀でない.
2. 甲状腺の疼痛はしばしば反対側にも移動する.
3. 抗甲状腺自己抗体は，高感度法で測定すると未治療時から陽性になることもある.
4. 細胞診で多核巨細胞を認めるが，腫瘍細胞や橋本病に特異的な所見を認めない.
5. 急性期は放射性ヨード（またはテクネシウム）甲状腺摂取率の低下を認める.

（日本甲状腺学会，甲状腺疾患ガイドライン 2013）

B　甲状腺疾患　*29*

表 B- 4　慢性甲状腺炎（橋本病）の診断ガイドライン

a）臨床所見
　1．びまん性甲状腺腫大
　但しバセドウ病など他の原因が認められないもの
b）検査所見
　1．抗甲状腺マイクロゾーム（または TPO）抗体陽性
　2．抗サイログロブリン抗体陽性
　3．細胞診でリンパ球浸潤を認める

診断基準
　　a）および b）の 1 つ以上を有するもの

【付記】
1．他の原因が認められない原発性甲状腺機能低下症は慢性甲状腺炎（橋本病）の疑いとする.
2．甲状腺機能異常も甲状腺腫大も認めないが抗マイクロゾーム抗体およびまたは抗サイログロブリン抗体陽性の場合は慢性甲状腺炎（橋本病）の疑いとする.
3．自己抗体陽性の甲状腺腫瘍は慢性甲状腺炎（橋本病）の疑いと腫瘍の合併と考える.
4．甲状腺超音波検査で内部エコー低下や不均一を認めるものは慢性甲状腺炎（橋本病）の可能性が強い.

（日本甲状腺学会，甲状腺疾患診断ガイドライン 2013）

表 B-5 甲状腺機能低下症の診断ガイドライン

原発性甲状腺機能低下症の診断ガイドライン

a) 臨床所見：無気力, 易疲労感, 眼瞼浮腫, 寒がり, 体重増加, 動作緩慢, 嗜眠, 記憶力低下, 便秘, 嗄声等いずれかの症状
b) 検査所見：遊離 T_4 低値および TSH 高値
診断：a) および b) を有するもの

【付記】
1. 慢性甲状腺炎（橋本病）が原因の場合, 抗マイクロゾーム（または甲状腺ペルオキシダーゼ：TPO）抗体または抗サイログロブリン抗体陽性となる.
2. 阻害型抗 TSH 受容体抗体により本症が発生することがある.
3. コレステロール高値, クレアチンフォスフォキナーゼ高値を示すことが多い.
4. 出産後やヨウ素摂取過多などの場合は一過性甲状腺機能低下症の可能性が高い.

（日本甲状腺学会, 甲状腺疾患診断ガイドライン 2013）

中枢性甲状腺機能低下症の診断ガイドライン

a) 臨床所見：無気力, 易疲労感, 眼瞼浮腫, 寒がり, 体重増加, 動作緩慢, 嗜眠, 記憶力低下, 便秘, 嗄声等いずれかの症状
b) 検査所見：遊離 T_4 低値で TSH が低値〜正常
診断：a) および b) を有するもの
除外規定：甲状腺中毒症の回復期, 重症疾患合併例, TSH を低下させる薬剤の服用例を除く.

【付記】
1. 視床下部性甲状腺機能低下症の一部では TSH 値が 10μU/mL 位まで逆に高値を示すことがある.
2. 中枢性甲状腺機能低下症の診断では下垂体ホルモン分泌刺激試験が必要なので, 専門医への紹介が望ましい.

（日本甲状腺学会, 甲状腺疾患診断ガイドライン 2013）

B 甲状腺疾患 *31*

表 B-6 甲状腺クリーゼの診断基準（第2版）

〔定義〕
　甲状腺クリーゼ（Thyrotoxic storm or crisis）とは，甲状腺中毒症の原因となる未治療ないしコントロール不良の甲状腺基礎疾患が存在し，これに何らかの強いストレスが加わった時に，甲状腺ホルモン作用過剰に対する生体の代償機構の破綻により複数臓器が機能不全に陥った結果，生命の危機に直面した緊急治療を要する病態をいう．

〔必須項目〕
　甲状腺中毒症の存在（遊離 T$_3$ および遊離 T$_4$ の少なくともいずれか一方が高値．

〔症状（注1）〕
　1. 中枢神経症状（注2）
　2. 発熱（38度以上）
　3. 頻脈（130回/分以上）（注3）
　4. 心不全症状（注4）
　5. 消化器症状（注5）

確実例
　必須項目および以下を満たす（注6）．
　a. 中枢神経症状＋他の症状項目1つ以上，または，
　b. 中枢神経症状以外の症状項目3つ以上

疑い例
　a. 必須項目＋中枢神経症状以外の症状項目2つ，または，
　b. 必須項目を確認できないが，甲状腺疾患の既往・眼球突出・甲状腺腫の存在があって，確実例条件のaまたはbを満たす場合（注6）．

（注1）明らかに他の原因疾患があって発熱（肺炎，悪性高熱症など），意識障害（精神疾患や脳血管障害など），心不全（急性心筋梗塞など）や肝障害（ウイルス性肝炎や急性肝不全など）を呈する場合は除く．しかし，このような疾患の中にはクリーゼの誘因となるため，クリーゼによる症状か単なる併発症か鑑別が困難な場合は誘因により発症したクリーゼの症状とする．
　　　このようにクリーゼでは誘因を伴うことが多い．甲状腺疾患に直接関連した誘因として，抗甲状腺剤の服用不規則や中断，甲状腺手術，甲状腺アイソトープ治療，過度の甲状腺触診や細胞診，甲状腺ホルモン剤の大量服用などがある．また，甲状腺に直接関連しない誘因として，感染症，甲状腺以外の臓器手術，外傷，妊娠・分娩，副腎皮質機能不全，糖尿病ケトアシドーシス，ヨード造影剤投与，脳血管障害，肺血栓塞栓症，虚血性心疾患，抜歯，強い情動ストレスや激しい運動などがある．
（注2）不穏，せん妄，精神異常，傾眠，けいれん，昏睡．Japan Coma Scale（JCS）1以上または Glasgow Coma Scale（GCS）14以下．
（注3）心房細動などの不整脈では心拍数で評価する．
（注4）肺水腫，肺野の50%以上の湿性ラ音，心原性ショックなど重度な症状．New York Heart Association（NYHA）分類4度または Killip 分類Ⅲ度以上．
（注5）嘔気・嘔吐，下痢，黄疸（血中総ビリルビン値＞3 mg/dL）
（注6）高齢者は，高熱，多動などの典型的クリーゼ症状を呈さない場合があり（apathetic thyroid storm），診断の際注意する．
（日本甲状腺学会：甲状腺クリーゼの診断基準の作成と全国疫学調査班による）

32　Part1　診断と治療の手引き

表 B-7　粘液水腫性昏睡の診断基準（3次案）

〔必須項目〕
1. 甲状腺低下症[1]
2. 中枢神経症状（JCS で 10 以上，GCS で 12 以下）[2]

〔症候・検査項目〕
1. 低体温（35 ℃以下：2点，35.7 ℃以下：1点）
2. 低換気（$PaCO_2$ 48 Torr 以上，動脈血 pH 7.35 以下，あるいは酸素投与：どれかあれば1点）
3. 循環不全（平均血圧 75 mmHg 以下，脈拍数 60／分以下，あるいは昇圧剤投与：どれかあれば1点）
4. 代謝異常（血清 Na 130 mEq/L 以下：1点）

確実例：必須項目2項目＋症候・検査項目2点以上
疑い例：a. 甲状腺機能低下症を疑う所見があり必須項目の1は確認できないが，必須項目の2に加え症候・検査項目2点以上.
　　　　b. 必須項目（1，2）および症候・検査項目1点.
　　　　c. 必須項目の1があり，軽度の中枢神経系の症状（JCS で 1～3 または GCS で 13～14 に加え症候・検査項目2点以上.

(注1) 原発性の場合はおおむね TSH 20 μU/mL 以上，中枢性の場合はその他の下垂体前葉ホルモン欠乏症状に留意する.
(注2) 明らかに他の原因疾患（精神疾患や脳血管障害など）あるいは麻酔薬，抗精神薬などの投与があるため粘液水腫性昏睡による症状か鑑別が困難な場合，あるいはこれらの薬剤投与により意識障害が遷延する場合には誘因により発症した粘液水腫性昏睡の症状とする.
(注3) 鑑別すべき疾患：橋本脳症は橋本病に合併するまれな疾患で，甲状腺機能は正常～軽度低下を示す. もっとも頻度の高い症状が意識障害であるが，精神症状（幻覚，興奮，うつ症状など），認知機能障害，全身痙攣などを示す例もある.
　　　ステロイド反応性の脳症で，αエノラーゼの N 端に対する自己抗体が認められることが多い.

（日本甲状腺学会. 臨床重要課題「粘液水腫性昏睡の診断基準と治療指針」作成委員会）

B 甲状腺疾患

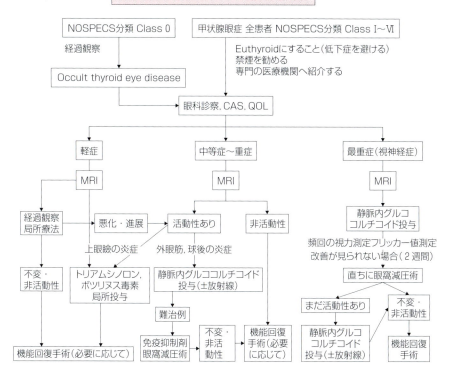

図 B-1 甲状腺眼症の管理チャート
〔日本甲状腺学会. 臨床重要課題「バセドウ病悪性眼球突出症（甲状腺眼症）の診断基準と治療指針」（第1次案）〕

副甲状腺疾患・カルシウム代謝異常

はじめに

　カルシウム（Ca）代謝の恒常性を維持している主なホルモンPTHおよび活性型ビタミンD（$1\alpha,25$-水酸化ビタミンD：1, 25D）であり，骨・腎臓・腸管という古典的標的臓器に対する作用を介してCa濃度を一定に保っている．PTHは骨吸収と腎遠位尿細管からのCa再吸収を促進することにより血清Ca濃度の維持に中心的な役割を果たしている．またPTHは腎近位尿細管の1α水酸化酵素活性を上昇させることにより活性型ビタミンD産生を促進する．一方，1, 25Dの主な作用は腸管からのCa吸収の促進であるが，PTHによる腎遠位尿細管でのCa再吸収促進作用の発現にも1, 25Dが必要とされる．高Ca血症や低Ca血症はこれらのホルモンの過不足や骨，腎などの臓器におけるCa代謝異常により起こる．また，CaはPと同時に制御されており，Ca・P積の過不足は異所性石灰化や骨石灰化障害（くる病/骨軟化症）をきたす．Ca・P積は通常ほとんどP濃度に依存しているが，P濃度を下げてCa・P積を低下させるホルモンが主に骨細胞から分泌されるFGF23である．FGF23は腎尿細管のリン再吸収閾値を低下させることにより尿中リン排泄を増加させる一方，1, 25Dの産生の抑制を介して腸管リン吸収も低下させる．
　多くのCa/P代謝異常異常は上記の3つのホルモン作用の異常により起こる．本稿ではCa濃度異常をきたす代表的な原因疾患について概説する．

1　副甲状腺機能・カルシウム代謝の評価

　Ca/P代謝異常が疑われた場合には血中アルブミン（Alb），Ca，P，Mg，Crおよび尿中Ca，P，Crと共にintact PTHまたはwhole PTH，1, 25Dを測定する．また，わが国でも2016年8月より，ビタミンD欠乏性骨軟化症の可能性が疑われる場合には25水酸化ビタミンD（25D）濃度を測定することが可能となっている．骨代謝異常が疑われる場合にはTRACP-5b（酒石酸抵抗性酸ホスファターゼ-5b）などの骨吸収マーカーや骨型アルカリホスファターゼ（BAP）などの骨形成マーカーを測定する．

C　副甲状腺疾患・カルシウム代謝異常　　*35*

血中 Ca イオンは Alb と結合して存在するため，低 Alb 血症の場合には総 Ca 濃度が見かけ上低値を示す．Alb が 4 未満の場合は，Peyne の補正式を用いて評価する．

補正 Ca 濃度（mg/dL）＝実測総 Ca 濃度（mg/dL）＋（4 − Alb（g/dL））

2　高カルシウム血症を伴う疾患

最もよくみられる Ca 血症の原因疾患は原発性副甲状腺機能亢進症である．入院患者では悪性腫瘍に伴うものが多い．ビタミン D 作用の過剰は医原性のものが多いと思われるが正確な頻度は不明である．

A．原発性副甲状腺機能亢進症

原発性副甲状腺機能亢進症は PTH の慢性的な分泌過剰により，高 Ca 血症に加えて尿中排泄閾値の低下による低 P 血症，1,25D 高値などを呈する．血中 Ca 濃度の上昇に伴う糸球体濾過量の増加と尿細管における Ca 再吸収亢進の両者を反映して，尿中 Ca 排泄量は必ずしも高値をとらない．副甲状腺の腺腫，過形成，癌が原因となるが，このうち腺腫が最も多い．異所性 PTH 産生腫瘍は極めて稀であり，これまでに数例しか報告されていない．

高 Ca 血症と intact または whole PTH の高値があれば生化学的に診断できる．血清 Ca 値と PTH 濃度は必ずしも正常上限を超えている必要はなく，正常高値を示す正 Ca 血症性と呼ばれるものもある．ビタミン D 不足 / 欠乏では PTH が相対的に上昇することから診断には 25 D の測定が望ましく，海外では天然型ビタミン D を投与してビタミン D 充足下で PTH-Ca axis を評価すべきとされている．尿中 Ca が低値の場合家族性低 Ca 尿性高 Ca 血症（familial hypocalciuric hypercalcemia：FHH）との鑑別が問題となる．FECa が 1 ％未満であれば FHH の可能性が高く家系調査，遺伝子診断などを考慮する．複数腺の腫大や他の内分泌腺腫瘍がある場合には MEN を疑う．

局在診断はエコーが優れている．異所性副甲状腺腫などの検出には，[99m]Tc-methoxy-isobutyl-isonitrile（MIBI）シンチグラフィが有効である．

治療の第 1 選択は手術による腫瘍摘除である．MEN などに伴う過形成の場合には 4 腺全摘後半腺を上腕に自家移植する必要がある．このため腺腫と思われる病変でも少なくとも他の正常 1 腺を摘除もしくは視診で確認する．術中迅速 PTH アッセイが可能であれば，局麻下で腫瘍病変の 1 腺のみを摘除する MIP（minimally invasive parathyroidectomy）も行われる．

36 Part1 診断と治療の手引き

　一方，血清 Ca 濃度測定が一般的に普及し，無症候性原発性副甲状腺機能亢進症の症例が増加している．無症候性原発性副甲状腺機能亢進症の手術適応については，NIH consensus conference によるガイドライン[1]がある（**表 C-1**）．50 歳未満もしくは臓器障害として骨粗鬆症や腎障害・腎結石を有する例が適応とされている．しかしながら 50 歳以上でも特に女性や比較的若年者では，局在診断さえつけば積極的に手術することが望ましい．手術不能例に対しては PEIT（経皮的エタノール注入法）も選択肢となるが，施行できる施設は限られている．内科的治療としては，骨密度の低下を防ぐためにビスホスホネート薬などの骨粗鬆症治療薬を投与する．Ca 感知受容体（CaSR）刺激薬である cinacalcet は PTH 抑制と Ca 濃度のコントロールに有効で，特に Ca コントロールが困難な癌や手術不能例に対して有功である．しかし骨粗鬆症や高 Ca 尿症の改善は期待できず長期予後の改善を示す臨床成績は乏しいことから，無症候性の症例に対しては慎重な適用が望ましい．骨折リスクが高い例ではビスホスホネート薬などの骨粗鬆症治療薬の併用を行う．

B. 悪性腫瘍に伴う高カルシウム血症

　MAH（malignancy-associated hypercalcemia）は，骨局所に存在する腫瘍から産生される Interleukin（IL）-1，IL-6，TNF（tumor necrosis factor），MIP（macrophage inflammatory protein）-1 などによる骨吸収促進作用に基づくもの（local osteolytic hypercalcemia：LOH）と PTH 関連蛋白（PTHrP）の過剰産生に基づく全身性液性機序によるものとに分類されるが，後者が 80 ％以上を占める．PTHrP は生理的には PTH とその受容体 PTH1R（PTH/PTHrP type 1 receptor）を共有する局所性因子であるが，悪性腫瘍により循環血中に過剰分泌されると，PTH 作用を発揮する．したがって，PTHrP 産生腫瘍は PTH 過剰と類似の高 Ca 低 P 血症の病態を呈するが，活性型ビタミン D が低下すること，骨吸収の著明な亢進にもかかわらず骨形成が抑制されていること，代謝性アルカローシスを呈することなどの点が異なる．PTHrP 産生腫瘍は血中 PTHrP 濃度の測定により診断できる．

　MAH の主病態は著明な骨吸収であり，強力なビスホスホネート薬であるゾレドロン酸が第 1 選択となる．骨転移癌で使用可能な抗 RANKL 抗体デノスマブも有効であるが，特に腎機能低下例では低 Ca 血症のリスクが高いため注意が必要である．緊急性の高い場合，ビスホスホネート薬の作用発現までに 2 〜 3 日を要する．そのため作用発現の速いカルシトニン製剤の点滴静注を併用する．ただし，カルシトニン製剤は長期連用では脱感作により効果が減弱する．MAH ではほぼ例外なく

C　副甲状腺疾患・カルシウム代謝異常　*37*

腎濃縮力障害および脱水を伴っており，初期から生理食塩水の大量補輸液を行う．

C．ビタミン D 作用過剰症

　生理量，薬理量のビタミン D は腸管 Ca 吸収の促進を主作用とするが，中毒量では骨吸収も亢進する．ビタミン D 中毒は天然型ビタミン D の大量注射により起こることが多いが，日本では注射剤がなく経口サプリメントなどによるもののみであり，極めて稀である．むしろ骨粗鬆症薬などとして汎用されている経口活性型ビタミン D_3 製剤やその誘導体であるエルデカルシトールによる高 Ca 血症が時に見られる．高齢者や腎機能低下患者などにおいては常用量でも脱水などを契機に高 Ca 血症をきたすことがある．稀に，乾癬に対する外用薬として活性型ビタミン D 誘導体を大量連用する場合にも高 Ca 血症が起こりうる．疾患に伴うものとして，悪性リンパ腫やサルコイドーシスなどの肉芽腫は 1α 水酸化酵素（Cyp27B1）を発現して 1,25D を過剰産生することにより，高 Ca 尿症，高 Ca 血症をもたらすことがある．

　医原性のビタミン D 過剰ではビタミン D の摂取を減らすことが重要である．腎不全を伴っている場合には入院加療が望ましい．グルココルチコイドは肉芽腫性病変そのものに有効であるとともに，腸管 Ca 吸収の抑制作用も有する．

D．その他の高カルシウム血症の原因疾患

　その他，骨吸収の亢進や腎臓での Ca 再吸収亢進などにより高 Ca 血症をきたすことがある．このような場合内因性の PTH および 1,25D の産生は抑制され，血中レベルは低下する．

　骨吸収亢進による高 Ca 血症は Graves 病や不動により起こることがある．また，副腎皮質機能低下症で高 Ca 血症がみられることがある．病態には不明な点もあるが，主に骨吸収の促進によるものとされている．

　FHH は CaSR の活性化変異などにより起こり，腎での Ca 再吸収が亢進するとともに副甲状腺からの PTH 分泌も軽度上昇することから原発性副甲状腺機能亢進症との鑑別が問題となる．サイアザイド系利尿薬も腎での Ca 再吸収促進により血中 Ca 濃度を上昇させる．

3 低カルシウム血症を伴う疾患

PTH 作用の低下によるものは高 P 血症を伴う．副甲状腺機能が正常であれば低 Ca 血症により PTH 分泌を亢進するため，低 P 血症がみられる．特にビタミン D 作用不全では低 Ca 低 P 血症（の傾向）を認めることが多い（コンサルト**23**図 1 参照）．

A．副甲状腺機能低下症

副甲状腺機能低下症は，PTH 作用の低下に基づき，低 Ca 血症と高 P 血症を呈する疾患である．副甲状腺からの PTH 分泌が低下したものと標的臓器の PTH に対する反応性が低下したものの 2 つに大別される．前者では，頚部手術や放射線照射など，PTH 分泌低下の原因が明らかな二次性副甲状腺機能低下症が最も多く，その他に遺伝子異常に基づく PTH 分泌低下や低 Mg 血症などが原因となる．病因の不明なものを特発性副甲状腺機能低下症（idiopathic hypoparathyroidism；IHP）と呼ぶ．後者は偽性副甲状腺機能低下症（peudohypoparathyroidism；PHP）である．1997 年の疫学調査によると，わが国における IHP の患者数は 900 人程度と推定されている[2]．これら IHP の中には，後に原因が特定された遺伝子異常による副甲状腺機能低下症も混在していると思われる．また，PTH 不足性の約 4 分の 3 は術後性であり，頻度としては最も高い．甲状腺全摘術などの頚部手術の数％に永続的な副甲状腺機能低下症が起こるとされている[3]．

低 Ca 高 P 血症が存在し，慢性腎不全（糸球体濾過量 30 mL/分/1.73 m^2 未満）が否定されれば副甲状腺機能低下症である．Intact PTH＜30 pg/mL の場合に PTH 不足性の副甲状腺機能低下症と診断できる．Intact PTH≧30 pg/mL であれば PTH 反応性の低下が主体となる PHP である．1, 25 (OH)$_2$ D は正常〜低値を示す．

PTH 不足性の低 Ca 血症が明らかになれば，**図 C-1** のフローチャートに従ってさらに診断を進める[4]．PTH 不足性副甲状腺機能低下症の大部分は二次的に生じ，副甲状腺の外科的摘出や放射線照射，がん細胞の浸潤，肉芽腫性疾患，ヘモクロマトーシスなど，臨床経過から診断は比較的容易である．このような原因がない場合は遺伝子異常に基づく疾患を考慮する．遺伝子異常による場合，ほとんどは新生児期または乳児期に発症するが，小児期または成人期で発見される場合もある．原因が特定できない場合は IHP と診断する．

PHP は外因性 PTH 負荷試験である Ellsworth-Howard（E-H）試験により P 排泄反

応陰性を示し，尿中 cAMP 排泄反応が認められない I 型と正常反応を示す II 型に大別される．I 型は，円形顔貌，低身長，中手骨や中足骨の短縮，肥満などを特徴とした Albright 遺伝性骨栄養症（AHO）と呼ばれる身体所見を合併する．Gs 蛋白活性の低下を認める Ia 型は GNAS 遺伝子の不活化変異が原因で，複雑な遺伝形式を示す．GNAS は組織特異的インプリンティングを受けており，腎近位尿細管などにおいては母親由来のアリルのみが発現している．そのため，母親由来の遺伝子異常を受け継いだ時のみ PHP を発症し，父親由来の遺伝子異常では PHP を呈さず，AHO のみを発症する．Ic 型は Ia 型の亜系と考えられており，AHO を合併するが Gs 蛋白活性の低下がない．これらいずれの異常も認めない Ib 型は GNAS 遺伝子のインプリンティング異常が原因で，母性アリルのメチル化異常や父性片親性ダイソミー（UPD：uniparental disomy）などにより Gs α の発現が低下する．Gs は他のペプチドホルモン受容体のシグナル伝達にも関わるため，TSH やゴナドトロピンにも抵抗性を示すことがある．一方，PHP II 型の機序は不明である．存在自体も疑問視されておりビタミン D 欠乏などによる後天的なリン排泄反応の低下の可能性が考えられている．

　治療は活性型ビタミン D 製剤の経口投与が原則で，症状をきたさない最低限の血清 Ca 濃度維持（8 〜 8.5 mg/dL 程度）が目標となる．維持量としては，カルシトリオール（ロカルトロール®）1 〜 3 μg/ 日，またはその倍量のアルファカルシドール 2 〜 6 μg/ 日（アルファロール® またはワンアルファ®）を用いる．尿中 Ca/Cr 比を 0.3 未満に抑えることが尿路結石の防止や腎機能の保持に重要である．Ca 製剤の併用も腎臓への過剰な Ca 負荷となり，腎結石・腎障害のリスクを高めるため，原則的に行うべきではない．最近，欧米では副甲状腺機能低下症に対する PTH 製剤の使用が可能となった．PTH による尿中 Ca 排泄の低下と活性型ビタミン D 製剤必要量の低下から腎障害のリスク軽減が期待されるが，わが国では未認可である．

B．ビタミン D 不足・欠乏

　血中 Ca・P 積の低下は軟骨・骨基質への石灰化障害をもたらし，骨端線閉鎖以前にはくる病（rickets），それ以降には骨軟化症（osteomalacia）をきたす．これらの病態は骨の全体容積（全骨量）は不変であるが未石灰化類骨の割合が増加するのが特徴であり，骨粗鬆症では類骨の割合は不変で全骨量が低下する．成人の骨軟化症では骨粗鬆症と同様の骨密度低下に加えて，骨痛・筋力低下，高 ALP 血症，低

40   Part1　診断と治療の手引き

P 血症などがみられる．骨軟化症をきたす諸疾患については**24**を参照されたい．

　ビタミン D 欠乏は低 Ca 低 P 血症を伴う骨軟化症の原因となる．明らかな電解質異常異常や石灰化障害などをきたさないレベルの「不足状態」であっても，二次性の PTH 分泌亢進や骨粗鬆症のリスク増加，骨粗鬆症治療に対する反応性の低下，転倒の増加などが起こる．

　ビタミン D の充足状態は血中の 25D 濃度により判定することができる．わが国でも 2016 年に 25D 濃度測定が保険認可を受け，ビタミン D 欠乏性骨軟化症の病名で測定可能となっている．また**表 C-2** に示すような判定指針が公表されている[5]．ビタミン D 不足・欠乏に対する本来の治療は天然型ビタミン D の補充であるが，日本では処方可能や薬剤がないため市販のサプリメントに頼らざるを得ないのが問題である．しばしば活性型ビタミン D_3 薬で代用されるが，適応や副作用の点からも決して同一ではないことに留意すべきである．血中や尿中の Ca が低い，PTH が高い，骨粗鬆症治療の反応性が悪い，（骨型）ALP が他の骨代謝マーカーに比して高い，などの例では 25D 濃度の測定が有用である．

参考文献 ————

1)　Bilezikian JP, et al. J Clin Endocrinol Metab. 2014；99：3561-9.
2)　Nakamura Y, et al. J Epidemiol. 2000：10：29-33.
3)　BranDi ML, et al. J Clin Endocrinol Metab. 2016；101：2273-83.
4)　Fukumoto S, et al. Endocr J. 2008；55：787-94.
5)　Okazaki R, et al. Endocr J. 2016；64：1-6.

C 副甲状腺疾患・カルシウム代謝異常 *41*

副甲状腺疾患・カルシウム代謝異常 ▶ 診断と治療の手引き

表 C-1 無症候性原発性副甲状腺機能亢進症に対する手術適応に関するガイドライン

指標	
血清 Ca 値	基準値上限＋1 mg/dL 以上
骨密度	A) DXA 法で測定した腰椎，大腿骨近位部，大腿骨頚部，橈骨遠位 1/3 の T-score ＜−2.5 SD B) 椎体骨折の確認（単純 X 線，CT，MRI，椎体骨折評価法（VFA））
腎臓	A) クレアチニンクリアランス＜60 mL/分 B) 高 Ca 尿症＞400 mg/日および尿路結石のリスクがあること C) 腎尿路結石・石灰化の確認（単純 X 線，超音波，CT）
年齢	50 歳未満

DXA: Dual Energy X-Ray Absorptiometry

表 C-2 ビタミン D 不足・欠乏の判定指針

判定基準
1) 血清 25(OH)D 濃度が 30 ng/mL 以上をビタミン D 充足状態と判定する.
2) 血清 25(OH)D 濃度が 30 ng/mL 未満をビタミン D 非充足状態と判定する.
　a. 血清 25(OH)D 濃度が 20 ng/mL 以上 30 ng/mL 未満をビタミン D 不足と判定する.
　b. 血清 25(OH)D 濃度が 20 ng/mL 未満をビタミン D 欠乏と判定する.

注
1. 血清 25(OH)D 濃度は，測定法によって差異がある. 将来的には標準化が求められる.
2. 小児，周産期に関しては，異なる基準が必要になる可能性がある. また，小児の栄養性くる病に関しては国際コンセンサス指針がある.
3. 本指針は，骨・ミネラル代謝関連事象の観点から作成されたものである.
4. ビタミン D 非充足と悪性腫瘍，代謝疾患，心血管疾患，さらに免疫機能などとの関連が数多く報告されている. しかし本邦での検討は少なく，また海外のガイドラインでも非骨・ミネラル代謝関連事象は考慮されていない. したがって本指針でも，これら非骨・ミネラル代謝関連事象については考慮しない.

(Okazaki R, et al. Endocr J. 2016 ; 64 : 1–6.)

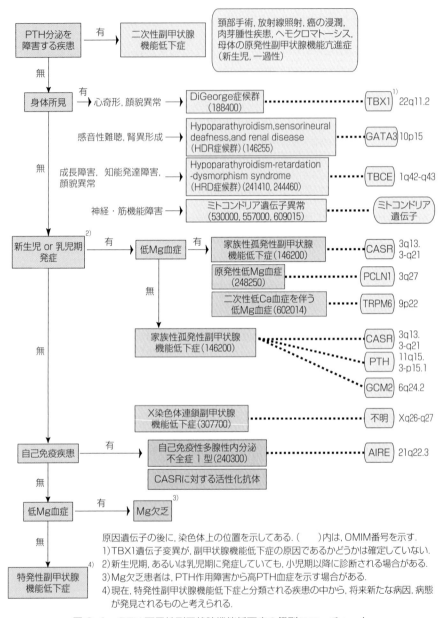

図 C-1　PTH不足性副甲状腺機能低下症の鑑別フローチャート

(Fukumoto S, et al. Endcr J. 2008 ; 55 : 787-94)

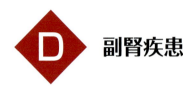

副腎疾患

　副腎は，主に皮質からコルチゾールとアルドステロン，髄質からアドレナリン・ノルアドレナリンを合成分泌する．副腎の腫瘍性あるいは炎症性病変によってホルモンの分泌亢進あるいは低下が生じる．コルチゾールの分泌亢進がクッシング症候群，低下がアジソン病，アルドステロンの分泌亢進が原発性アルドステロン症となる．アドレナリン/ノルアドレナリンの分泌が亢進すると褐色細胞腫・パラガングリオーマとなる．これらの多くは良性疾患が原因であるが，稀に副腎皮質癌のように悪性疾患が原因となることもある．

1 クッシング症候群

　クッシング症候群は，自律性の高コルチゾール血症によって，特異的な症状に加え高血圧・高血糖・骨粗鬆症など代謝異常，免疫抑制による易感染性となり，治療しなければ致死的となる疾患群である．

　クッシング症候群は副腎皮質からの自律性コルチゾール分泌亢進によるACTH非依存性クッシング症候群とACTH分泌亢進に引き続き高コルチゾール血症となるACTH依存性クッシング症候群に分類される．詳細な分類を表D-1，D-2に示す．本項では，ACTH非依存性クッシング症候群について記載する．

　高コルチゾール血症によって，満月様顔貌，水牛様脂肪沈着，中心性肥満，赤色皮膚線条，皮膚菲薄化，近位筋筋萎縮，小児の成長障害などの症候が見られる．高コルチゾール血症は，他の内分泌代謝系，循環器系，免疫系など全身に影響をおよぼし，非特異的所見として高血圧，月経異常，痤瘡（にきび），多毛，浮腫，耐糖能異常，骨粗鬆症，色素沈着，精神異常を認めることが少なくない．

　一般検査所見として，低K血症，白血球増多，相対的リンパ球・好酸球減少，高血糖を認めることが多い．検査所見としては，早朝安静空腹時の血中コルチゾールが正常高値以上となる．ACTH非依存性の場合に血中ACTHは抑制され，多くの例で測定感度未満となる．血中コルチゾールの日内変動は消失し，夜間血中コルチゾールは5 μg/dL以上となる．尿中遊離コルチゾールは増加する．少量デキサメサゾン（1 mg）抑制試験で血中コルチゾールは抑制されない．以前から大量デキ

サメサゾン抑制試験が施行されているが，血中 ACTH が測定感度未満となった時点で，ACTH 非依存性の診断は可能であり，大量デキサメサゾン抑制試験に意義は少なくなっている．血中 DHEA-S は，やはり低値となる．ACTH 低値にもかかわらず DHEA-S が高値の際は，副腎皮質癌も疑う．クッシング徴候を呈さないが，自律性のコルチゾール産生を認め，高血圧・耐糖能異常・脂質異常を合併しやすい例をサブクリニカルクッシング症候群（Subclinical Cushing's syndrome; SCS）とする．診断基準を**表 D-3**に示す．

　ACTH 非依存性クッシング症候群の診断が確定すれば，腹部画像診断によって副腎腫瘍の存在を確認する．大多数の例は，CT に片側性の副腎腺腫を認める．MRI では，ケミカルシフトイメージングによって，信号強度の低下が認められる．稀ではあるが，片側性の副腎皮質癌や両側性の副腎病変を認める．両側に複数の副腎結節を認める原発性両側性結節性副腎過形成（PBNAH）は，CT において特徴的所見を認める．極めて微小な結節が原因の原発性色素性結節性副腎病変（PPNAD）は，マルチスライス CT を用いて検討すれば，その微小結節を認める．^{131}I アドステロールシンチグラフィーは，片側腺腫で腫瘍側への集積と対側の抑制を認める．両側病変では，両側への集積を認める．治療としては，片側病変の場合に片側副腎摘出を行う．主に両側副腎摘出とヒドロコルチゾン補充を行う．クッシング徴候を認めないサブクリニカルクッシング症候群を呈する PBNAH では，片側摘出にとどめて経過観察する方法もある．

2 アジソン病

　アジソン病は，自己免疫的機序あるいは感染症（結核・梅毒・HIV など）によって両側副腎皮質の障害が起こり，コルチゾール産生能が低下し，副腎不全症となる．ステロイド合成酵素の先天的欠損である先天性副腎過形成も，アジソン病に含めることが多い．全身倦怠感，易疲労感，食欲低下，体重減少に加え，ACTH の増加による皮膚色素沈着を認める．他の自己免疫性内分泌疾患との合併を多腺性自己免疫症候群と呼び，特発性副甲状腺機能低下症・皮膚カンジダ症を合併するⅠ型（HAM 症候群）と橋本病と合併するⅡ型（Schmidt 症候群）が知られる．病歴採取の際には，長期のステロイド使用について必ず確認する（続発性副腎機能低下症の除外）．グルココルチコイドの絶対的あるいは相対的不足によって，悪心，嘔吐，腹痛，体重減少，筋肉痛，発熱，血圧低下，意識障害などを来したものを副腎クリーゼという．

46   Part1 診断と治療の手引き

一般検査では，低 Na 血症，高 K 血症，好酸球増多，貧血，低血糖を認めること
がある．スクリーニング検査として，血中コルチゾールの低下と ACTH の上昇を
みとめる．尿中遊離コルチゾールも低下する．迅速 ACTH 試験では血中コルチゾー
ルの増加反応が低下する（＜18 μg/dL）．アジソン病の診断基準を表 D-4 に示す．

治療は，生理的量のヒドロコルチゾン（概ね 10 〜 20 mg/日）を内服で補う．原
因疾患として感染症がある場合は，その治療を並行して行う．結核の治療としてリ
ファンピシンを用いる際はヒドロコルチゾンの代謝が早くなるため，その補充量を
増加させる必要がある．感染症による発熱などストレス暴露時には，グルココルチ
コイド必要量が増加するため，通常の 2 〜 3 倍の補充が必要である．重症の副腎不
全症は副腎クリーゼとも称し，経静脈的グルココルチコイド投与が必要である（ヒ
ドロコルチゾン 100〜200 mg/ 日）．

3 原発性アルドステロン症

副腎から自律的にアルドステロン分泌が増加した状態を原発性アルドステロン症
という．ほとんどの例で高血圧を発症し，全高血圧患者の 5 〜 10 ％に認められ
る．原因としては，片側性副腎病変と両側性病変があり表 D-5 にまとめる．アル
ドステロン過剰のため血漿レニン活性は抑制される．約半数例に低 K 血症が認め
られ，20 ％程度の患者に耐糖能異常を認める．スクリーニング検査として，空腹
時安静臥床 30 分後に血漿アルドステロン濃度（PAC）と血漿レニン活性（PRA）
を測定しその比（ARR）を測定する．PAC の測定単位が pg/mL の場合は，ARR＞
200 で陽性となり，2 次スクリーニングに進む．摂取薬物として，抗アルドステロ
ン薬，利尿薬，アンジオテンシン変換酵素（ACE）阻害薬，アンジオテンシンⅡ受
容体拮抗薬（ARB）はレニンを促進するため，ARR は偽陰性となる．一方，β 遮
断薬はレニンを抑制するため，ARR は偽陽性となりやすい．レニン阻害薬はレニ
ン活性が低下するもののよりアルドステロンが低下するため，ARR は低下しやす
い．スクリーニング検査中はこれら薬剤の使用を行わない．α 遮断薬は検査に影響
しにくいが，降圧効果が不十分な場合はカルシウム拮抗薬も使用可能である．

確定診断には，カプトプリル試験，フロセミド立位試験，生理食塩水負荷試験を
用いる（表 D-6）．日本内分泌学会診断基準では 2 種類以上，日本高血圧学会診断
基準ではいずれかが陽性であれば，確定診断となる．アルドステロン産生部位の局
在診断については，腺腫も微小のものが多く，CT における正診率は高くない．片
側病変であれば，手術療法を希望する患者については，選択的副腎静脈サンプリン

グ（AVS）を行い，局在を確定する．ACTH 負荷後の検討によって，正診率が上昇すると考えられている．AVS を施行できる施設は限られており，地域での事情に応じ専門施設への紹介を勧める．片側性病変が確定すれば，手術療法による治療が第一選択となる．両側性の場合は，原則として抗アルドステロン薬（スピロノラクトンあるいはエプレレノン）の内服によって，低 K 血症と高血圧のコントロールを行う．

4 褐色細胞腫・パラガングリオーマ

　副腎髄質あるいは傍神経節細胞に発生するカテコラミン産生腫瘍である．副腎以外に発生するものをパラガングリオーマという．高血圧患者の 0.5 ％程度に見られ，男女比はない．悪性，両側性，多発性が各 10 ％にみられたため 10 ％病と言われる．85 ％の例に高血圧を認めるが，高血圧が発見契機ではなく，偶発腫瘍として見つかる場合も少なくない．診断は，尿中のメタネフリン・ノルメタネフリンとカテコラミン分画（アドレナリン・ノルアドレナリン）の上昇を認める．画像として CT での腫瘍の検出し，MRI における T2 強調画像高信号を認める．[123]I-MIBG シンチグラフィーで腫瘍部位に集積を認めることが多い．FDG-PET では，悪性でなくとも高率に腫瘍に集積する．診断基準を**表 D-7** に示す．

　治療の第一選択は腫瘍の外科的摘除である．術前には，α 遮断薬と充分な輸液を施行し，周術期の血圧低下などに備える．摘出腫瘍を用いて良悪性の鑑別が試みられているが（PASS と Ki-67 染色），副腎皮質癌ほど確立したものではない．

　術後は，長期にわたって経過観察を要する．10 年以上を経て，悪性褐色細胞腫として，再発や遠隔転移を認める例がある．悪性例については，摘出可能な腫瘍については，手術療法を試みるが，全身療法としてシクロホスファミド・ビンクリスチン・ダカルバジン（CVD）療法が行われる．全身転移を認めるものでは，全身 ^{131}I-MIBG 療法が試みられている．

5 副腎皮質癌

　副腎皮質癌は有病率 100 万人に 1 〜 2 人と極めて稀な疾患であり，予後不良の疾患である．ホルモン産生性あるいは非機能性のものがあり，前者はコルチゾールや副腎アンドロゲンを産生するものがほとんどで，アルドステロンを産生するものはさらに稀である．クッシング兆候を呈するもの以外は，非特異的な症状の原因検索として施行する画像診断で見いだされることも少なくない．副腎偶発腫瘍として精

査を行う場合，径 3 cm 以上の例については，副腎皮質癌も念頭に置いて鑑別を進める．ステージ分類は，ENSAT 分類を用いて行うのが一般となっている．治療の第一選択は，開腹による腫瘍摘出を行う．摘出腫瘍の病理検査には必ず Weiss の分類と Ki-67 染色を用いて，慎重な良悪性を鑑別する．副腎皮質癌と診断された場合，ステージ 1 ～ 3 については，ミトタンを用いたアジュバント治療が再発率を低下させ，予後の改善に繋がると報告されている．ステージ 4 は遠隔転移をともなうものであり，全身療法としてミトタンに加えエトポシド，シスプラチン，ドキソルビシンを用いた化学療法（FIRM-ACT）が推奨されている．遠隔転移に対する手術療法，ラジオ波焼灼療法，塞栓療法など適時追加する．

D　副腎疾患　*49*

副腎疾患 ▶ 診断と治療の手引き

表 D-1　クッシング症候群の病型

ACTH 依存性
　クッシング病（下垂体腺腫）　Cushing's disease
　異所性 ACTH 症候群　ectopic ACTH syndrome
　異所性 CRH 症候群　ectopic CRH syndrome
ACTH 非依存性（副腎性）
　片側副腎性
　副腎腺腫　adrenal adenoma
　副腎癌　adrenocortical carcinoma
　両側副腎性
　原発性色素性結節性副腎異形　primary pigmented nodular adrenal dysplasia（PPNAD）
　原発性両側性大結節性副腎過形成　primary bilateral macronodular adrenal hyperplasia
　　PBMAH）

表 D-2　クッシング病の診断の手引き（平成 21 年度改訂）

1. 主症候
　(1) 特異的症候
　　満月様顔貌
　　中心性肥満または水牛様脂肪沈着
　　皮膚の伸展性赤紫色皮膚線条（幅 1 cm 以上）
　　皮膚の菲薄化および皮下溢血
　　近位筋萎縮による筋力低下
　　小児における肥満をともなった成長遅延
　(2) 非特異的症候
　　高血圧，月経異常，痤瘡（にきび），多毛，浮腫，耐糖能異常，骨粗鬆症，色素沈着，
　　精神異常
　上記の (1) 特異的症候および (2) 非特異的症候の中から，それぞれ一つ以上を認める.

2. 検査所見
　(1) 血中 ACTH とコルチゾール（同時測定）が高値〜正常を示す（注 1）.
　(2) 尿中遊離コルチゾールが高値〜正常を示す（注 2）.
　上記のうち (1) は必須である.
　上記の 1，2 を満たす場合，ACTH の自律性分泌を証明する目的で，3 のスクリーニング検査を
　行う.

3. スクリーニング検査
　(1) 一晩少量デキサメサゾン抑制試験：前日深夜に少量（0.5 mg）のデキサメサゾンを内服し
　　た翌朝（8 〜 10 時）の血中コルチゾール値が 5 μg/dl 以上を示す（注 3）.
　(2) 血中コルチゾール日内変動：複数日において深夜睡眠時の血中コルチゾール値が 5 μg/dl
　　以上を示す（注 4）.

50   Part1　診断と治療の手引き

(3) DDAVP 試験：DDAVP（4μg）静注後の血中 ACTH 値が前値の 1.5 倍以上を示す（注5）.
(4) 複数日において深夜唾液中コルチゾール値が，その施設における平均値の 1.5 倍以上を示す（注6）.

(1) は必須で，さらに（2）～（4）のいずれかを満たす場合，ACTH 依存性クッシング症候群を考え，異所性 ACTH 症候群との鑑別を目的に確定診断検査を行う.

4. 確定診断検査

(1) CRH 試験：ヒト（CRH 100μg）静注後の血中 ACTH 頂値が前値の 1.5 倍以上に増加する.
(2) 一晩大量デキサメサゾン抑制試験：前日深夜に大量（8 mg）のデキサメサゾンを内服した翌朝（8～10 時）の血中コルチゾール値が前値の半分以下に抑制される（注7）.
(3) 画像検査：MRI 検査により下垂体腫瘍の存在を証明する（注8）.
(4) 選択的静脈洞血サンプリング（海綿静脈洞または下錐体静脈洞）：本検査において血中 ACTH 値の中枢・末梢比（C/P 比）が 2 以上（CRH 刺激後は 3 以上）ならクッシング病，2 未満（CRH 刺激後は 3 未満）なら異所性 ACTH 症候群の可能性が高い.

【診断基準】
確実例：1，2，3 および 4 の（1）（2）（3）（4）を満たす.
ほぼ確実例：1，2，3 および 4 の（1）（2）（3）を満たす.
疑い例：1，2，3 を満たす.

注1. 採血は早朝（8～10 時）に，約 30 分間の安静の後に行う. ACTH が抑制されていないことが，副腎性クッシング症候群との鑑別において重要である. 血中コルチゾール測定値に関しては，RIA による測定値に基づいている.
注2. 原則として 24 時間蓄尿した尿検体で測定する. ただし随時尿で行う場合は，早朝尿 ないし朝のスポット尿で測定し，クレアチニン補正を行う.
注3. 一晩少量デキサメサゾン抑制試験では従来 1～2 mg のデキサメサゾンが用いられていたが，一部のクッシング病患者においてコルチゾールの抑制を認めることから，スクリーニング検査としての感度を上げる目的で，0.5 mg の少量が採用されている.
注4. 複数日に測定して高値を確認することが必要.
注5. DDAVP（デスモプレシン）は，検査薬としては保険適応がなされていない.
注6. 複数日に測定して高値を確認することが必要.
注7. 標準デキサメサゾン抑制試験（8 mg/ 日，分 4，経口，2 日間）では，2 日目の尿中遊離コルチゾールが前値の半分以下に抑制される.
注8. 下垂体 MRI 検査での下垂体腫瘍陽性率は 1.5 テスラの MRI では 60～80 ％程度である.

（難病情報センターホームページより）

D 副腎疾患 *51*

表 D-3 副腎性サブクリニカルクッシング症候群の新診断基準案

1. 副腎腫瘍の存在（副腎偶発腫）
2. 臨床症状：Cushing 症候群の特徴的な身体徴候の欠如
3. 検査所見
   1) 血中コルチゾールの基礎値（早朝時）が正常範囲内
   2) コルチゾール分泌の自律性
   3) ACTH 分泌の抑制
   4) 日内リズムの消失
   5) 副腎シンチグラフィーでの健側の抑制と患側の集積
   6) 血中 DHEA-S 値の低値
   7) 副腎腫瘍摘出後，一過性の副腎不全症状があった場合，あるいは付着皮質組織の萎縮を認めた場合

【診断】
　1，2，および 3 の1）は必須で，さらに下記（1）（2）（3）の何れかの基準を満たす場合を確定診断とする．
(1) 3 の2）の1 mg デキサメサゾン抑制試験（DST）後の血中コルチゾール値が 5μg/dL 以上の場合
(2) 3 の2）の1 mg DST 後の血中コルチゾール値が 3μg/dL 以上，かつ 3 の3）～6）の1つ以上を認めた場合，もしくは 7）を認めた場合
(3) 3 の2）の1 mg DST 後の血中コルチゾール値が 1.8μg/dL 以上で，かつ 3 の3），4）を認めた場合，もしくは 7）を認めた場合

注 1. 身体徴候としての高血圧，全身性肥満や病態としての耐糖能異常，骨密度低下，脂質異常症は Cushing 症候群に特徴的所見とは見なさない．
注 2. 安静，絶食の条件下で早朝に 2 回以上の測定が望ましく，常に高値の例は本症と見なさない．正常値については，各測定キットの設定に従う．
注 3. overnight 1 mg デキサメサゾン抑制試験（DST）を施行する．スクリーニング検査を含め，1 mg DST 後の血中コルチゾール値 1.8μg/dl 以上の場合，非健常と考えられ，何らかの臨床的意義を有する機能性副腎腫瘍あるいは非機能性副腎腫瘍の可能性を考慮する．
注 4. 確定診断のための高用量（4～8 mg）DST は必ずしも必要としないが，病型診断のために必要な場合には行う．
注 5. 低濃度域の血中コルチゾール値は 10 ％前後の測定のばらつき（3μg/dl 前後の血中コルチゾール値は，0.3μg/dl 程度のばらつき）が生じうることを考慮し，陽性所見の項目数も勘案して，総合的に診断を行う．
注 6. 早朝の血中 ACTH 基礎値が 10 pg/ml 未満（2 回以上の測定が望ましい）あるいは ACTH 分泌刺激試験の低反応（基礎値の 1.5 倍未満）．なお，ACTH 分泌不全症でも生物活性の低い大分子型 ACTH が分泌されている場合には，測定キットによって必ずしも血中 ACTH が低値とならない場合があり，注意を要する．
注 7. 21～24 時の血中コルチゾール 5μg/dl 以上．
注 8. 健側の集積抑制がコルチゾール産生能と相関するため，定量的評価が望ましい．
注 9. 年齢および性別を考慮した基準値以下の場合，低値と判断する．
注 10. 手術施行に際しては，非機能性腫瘍である可能性を含めて十分な説明と同意を必要とする．

52　Part1　診断と治療の手引き

表 D-4　アジソン病の診断基準

Ⅰ. 臨床症状
1. 副腎不全症状：発症時期は小児期から成人期までさまざまである．腹痛，嘔吐，易疲労感，食欲不振，ストレスを契機にしたショック，意識障害など．
2. 皮膚色素沈着：全身のび慢性の色素沈着．

Ⅱ. 検査所見
1. 全ての副腎皮質ホルモンの低下
   (1) 血中コルチゾールの低値
   (2) 血中アルドステロンの低値
   (3) 血中副腎性アンドロゲンの低値
   (4) 尿中遊離コルチゾールの低値
   (5) ACTH 負荷試験で全ての副腎皮質ホルモンの分泌低下
   (6) 尿中ステロイドプロフィルにおいて，ステロイド代謝物の全般的低下，異常低値
2. 血中 ACTH，PRA の高値

Ⅲ. 参考所見
1. 低ナトリウム血症，高カリウム血症
2. 抗副腎皮質抗体（保険未収載）
3. 結核の既往，ツベルクリン反応，石灰化所見

Ⅳ. 除外項目
- SF-1 異常症，ACTH 不応症（コルチゾール低値，アルドステロン正常），先天性リポイド過形成症，DAX1 異常症
- 続発性副腎皮質機能低下症，ヘモクロマトーシス，ポルフィリン症など

表 D-5　原発性アルドステロン症の分類

1) 片側性副腎病変
　アルドステロン産生副腎腺腫
　片側性副腎過形成
　片側性副腎多発微小結節
　副腎皮質癌
2) 両側性副腎病変
　特発性アルドステロン症
　グルココルチコイド反応性アルドステロン症
　家族性アルドステロン症

表 D-6　SPA アルドステロン症の確定診断

1) カプトプリル試験
　90 分後のアルドステロン / レニン比＞200 であれば PA と診断する（PAC 単位 pg/mL）．
2) フロセミド立位試験
　120 分後の PRA＜2.0 ng/mL/ 時の時に PA と診断する．
3) 生理食塩水負荷試験
　4 時間後に安静臥位で採血し，PAC＞85 pg/mL であれば PA と診断する．

D 副腎疾患 53

表 D-7 褐色細胞腫・パラガングリオーマの診断基準（案）

・必須項目：
　副腎髄質，または傍神経節組織由来を示唆する腫瘍
　　（現在・過去の時期を問わない）
・副項目：
　1. 病理所見：褐色細胞腫の所見（腫瘍細胞の大部分がクロモグラニン A 陽性）
　2. 検査所見
　　1）尿中アドレナリンまたはノルアドレナリンの高値（基準値の 3 倍以上で陽性）
　　2）尿中メタネフリンまたはノルメタネフリンの高値（基準値の 3 倍以上で陽性
　　3）クロニジン試験陽性（ノルアドレナリン高値例のみ実施，負荷後に 1／2 以上
　　　　または 500 pg/mL 以上で陽性）
　3. 画像所見
　　1）^{131}I-MIBG シンチグラフィまたは ^{123}I-MIBG シンチグラフィで腫瘍に取り込み．
　　2）MRI の T2 強調像で高信号強度．
・確実例：必須項目に加えて　①副項目 1　　　　②副項目 2 ＋ 3 の 1）
・疑い例：必須項目に加えて　①副項目 2 ＋ 3 の 2）　②副項目 3 の 1）
・除外項目：偽性褐色細胞腫．

（厚生労働省難治性疾患克服事業『褐色細胞腫の実態調査と診療指針の作成研究班』抜粋，一部改変）

表 D-8 悪性褐色細胞腫・パラガングリオーマの診断基準（案）

・必須項目：
　1. 褐色細胞腫の診断基準で確実例または疑い例
　2. 副腎外腫瘍（非クローム親和性組織由来）の存在（注 1）
・副項目：
　1. 上記 2 の病理組織：褐色細胞腫の所見
　2. 上記 2 の腫瘍に ^{131}I-MIBG シンチグラフィで取り込み（注 2）
・確実例：
　1）必須項目 1 ＋必須項目 2 ＋副項目 1
　2）必須項目 1 ＋必須項目 2 ＋副項目 2
・疑い例：
　必須項目 1 ＋必須項目 2

注 1. 肝臓，肺，骨，リンパ節など本来の発生組織でない組織における腫瘍．
注 2. ^{123}I-MIBG シンチグラフィを含む．
（厚生労働省難治性疾患克服事業『褐色細胞腫の実態調査と診療指針の作成研究班』抜粋，一部改変）

D
副腎疾患

表 D-9 副腎不全症の原因疾患

	原発性	続発性
緩徐発症	先天性副腎低形成（DAX-1異常症，SF-1異常症） ACTH 不応症 （MC2R 異常症，MRAP 異常症，トリプル A 症候群） 先天性副腎過形成（21-水酸化酵素欠損症等） 副腎白質ジストロフィー 自己免疫性副腎炎（多腺性内分泌不全症を含む） 結核 真菌症 AIDS 悪性腫瘍副腎転移 悪性リンパ腫 グルココルチコイド不応症	下垂体腫瘍（悪性腫瘍転移を含む） 頭蓋咽頭腫 下垂体術後・放射線照射後 リンパ球性下垂体炎 サルコイドーシス ヒスチオサイトーシス X トルコ鞍空洞症候群 視床下部腫瘍 医原性（ステロイド投与）
急性発症	副腎出血，副腎壊死，副腎梗塞 （原因として髄膜炎菌感染，敗血症，ワーファリン治療，抗リン脂質抗体症候群など）	出産後下垂体壊死（シーハン症候群） 下垂体出血・壊死（下垂体卒中） 頭部外傷 くも膜下出血 クッシング症候群術後

(Oelkers W. N Engl J Med. 1996; 335: 1206-12.)

D 副腎疾患

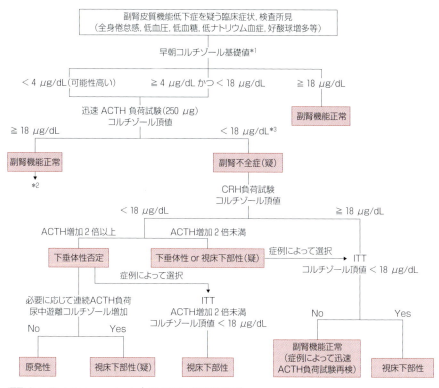

ITT: insulin tolerance test（インスリン低血糖試験）

本症を疑う場合は，重症低血糖を引き起こすリスクがあるためインスリン投与量を通常の半分（速効型インスリン 0.05 単位/kg）以下にする．
* 1：血中 ACTH 基礎値も同時に参考にする．ACTH 正常～高値：原発性，ACTH 低～正常：続発性の可能性を想定しながら，診断を進める．血中 ACTH 高値を伴い，色素沈着を認める場合は原発性副腎不全症の可能性が高い．
* 2：症例によっては潜在性副腎不全症の除外のため低用量 ACTH 負荷（1 μg）を施行．コルチゾール頂値<20 μg/dL であれば疑いあり，CRH 負荷試験に進む．
* 3：<15 μg/dL では原発性副腎不全症の可能性が高い．

図 D-1　副腎不全症の診断フローチャート
（副腎クリーゼを含む副腎皮質機能低下症の診断と治療に関する指針．日本内分泌学会，日本小児内分泌学会，日本ステロイドホルモン学会，厚生労働科学研究費補助金政策研究事業「副腎ホルモン産生異常に関する調査研究」班合同作成．）

性腺その他の内分泌疾患

1 性　腺

　性機能分化と性機能維持については，女性患者では婦人科医，男性患者では泌尿器科医を訪れることも多い．そのため内科的な治療とともに適切な診療科間連携が重要である．ここでは，内分泌学的な治療を要する性腺関連疾患について概説する．

A．思春期早発症[1]

　思春期前期には，視床下部でのLH-RH分泌が抑制されることで，性腺への刺激が抑制されているが，思春期にはその抑制が解除され，下垂体前葉からのLH，FSHの分泌が開始される．二次性徴の発来である．同時に，身長の急激な伸長（スパート）がかかり，成人の体格へと変化していく．さらには，下垂体ゴナドトロピンの刺激により性腺が成熟し，性ステロイドが分泌されるようになると，骨端線閉鎖がおこり身長の増加は停止する．すなわち，適切な年齢で思春期の発来と性成熟とがおこらないと，スパートが早くかかりすぎることで年齢に不相応な高身長となるが，早期の性成熟により身長増加の停止も不適切に若年でおきてしまうため，最終身長が低いまま身長の伸びが停止してしまう．表E-3，4に思春期早発症の分類と診断基準を示す．

B．ターナー症候群[2]

　45, Xを代表とする性染色体異常症で，低身長，性腺異形成，特徴的奇形徴候（翼状頸，外反肘など）により特徴づけられる（表E-5）．頻度は女児1000人に1人と言われている．治療は，低身長に対する成長ホルモン補充療法と，性腺異形成に対するホルモン補充療法・Kaufmann療法を中心とする．

C．クラインフェルター症候群

　クラインフェルター症候群は，男性の性染色体にX染色体が一つ以上多いこと

E　性腺その他の内分泌疾患　　**57**

で生じる疾患の総称で，四肢細長，思春期来発遅延，精巣委縮，無精子症などを主徴とする．女性化乳房を約 1/3 で認めると言われている．不完全な二次性徴の男性における，高ゴナドトロピン性性腺機能低下症の鑑別診断として診断される．染色体検査により診断を確定する．原発性性腺機能低下症に対しては，テストステロン補充療法を行う．

D．成人における性腺機能低下症

　女性は，閉経とともに生理的な性腺機能低下が認められるが，疾患としての女性ホルモンの低下に関しては，妊娠可能性を確保するために，Kaufmann 療法をはじめとした月経周期の正常化を目指す治療が主に産婦人科医によってなされることが多い．また，寿命の延伸にともない，最近では骨粗鬆症を中心とした慢性合併症への配慮が重視されている．閉経後女性に対するホルモン補充療法では，Women's Health Initiative 試験の結果から，経口での女性ホルモン補充療法の心血管系への影響が懸念される様になり，現在では経皮製剤が好まれる傾向がある．

　男性においては，血中の男性ホルモン濃度の維持と健常な精子形成のため，中枢性性腺機能低下症においては，皮下注入ポンプを用いた LH-RH 間欠投与法や，hCG-FSH 皮下注射による治療が行われる．挙児希望への配慮が不要な場合は，テストステロンの投与が行われる．最近では，Late onset hypogonadism と呼ばれる高齢男性における男性ホルモンの低下症が，健康寿命延伸のために注目される様になっており，前立腺癌などの発がんリスクに留意しつつテストステロンが使用される場合も増加している．

■2　膵・消化管神経内分泌腫瘍

　神経内分泌腫瘍（neuroendocrine tumor：NET）は，かつてはカルチノイドと呼ばれたが，2000 年の WHO 病理組織的分類でカルチノイドの名称がなくなり，現在では Grade 分類に基づく病理組織学的の分類が作成されている[3]．2017 年 WHO 分類では，内分泌系の性質と表現型を有する膵・消化管腫瘍を "Neuroendocrine Neoplasms（NEN）" と総称し，高分化型の NET（神経内分泌腫瘍）と低分化型の NEC（神経内分泌癌）に大別され，NET は増殖能に基づき G1 から G3 に識別される（表E-1）[4]．

　NET の中で，インスリノーマ，ガストリノーマ，Vasoactive intestinal peptide（VIP）オーマ，グルカゴノーマなどは，機能性 NET と呼ばれ，内分泌学的評価が

表 E-1　膵消化管神経内分泌腫瘍の WHO 分類と grading（2017）

分　類	核分裂数 (/ 10 HPF)	Ki-67 指数(%)	分化度
神経内分泌腫瘍（NET G 1）	<2	<3 %	高分化型
神経内分泌腫瘍（NET G 2）	2 〜 20	3 〜 20 %	高分化型
神経内分泌腫瘍（NET G 3）	>20	>20 %	高分化型
神経内分泌癌（NEC） 〔 Large cell type 〔 Small cell type	>20	>20 %	低分化型
Mixed neuroendocrine-nonneuroendocrine 　neoplasma（MiNEN）	0	0	

NET：Neuroendocrine tumor，NEC：Neuroendocrine carcinoma

必要となる．さらに，機能性 NET は，多発性内分泌腫瘍症の一症状として表れる場合もある．

　個々の疾患の診療については，各論に譲るが，腫瘍の局在診断と内科的・外科的治療の他に，分泌されているホルモンの種類により，対症的治療が必要となることが多い．

3　多発性内分泌腫瘍症

　MEN（endocrine neoplasia）は，主として内分泌臓器を中心に腫瘍性病変を発症する常染色体性優性遺伝疾患である．責任遺伝子により MEN1 と MEN2 に分類され，MEN2 にはさらに 3 つのサブタイプがある（表 E-2）[5]．

①MEN1 の診断基準は，①下垂体腺腫，原発性副甲状腺機能亢進症，膵・消化管 NET のうち 2 つ以上を有する，②上記 3 病変のうち 1 つを有し，近親者に MEN1 と診断された者がいる，③上記 3 病変のうち 1 つを有し，MEN1 遺伝子の病原性変異が確認されている，のいずれかに当てはまる者である．

②MEN2 の診断基準は，①甲状腺髄様癌と褐色細胞腫を有する，②上記 2 病変のいずれかを有し，一度近親者に MEN2 と診断された者がいる，③上記 2 病変のいずれかを有し，RET 遺伝子の病原性変異が確認されている，のいずれかに当てはまる者である．

いずれの病態においても，遺伝カウンセリングによるサポートが重要である．

E 性腺その他の内分泌疾患 *59*

表 E-2 多発性内分泌腫瘍症の分類と発生する病変

分 類	サブタイプ	腫瘍が発生しうる臓器・病変
MEN1	MEN1	下垂体前葉 副甲状腺（機能亢進症） 膵・消化管（NET） 胸腺・気管支（NET） 副腎皮質
MEN2	MEN2A	甲状腺（髄様癌） 副甲状腺（機能亢進症） 副腎髄質（褐色細胞腫） ヒルシュスプルング病 アミロイド苔癬
	MEN2B	甲状腺（髄様癌） 副腎髄質（褐色細胞腫） 粘膜神経腫 マルファン様体型
	FMTC	甲状腺（髄様癌）

MEN：Multiple endocrine neoplasia, FMTC：Familial medullary
thyroid cancer, NET：neuroendocrine tumor

4 自己免疫の多腺性内分泌機能障害

　最も有名な自己免疫性内分泌機能障害は，橋本病に代表される自己免疫性甲状腺
疾患であるが，甲状腺以外にも下垂体，副甲状腺カルシウム感知受容体，膵ランゲ
ルハンス氏島，副腎皮質など，多くの内分泌臓器での自己免疫性機能障害は発生す
る．その中で，特に多腺性機能障害を来すものとして，自己免疫性多内分泌腺症候
群（APS：autoimmune polyglandular syndrome）と IgG4 関連疾患が，内分泌疾患と
して重要である．

A．APS
アジソン病を主体とした一連の症候群である．
①APS1 型は，AIRE 遺伝子の異常により発症するまれな病態で，小児期に発症し，
　粘膜皮膚カンジダ症，副甲状腺機能低下症，副腎不全（アジソン病）を 3 徴とする．
　別称として autoimmune polyendocrinopathy-candidiasis-ectodermal syndrome（APECED）
　とも呼ばれる．
②APS2 型は，かつて Schmidt 症候群と呼ばれたもので，アジソン病に加え，自己

免疫性甲状腺疾患（バセドウ病，橋本病）を合併した場合に診断する．

③APS3型は，アジソン病がなく自己免疫性甲状腺疾患に1型糖尿病，悪性貧血などの病態が合併した場合をいう．APS4型はアジソン病に加え，他の自己免疫性疾患を合併するが，自己免疫性甲状腺疾患や1型糖尿病を欠く場合を言う．治療は，各々対症的となるが，複数の疾患の合併を見落とさないことが重要である．

B. IgG4関連疾患の定義

病理組織学的にはリンパ球とIgG4陽性形質細胞の著しい浸潤と線維化を特徴とし，臨床的には高IgG4血症，高IgG血症，高IgE血症などを認めるとともに，同時性あるいは異時性に全身諸臓器の腫大や結節・肥厚性病変などを認める原因不明の疾患である．内分泌臓器においてもIgG4関連疾患との連関が注目され，甲状腺分野では橋本病，Riedel's甲状腺炎，バセドウ病，神経内分泌分野では自己免疫性視床下部下垂体炎，糖尿病分野では自己免疫性膵炎による膵性糖尿病などの報告がある．

参考文献 ─────

1) 中枢性思春期早発症の診断の手引き：
   http://square.umin.ac.jp/kasuitai/doctor/guidance/adolescence.pdf
2) ターナー症候群：https://www.shouman.jp/disease/instructions/ 05_43_091 /
3) 膵・消化管神経内分泌腫瘍（NET）診療ガイドライン，金原出版，2015
4) Gunter K, et al. AJSP. Reviews & Reports. 2017 ; 22 : 233−239.
5) 多発性内分泌腫瘍症診療ガイドブック，金原出版，2013

性腺その他の内分泌疾患 　診断と治療の手引き

表 E-3　思春期早発症の分類

・ゴナドトロピン依存性（中枢性）思春期早発症（真性思春期早発症）

Ⅰ．特発性
　体質性
　機能性：先天性副腎皮質過形成症，甲状腺機能低下症などに伴うもの[注1]
Ⅱ．器質性
　脳腫瘍：視床下部過誤腫，視床下部星細胞腫，視神経膠腫など
　頭蓋内病変（腫瘍以外）：水頭症，頭部外傷，くも膜嚢胞，頭部放射線照射[注2]，髄膜脳炎など
Ⅲ．遺伝性
　GRP 54 変異，KISS 1 変異，MKRN 3 変異

・ゴナドトロピン非依存性（仮性・末梢性）思春期早発症

Ⅰ．女児
　同性性
　　FSH 産生腫瘍
　　hCG 産生胚細胞腫瘍[注3]
　　エストロゲン産生卵巣腫瘍：顆粒膜細胞腫，奇形腫，絨毛上皮腫など
　McCune-Albright 症候群
　自律性機能性卵巣嚢胞
　副腎腫瘍
　外因性：女性ホルモン含有食品，薬品，化粧品など
Ⅱ．男児
　同性性
　　hCG 産生腫瘍（胚細胞腫瘍，奇形腫，絨毛癌など）
　　副腎アンドロゲン過剰（副腎腫瘍，先天性副腎皮質過形成症）
　　アンドロゲン産生精巣腫瘍：Leydig 細胞腫瘍
　　家族性テストトキシコーシス
　　外因性：アンドロゲン含有食品，薬品，化粧品など
　異性化（女性化）
　　副腎腫瘍
　　エストロゲン産生精巣腫瘍；Scrtoli 細胞腫瘍
　　外因性：女性ホルモン含有食品，薬品，化粧品など

部分的早熟
　早発乳房，早発陰毛，早発月経

注1）視床下部・下垂体ホルモン過剰分泌を伴う内分泌疾患において，ゴナドトロピンの分泌促進
　　も伴うことがある．
注2）頭部放射線照射が 18 Gy を超えると思春期早発症のリスクが高くなり，35 Gy を超えるとゴ
　　ナドトロピン分泌不全が起こりやすい．
注3）hCG による思春期早発症は女児ではまれである．

（中枢性思春期早発症の診断の手引き，文献1）

62 Part1　診断と治療の手引き

表 E-4　中枢性思春期早発症の診断の手引き

Ⅰ. 主症候
　a）男児の主症候
　　1）9歳未満で精巣，陰嚢などの明らかな発育が起こる
　　2）10歳未満で陰毛発症をみる
　　3）11歳未満で腋毛，ひげの発生や声変わりをみる
　b）女児の主症候
　　1）7歳6ヵ月未満で乳房発育が起こる
　　2）8歳未満で陰毛発生，または小陰唇色素沈着などの外陰部早熟，あるいは腋毛発生が起こる
　　3）10歳6ヵ月未満で初経をみる

Ⅱ. 副症候　発育途上で次の所見をみる（注1）
　1）身長促進現象：身長が標準身長の2.0SD以上，または年間成長速度が2年以上にわたって標準値の1.5SD以上
　2）骨成熟促進現象：骨年齢－暦年齢≧2歳6ヵ月を満たす場合
　　　または暦年齢5歳未満は骨年齢/暦年齢≧1.6を満たす場合
　3）骨年齢/身長年齢≧1.5を満たす場合

Ⅲ. 検査所見
　下垂体性ゴナドトロピン分泌亢進と性ステロイドホルモン分泌亢進の両者が明らかに認められる（注2）.

Ⅳ. 除外規定（注3）
　副腎性アンドロゲン過剰分泌状態（未治療の先天性副腎皮質過形成（注4），副腎腫瘍など），性ステロイドホルモン分泌性の性腺腫瘍，McCune-Albright症候群，testotoxicosis，hCG産生腫瘍，性ステロイドホルモン（蛋白同化ステロイドを含む）や性腺刺激ホルモン（LHRH，hCG，hMGを含む）の長期投与中（注射，内服，外用（注5）），性ステロイドホルモン含有量の多い食品の大量長期摂取中などのすべてを否定する.

【診断基準】
・確実例
　1）Ⅰの2項目以上とⅢ，Ⅳを満たすもの
　2）Ⅰの1項目およびⅡの1項目以上とⅢ，Ⅳを満たすもの
・疑い例
　Ⅰの年齢基準を1歳高くした条件で，その確実例の基準に該当するもの，なお，疑い例のうちで，主症状発見以前の身長が−1SD以下のものは，治療上は確実例と同等に扱うことができる.
【病型分類】
　中枢性思春期早発症が診断されたら，脳の器質的疾患の有無を画像診断などで検査し，器質性・特発性の分類をする.

注1）発病初期には必ずしもそのような所見を認めるとは限らない.
注2）各施設における思春期の正常値を基準として判定する. なお，基準値のない施設においては，血清ゴナドトロピン基準値を参考にする.
注3）除外規定に示すような状態や疾患が，現在は存在しないが過去に存在した場合には中枢性

思春期早発症をきたしやすいので注意する.
注4) 先天性副腎皮質過形成の未治療症例でも，年齢によっては中枢性思春期早発症をすでに併発している場合もある.
注5) 湿疹用軟膏や養毛剤などの化粧品にも性ステロイドホルモン含有のものがあるので注意する.

(中枢性思春期早発症の診断の手引き，文献1)

表E-5 ターナー症候群の診断の手引き

【主要所見】

成長障害	>95％	
性腺異形成	>90％	
特徴的奇形徴候		
・骨格徴候	四肢遠位部：外反肘，中手骨・中足骨短縮	35-45％
	Madelung変形・中肢骨短縮	7％
	頭頸部：高口蓋，短頸，小顎症，中耳炎	35-75％
・軟部組織徴候	四肢遠位部：リンパ浮腫，過剰皮膚，爪変形	15-25％
	頭頸部：翼状頸，毛髪線低下，眼瞼下垂	25-40％
・内臓徴候	心・大血管：大動脈縮窄	55％
	腎・尿路：馬蹄腎	35-40％
その他	色素性母斑など	
付随的症状	性腺腫瘍，知能障害，高度の流産率	
内分泌検査	LH・FSH上昇，エストラジオール低値	

●確定診断：上記の少なくとも1つの症状を有し，かつ，染色体検査により，X染色体短腕遠位部を含むモノソミーが同定されること.
●参考所見：染色体欠失は，通常のG-bandingで同定される大きさである.組織特異的モザイクが存在しうるため，複数の組織の検査を要することがある.

(ターナー症候群の診断の手引き，文献2) より抜粋)

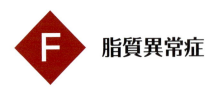

脂質異常症

1 血中脂質

血中脂質の主要構成成分はコレステロール（C），中性脂肪（TG），リン脂質，遊離脂肪酸であり，血清脂質は親水性のアポ蛋白との複合体であるリポ蛋白として血中に存在する．リポ蛋白は超遠心法を用いた比重の差異により分類され，それぞれ比重の軽い方から，カイロミクロン（CM），超低比重リポ蛋白（VLDL），低比重リポ蛋白（LDL），高比重リポ蛋白（HDL）に分けられ，さらにCMやVLDLの代謝が低下した状態ではカイロミクロンレムナントおよび中間比重リポ蛋白（IDL）が出現する．

2 脂質異常症の診断基準（動脈硬化性疾患予防ガイドライン2017年版）

2017年に，5年ぶりに「動脈硬化性疾患予防ガイドライン」の改定が行われた[1]．ガイドライン（GL）での脂質異常症の診断基準を表F-1に示す．

表F-1 脂質異常症診断基準（空腹時採血）*

LDLコレステロール	140 mg/dL 以上	高LDLコレステロール血症
	120～139 mg/dL	境界域高LDLコレステロール血症**
HDLコレステロール	40 mg/dL 未満	低HDLコレステロール血症
トリグリセライド	150 mg/dL 以上	高トリグリセライド血症
Non-HDLコレステロール	170 mg/dL 以上	高non-HDLコレステロール血症
	150～169 mg/dL	境界域高non-HDLコレステロール血症**

*10時間以上の絶食を「空腹時」とする．ただし水やお茶などカロリーのない水分の摂取は可とする．
**スクリーニングで境界域高LDL-C血症，境界域高non-HDL-C血症を示した場合は，高リスク病態がないか検討し，治療の必要性を考慮する．
・LDL-CはFriedewald式（TC－HDL-C－TG/5）または直接法で求める．
・TGが400 mg/dL以上や食後採血の場合はnon-HDL-C（TC－HDL-C）かLDL-C直接法を使用する．ただしスクリーニング時に高TG血症を伴わない場合はLDL-Cとの差が＋30 mg/dLより小さくなる可能性を念頭においてリスクを評価する．

〔日本動脈硬化学会（編）：動脈硬化性疾患予防ガイドライン2017年版．日本動脈硬化学会，2017〕

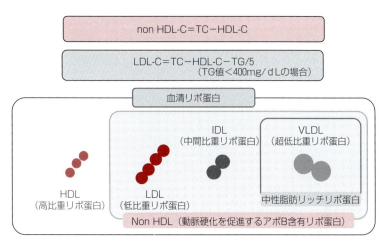

図 F-1　non HDL-C と LDL-C の算出法
(Grundy, et al.Circulation. 2004；110：227–239)

　脂質異常スクリーニングのための LDL-C，HDL-C，TG 値は 2012 年版と変わらないが，2017 年版では新たに non-HDL-C について基準値が追加された．Non-HDL-C は総コレステロールから HDL-C を減じて算出され，LDL 以外にもレムナントリポ蛋白などの動脈硬化惹起リポ蛋白をすべて含有するため（図 F-1），特に高 TG 血症や低 HDL-C 血症患者では LDL-C よりも動脈硬化性疾患発症予測能が優れる[2]．

　高 non-HDL-C 血症の基準値は 170 mg/dL 以上，境界域 non-HDL-C 血症の基準値は 150 〜 169 mg/dL である．

　また，LDL-C の測定方法について 2012 年版では「原則として Friedewald の式を用いること」としていたが，直接法の試薬の性能改善に伴い，「Friedewald の式で算出するか，直接法で測定すること」へと変更となった．さらに「空腹時」についての定義も 10 時間以上の絶食へと変更された．

　なお，家族性高コレステロール血症の診断と治療についてはコンサルト46を参照のこと．

3　高脂血症

A．原因分類

　高脂血症は原因により原発性高脂血症と続発性高脂血症に分類される．続発性高

66   Part1   診断と治療の手引き

表 F-2   主な続発性（二次性）高脂血症

・甲状腺機能低下症
・ネフローゼ症候群
・腎不全・尿毒症
・原発性胆汁性肝硬変
・閉塞性黄疸
・糖尿病
・クッシング症候群
・肥満
・アルコール
・自己免疫疾患（SLE など）
・薬剤性（利尿薬，β遮断薬，ステロイド，エストロゲン，レチノイン酸，サイクロスポリンなど）
・妊娠

脂血症でよくみられる基礎疾患としては，糖尿病・甲状腺機能低下症・クッシング症候群・先端巨大症などの内分泌疾患，ネフローゼ症候群・慢性腎不全などの腎疾患，閉塞性黄疸・原発性胆汁性肝硬変・原発性肝癌などの肝疾患がある．その他副腎皮質ステロイドや経口避妊薬などによる薬剤性やアルコール過飲なども続発性高脂血症の原因となる（表 F-2）．そのため，脂質異常患者の診察にあたっては，まずは脂質異常症をきたしうる原疾患がないかについて問診や身体所見，検査を行う．続発性高脂血症と診断した場合については，原疾患の治療を優先して行う．

B．高脂血症の表現型分類（Fredrickson の WHO 分類）

　脂質異常症の表現型はこれらリポ蛋白の増加パターンにより I から V 型に分類される（表 F-3）．

　I 型：空腹時でも CM が増加するもので TG を分解するリポタンパクリパーゼ（LPL）の欠損が主な原因である．膵炎の合併がみられる．

　IIa 型：LDL-C の単独増加で家族性高コレステロール血症（FH）が代表的な疾患である．FH は LDL 受容体の低下により LDL の異化が低下して LDL-C が増加する．ネフローゼ症候群に伴う高コレステロール血症では LDL の分泌増加が主な原因である．

　IIb 型：TG と LDL-C がともに増加する複合（混合）高脂血症である．2 型糖尿病や肥満によく合併する．VLDL の過剰分泌が主因であるが時に VLDL の異化障害を伴う．家族性複合高脂血症（FCHL）は，原発性高脂血症のなかでは最も頻度が高く冠動脈疾患の好発疾患である．LDL の粒子数をあらわすアポリポ蛋白（ア

F　脂質異常症　*67*

表 F- 3　高脂血症の表現型分類

分類	LDL-C	TG	増加する リポタンパク	電気泳動 パターン	代表的な疾患
I 型	↓↓	↑↑↑	CM	原点	リポタンパクリパーゼ欠損症 アポ CII 欠損症
IIa 型	↑↑↑	−	LDL	β	家族性高コレステロール血症
IIb 型	↑↑	↑↑	VLDL LDL	Pre β β	家族性複合高脂血症
III 型	↓	↑↑	IDL CM レムナント	Broad β	家族性 III 型高脂血症 アポ E 欠損症
IV 型	−	↑↑	VLDL	Pre β	2 型糖尿病，肥満
V 型	↓	↑↑↑	CM VLDL	原点 Pre β	飲酒

ポ）B の増加と小型高密度 LDL（small dense LDL）の出現が特徴的である．

　III型：アポ E の変異によるものでコレステロールに富む VLDL やレムナント（カイロミクロンレムナントや IDL）が増加する．アポ E の変異によりレムナントが受容体に取り込まれにくくなるために生じる．TG と TC が同程度に増加するが，LDL-C は低下する．電気泳動が特有であり，幅の広いベーターバンド（broad β）が検出される．全身性の動脈硬化を生じ，典型的症例では手掌線条黄色腫が認められる．

　IV型：VLDL-TG が増加する．LPL 活性が低下している場合が多い．多くは HDL-C の低下を伴う．遺伝性もあるが，糖尿病，肥満，糖分の過剰摂取が原因となる．

　V型：カイロミクロンも増加するため，IV 型以上に TG が著明に増加する．アルコールに起因する場合が多く，インスリン欠乏型の糖尿病では LPL 活性が著明に低下して本症を引き起こす．

4　絶対リスクによるカテゴリー分類

　動脈硬化性疾患予防ガイドライン 2012 年版では NIPPON DATA 80 をもとに，冠動脈疾患の死亡リスクに基づく患者カテゴリー分類が行われたが，2017 年版ではより新しいデータに基づき，さらにリスク評価ポイントを冠動脈疾患による「死亡」から「発症」に改めるため，吹田スコアを用いた冠動脈疾患の発症リスクによるカテゴリー分類へと改定された．

A. 冠動脈疾患予防からみた LDL コレステロール管理目標値設定のための吹田スコアを用いたフローチャート

　LDL コレステロール管理目標値設定のための吹田スコアを用いたフローチャートを図 F-2 に示す．フローチャートでは，まず管理対象者を冠動脈疾患の既往のない一次予防対象者と冠動脈疾患の既往のある二次予防対象者に大別する．一次予防患者では，単独で高リスクの病態となる糖尿病や慢性腎臓病（CKD），非心原性脳梗塞，末梢動脈疾患（PAD）を有しているかを確認し，有していれば「高リスク」として扱う．

　一次予防患者のうち，高リスクの病態を有さない患者は①年齢，②性別，③喫煙，④血圧，⑤HDL-C，⑥LDL-C，⑦耐糖能異常，⑧早発性冠動脈疾患の家族歴の 8 項目の合計点から求める吹田スコアを算出する（図 F-3）．この点数に基づき，10 年間の冠動脈疾患の発症リスクが 2％未満の「低リスク」，2〜9％未満の「中リスク」，9％以上の「高リスク」に分類し，それぞれの管理区分ごとの脂質管理目標値を設定する．

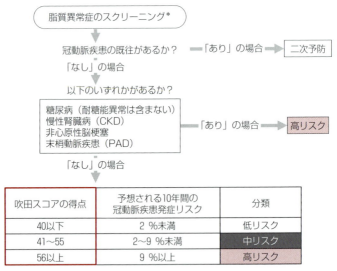

＊家族性高コレステロール血症および Ⅲ 型高脂血症と診断される場合はこのチャートは用いずに
　本 GL 第 5 章「家族性高コレステロール血症」，第 6 章「原発性脂質異常症」の章をそれぞれ参照すること．

図 F-2　LDL-C 管理目標設定のための吹田スコアを用いたフローチャート
〔日本動脈硬化学会（編）：動脈硬化性疾患予防ガイドライン 2017 年版．日本動脈硬化学会，2017〕

F　脂質異常症　*69*

危険因子①～⑧の点数を合算する　　　　　　　　　　　　　　　　（点数）

①年　　齢 （歳）	35 - 44	30
	45 - 54	38
	55 - 64	45
	65 - 69	51
	70 以上	53

②性　　別	男　性	0
	女　性	−7

③喫　　煙*	喫煙有	5

④血　　圧	至適血圧	<120　かつ　<80	−7
	正常血圧	120 - 129　かつ / または　80 - 84	0
	正常高値血圧	130 - 139　かつ / または　85 - 89	0
	Ⅰ度高血圧	140 - 159　かつ / または　90 - 99	4
	Ⅱ度高血圧	≧160　かつ / または　≧100	6

⑤ HDL-C （mg/dL）	<40	0
	40 - 59	−5
	≧60	−6

⑥ LDL-C （mg/dL）	<100	0
	100 - 139	5
	140 - 159	7
	160 - 179	10
	≧180	11

⑦耐糖能異常	あり	5

⑧早発性冠動脈疾患家族歴	あり	5

①～⑧の点数を合計	点

①～⑧の 合計得点	10 年以内の冠動脈疾患 発症確率	発症確率の範囲		発症確率の 中央値	分類
		最小値	最大値		
35 以下	<1 %		1.0 %	0.5 %	低リスク
36 - 40	1 %	1.3 %	1.9 %	1.6 %	
41 - 45	2 %	2.1 %	3.1 %	2.6 %	中リスク
40 - 50	3 %	3.4 %	5.0 %	4.2 %	
51 - 55	5 %	5.0 %	8.1 %	6.6 %	
56 - 60	9 %	8.9 %	13.0 %	11.0 %	高リスク
61 - 65	14 %	14.0 %	20.6 %	17.3 %	
66 - 70	22 %	22.4 %	26.7 %	24.6 %	
≧71	>28 %	28.1 %		28.1 % 以上	

（吹田スコア・LDLモデル詳細）

*高血圧で現在治療中の場合も現在の数値に入れる．ただし高血圧治療の場合は非治療と比べて同じ血圧値であれば冠動脈疾患のリスクが高いことを念頭に置いて患者指導をする．禁煙者については非喫煙として扱う．冠動脈疾患のリスクは禁煙後 1 年でほぼ半減し，禁煙後 15 年で非喫煙者と同等になることに留意する．

図 F- 3　吹田スコアによる冠動脈疾患発症予測モデル
〔日本動脈硬化学会（編）：動脈硬化性疾患予防ガイドライン 2017 年版．日本動脈硬化学会，2017〕

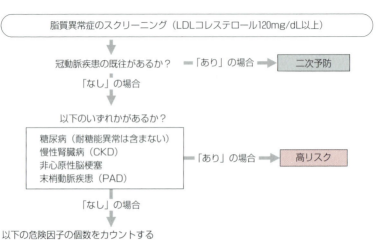

図F-4 冠動脈疾患予防からみた LDL コレステロール管理目標設定のための フローチャート（危険因数を用いた簡易版）
〔日本動脈硬化学会（編）：動脈硬化性疾患予防ガイドライン2017年版．日本動脈硬化学会，2017〕

F 脂質異常症 *71*

　さらに，今回のガイドライン改定では，吹田スコアを算出せずに，危険因子の個数からリスク区分別管理目標値を求める簡易版も新たに作成された（**図 F-4**）.

B．カテゴリー分類に基づく管理目標値の設定

　カテゴリー分類に基づく脂質管理目標値を**表 F-4**に示す．LDL-C の管理目標値は，低リスクは 160 mg/dL 未満，中リスクは 140 mg/dL 未満，高リスクは 120 mg/dL 未満，さらに二次予防では 100 mg/dL 未満である．Non HDL-C の管理目標値はそれぞれの LDL-C 値に 30 mg/dL を加えた値である．HDL-C の管理目標値は 40 mg/dL 以上，TG については 150 mg/dL 未満であり，これまでのガイドラインと同様に各カテゴリーで管理目標値は同一である．なお，脂質管理目標への到達は LDL-C を優先し，LDL-C の管理目標値を達成した場合に non-HDL-C の管理目標を目指す．その際には HDL-C，TG の管理を重視する．

　家族性高コレステロール血症（FH）と診断される場合には，このフローチャートを用いず，FH 治療のフローチャートを用いる．

表F-4　リスク区分別脂質管理目標値

治療方針の原則	管理区分	脂質管理目標値（mg/dL）			
		LDL-C	non HDL-C	TG	HDL-C
一次予防 まず生活習慣の改善を行った後，薬物療法の適用を考慮する	低リスク	<160	<190	<150	≧40
	中リスク	<140	<170		
	高リスク	<120	<150		
二次予防 生活習慣の是正とともに薬物治療を考慮する	冠動脈疾患の既往	<100 (<70)*	<130 (<100)*		

*家族性高コレステロール血症，急性冠症候群の時に考慮する．糖尿病でも他の高リスク病態（本 GL 表 1-3 b）を合併する時はこれに準ずる．

・一次予防における管理目標達成の手段は非薬物療法が基本であるが，低リスクにおいても LDL-C 値は 180 mg/dL 以上の場合は薬物治療を考慮するとともに，家族性高コレステロール血症の可能性を念頭においておくこと（本 GL 第 5 章）.

・まず LDL-C の管理目標値を達成し，その後 non-HDL-C の達成を目指す．

・これらの値はあくまでも到達努力目標値であり，一次予防（低・中リスク）においては LDL-C 低下率 20 ～ 30 %，二次予防においては LDL-C 低下率 50 %以上も目標値となり得る．

・高齢者（75 歳以上）については本 GL 第 7 章を参照.

〔日本動脈硬化学会（編）：動脈硬化性疾患予防ガイドライン 2017 年版．日本動脈硬化学会，2017〕

72   Part1　診断と治療の手引き

5　治　療

　一次予防，二次予防ともに治療の基本は，食生活の是正や身体活動の増加，適正な体重の維持，禁煙などの生活習慣の改善である．

　一次予防の高リスクにおいて，生活習慣の改善による効果が期待できない場合には，早期に薬物治療の併用を考慮する．また，二次予防では発症後早期からの積極的な LDL-C 低下療法の有用性も明らかにされている．脂質異常症治療薬の特性を**表 F-5** に示す．新たに PCSK9（プロ蛋白転換酵素サブチリシン/ケキシン 9 型）

表 F-5　脂質異常症治療薬の薬効による分類

分類	LDL-C	TG	HDL-C	Non-HDL-C	主な一般名
スタチン	↓↓～↓↓↓	↓	−～↑	↓↓～↓↓↓	プラバスタチン，シンバスタチン，フルバスタチン，アトルバスタチン，ピタバスタチン，ロスバスタチン
小腸コレステロールトランスポーター阻害薬	↓↓	↓	↑	↓↓	エゼチミブ
陰イオン交換樹脂	↓↓	↑	↑	↓↓	コレスチミド，コレスチラミン
プロブコール	↓	−	↓↓	↓	プロブコール
フィブラート系薬	↓	↓↓↓	↑↑	↓	ベザフィブラート，フェノフィブラート，クリノフィブラート，クロフィブラート
n-3 系多価不飽和脂肪酸	−	↓	−	−	イコサペント酸エチル，オメガー3 脂肪酸エチル
ニコチン酸誘導体	↓	↓↓	↑	↓	ニセリトロール，ニコモール，ニコチン酸トコフェロール
PCSK 9 阻害薬	↓↓↓↓	↓～↓↓	−～↑	↓↓↓↓	エボロクマブ，アリロクマブ
MTP 阻害薬*	↓↓↓	↓↓↓	↓	↓↓↓	ロミタピド

＊ホモ FH 患者が適応．

↓↓↓↓：−50％以上　　↓↓↓：−50～−30％　　↓↓：−20～−30％　　↓：−10～−20％
↑：10～20％　　　　↑↑：20～30％　　　　−：−10～10％

〔日本動脈硬化学会（編）：動脈硬化性疾患予防ガイドライン 2017 年版．日本動脈硬化学会，2017〕

F 脂質異常症 *73*

阻害薬（最大耐用量のスタチンで十分な治療効果が得られない患者に限り，スタチンとの併用で適応）と MTP（ミクロソームトリグリセリド転送タンパク質）阻害薬（ホモ FH 患者やスタチンに抵抗性のヘテロ FH が適応）が追記された．

　高 LDL-C 血症に対する治療はスタチンが第一選択となる．小腸コレステロールトランスポーター阻害薬，陰イオン交換樹脂，プロブコールはスタチンとの併用もしくはスタチンが使用できない場合に用いる．PCSK9 阻害薬は LDL 受容体分解促進蛋白質である PCSK9 をターゲットとした新規機序の薬剤である．PCSK9 とLDL 受容体の結合を阻害することで LDL 受容体の分解を抑制し，血中 LDL-C の肝細胞内への取り込みを促進することで，強力な LDL-C 低下作用を発揮する．

　二次予防患者のリスクの層別化は行われていないが，二次予防患者でも高リスクな病態を合併する場合には，薬剤の併用などにより，より厳格な LDL-C の管理が求められる．

参考文献 ————

1）　日本動脈硬化学会：動脈硬化性疾患予防ガイドライン 2017 年版，日本動脈硬化学会
2）　Tanabe N, et al. Circ J. 74：1346-1356, 2010.

痛風・高尿酸血症

　高尿酸血症・痛風の診断や治療に関して,「高尿酸血症・痛風の治療ガイドライン」(第2版) が2010年に発刊され,現在第3版が作成されている[1]. 本章では,ガイドラインの解説を中心に高尿酸血症及びその周辺疾患の診断と治療につき概説する.

1 高尿酸血症

　プリン骨格を有する物質 (プリン体) には, DNA や RNA といった核酸の主要な構成分子や, 細胞内エネルギーの重要な要素でもある ATP などがあり, 生物にとって重要な分子群である. 尿酸はプリン体の最終代謝産物であり, 高尿酸血症は血清尿酸値の飽和濃度である 7.0 mg/dL を越えた状態と定義されている. 尿酸が難溶性の物質であることから, 高尿酸血症を来たすと, 関節や臓器に尿酸の析出と沈着が起こり, 痛風, 尿路結石や腎障害を発症する.

　体内の尿酸は, 約2/3は腎臓から, 残りのほとんどは消化管から排泄される. 腎臓において, 尿酸は糸球体濾過膜を自由に通過した後, 尿酸トランスポーターを介して再吸収と分泌が両方向性に行われ, 最終的には糸球体で濾過された尿酸の6〜10％が尿中に排泄される. 高尿酸血症は, 尿中尿酸排泄量及び尿酸クリアランスにより尿酸排泄低下型, 尿酸産生過剰型 (腎負荷型), そして両者の機序を持つ混合型に分類されてきた (表G-1, G-2)[2]. 混合型を含めて考えると, 尿酸排泄低下の機序による高尿酸血症は全体の85〜90％で, 同様に尿酸産生過剰の機序によるものが40〜45％になる. したがって, ほとんどの高尿酸血症は尿酸の排泄低下が関係していると同時に, 半数近くは尿酸の産生過剰が関係しているとも言える. この高尿酸血症の病型分類は, 尿中への尿酸排泄を規準としているため, 尿中に尿酸が多く排泄されることは, 体内で尿酸が多く作られる尿酸産生過剰型または混合型の高尿酸血症を意味していた. しかし, 尿酸排泄トランスポーターである ABCG 2 (ATP-binding cassette sub-family G member 2) の機能低下に基づく腎臓以外 (腸管) からの尿酸排泄の低下によっても, 尿酸産生過剰型または混合型の高尿酸血症を呈することが明らかになり, このメカニズムは腎外排泄低下型高尿酸血症と

G 痛風・高尿酸血症　*75*

表 G-1 尿中尿酸排泄量，尿酸クリアランスおよび尿酸クリアランス /ccr の算出法

尿中尿酸排泄量の算出法

$$
尿中尿酸排泄量 = \frac{[尿中尿酸濃度（mg/dL）] \times [60 \, 分間尿量（mL）]}{100 \times 体重（kg）} \, mg/kg/ 時
$$

正常値　0.496（0.483～0.509）mg/kg/ 時

尿酸クリアランスおよび Ccr とその比の算出法

$$
尿酸クリアランス = \frac{[尿中尿酸濃度（mg/dL）] \times [60 \, 分間尿量（mL）]}{[血漿尿酸濃度（mg/dL）] \times 60} \times \frac{1.73}{体表面積（m^2）}
$$

正常値　11.0（7.3～14.7）mL / 分

$$
Ccr = \frac{[尿中クレアチニン濃度（mg/dL）] \times [60 \, 分間尿量（mL）]}{[血漿クレアチニン濃度（mg/dL）] \times 60} \times \frac{1.73}{体表面積（m^2）}
$$

正常値　134（97～170）mL / 分

$$
R = \frac{尿酸クリアランス}{Ccr} \times 100 \%
$$
$$
= \frac{[尿中尿酸濃度] \times [血漿クレアチニン濃度]}{[血漿尿酸濃度] \times [尿中クレアチニン濃度]} \times 100 \%
$$

正常値　8.3（5.5～11.1）%

Ccr：クレアチニン・クリアランス，R：尿酸クリアランス／CCr 比　　　　　　（文献 2 より改変）

表 G-2 尿中尿酸排泄量と尿酸クリアランスによる病型分類

病　型	尿中尿酸排泄量 （mg/kg/ 時）		尿酸クリアランス （mL/ 分）
尿酸産生過剰型	>0.51	および	≧7.3
尿酸排泄低下型	<0.48	あるいは	<7.3
混合型	>0.51	および	<7.3

（文献 1）

して確立された[3].

2 高尿酸血症によるリスク

血清尿酸値の上昇によるリスクは，2つの観点からの検討が必要である（図G-1）．1つは尿酸塩沈着症としての観点であり，痛風，腎障害や尿路結石が代表疾患である．もう1つは，種々の生活習慣病における臨床上の指標としての観点である．尿酸塩沈着症では，高尿酸血症が原因であり，尿酸降下療法により治療が可能である．それに対して，生活習慣病における臨床上の指標としての血清尿酸値は，有用であることは示されてきたがその機序は必ずしも明確でなく，尿酸降下療法による介入の効果もはっきりしない．これらのことから，現在，生活習慣病などの発症や増悪を予防する目的で，高尿酸血症に対して薬物治療を行うことはない．

A．痛　風

痛風は，急性痛風関節炎（痛風発作）や痛風結節を認めるなどにより，身体に尿酸が沈着していることが明らかな場合に診断される．急性痛風関節炎は，関節腔内に析出した尿酸塩結晶によってもたらされる結晶惹起性関節炎である．血清尿酸値が高い程，痛風発症率が上昇し，14年間にわたる住民調査では，血清尿酸値7.0～7.9 mg/dLで16％，8.0～8.9 mg/dLで25％，9.0 mg/dL以上では90％に痛風発作を生じたと報告されている[4]．また同様な研究において，血清尿酸値8.0～

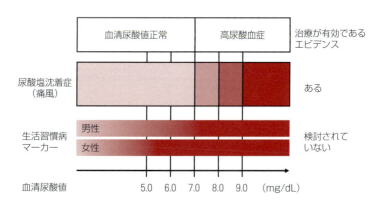

図G-1　高尿酸血症の定義

（文献1）

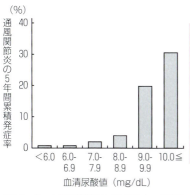

図 G-2　血清尿酸値と痛風発症の関係
（文献 5）

表 G-3　痛風関節炎の鑑別診断

前足部の疼痛	外反母趾・バニオン 爪周囲炎 毛嚢炎 蜂窩織炎 モートン病 変形性関節炎 関節リウマチ 偽痛風 腰痛由来の下肢症状	中足部の疼痛	足底腱膜炎 偏平足 疲労骨折
		足関節の疼痛	骨折・靱帯損傷 関節リウマチなど 偽痛風
		踵部の疼痛	踵骨後滑液包炎 疲労骨折 アキレス腱付着部炎

（文献 1）

8.9 mg/dL から痛風発作の発生頻度が有意に増加し，9.0 mg/dL 以上では 5 年間で 22 % に認めたと報告されている（図 G-2）[5]．このように特に血清尿酸値が 9.0 mg/dL 以上で，痛風発症リスクの上昇が顕著となる．

急性痛風関節炎は，単関節炎がほとんどであり，局所の違和感（予兆）に続いて発症し，数時間単位で悪化し，24 時間以内にピークに達する．その関節炎は，疼痛，発赤，腫脹が著しく，好発部位は母趾基関節（中足趾間関節）であり，初発の急性痛風関節炎の約 70 % が同部位に発症する．他の好発部位は，足関節，足背，アキレス腱付着部付近，膝関節等である．発作の多くは，1 週間から 2 週間程度で完全寛解する．この急性痛風関節炎は，飲酒，急激な血清尿酸値の変動，局所の打撲，過度の運動や過労により誘発されやすい．なお，血清尿酸値が急激に低下した場合も急性痛風関節炎を発症するため，発症時に血清尿酸値が低値を示すこともあり注意が必要である．典型的な急性痛風関節炎で，健康診断などにより高尿酸血症の既往を確認できる場合には診断に苦慮することは少ない．鑑別診断としては，外反母趾，爪周囲炎，蜂窩織炎や滑液包炎などが挙げられる（表 G-3）．

B．高尿酸血症による腎障害と尿路結石のリスク

尿酸は腎臓から排泄されるため，腎機能低下に伴い血清尿酸値は上昇する．そのため，疫学研究において高尿酸血症と腎障害の因果関係を正確に評価するのは難しい．しかし，高尿酸血症が腎障害を引き起こす可能性を示す研究の方が，否定的な結果の報告に比し明らかに多い．約 25 年間にわたる 17 万 7570 人の健診受診者の

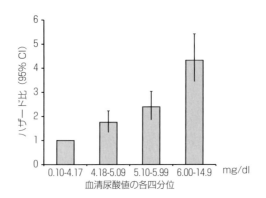

図 G-3　末期腎不全のリスクと血清尿酸値の関係

(文献 6 より作図)

データを解析した結果，血清尿酸値の上位四分位は下位四分位に対して末期腎不全に進展する補正ハザード比が 2.14 であったと報告されている（図 G-3）[6]．この様に，健常者集団において，高尿酸血症が慢性腎臓病（CKD）への進展の独立した危険因子であることは確立されつつある．また，小規模な検討が多いものの，血清尿酸値を低下させることにより腎機能低下速度を抑制できたことも示されている[7]．尿路結石も，痛風患者に高率に認められる合併症である．痛風・高尿酸血症患者における尿路結石形成には，尿 pH の酸性化，高尿酸尿症や尿量低下が重要である．

C．高尿酸血症による他の疾患のリスク

血清尿酸値は，高血圧発症の独立した予測因子であると考えられるが，血清尿酸値を低下させた場合の高血圧への効果は不明である．また，高尿酸血症が心血管系疾患のリスクとなるか否かに関して，相反する報告がなされている．高尿酸血症が心血管系疾患のリスクであるとの結果は，女性においては比較的多くの研究で認められるが，男性においては関連を認めない場合も多い[8,9]．約 40 万人のメタ解析の結果では，男性では高尿酸血症は冠動脈疾患の発症と死亡のリスクにならなかったが，女性では発症のリスクにはならないものの相対危険度 1.67 で死亡のリスクになるとの結果であった[10]．メタボリックシンドロームは高尿酸血症に高頻度に合併するが，高尿酸血症自体がメタボリックシンドロームのリスクを上げるかどうかについては明らかになっていない．

3 治療

A．急性痛風関節炎の治療

　急性痛風関節炎に対しては，非ステロイド性抗炎症薬（non-steroidal anti-inflam-matory drugs：NSAIDs）を短期間に比較的大量に投与することにより炎症を沈静化する．急性痛風関節炎に保険適応のある NSAIDs は，ナプロキセン，インドメタシン，オキサプロジン，プラノプロフェンの 4 剤である．具体例としては，ナプロキセンでは 300 mg を 3 時間毎に 3 回，1 日間投与する．その後も疼痛が軽減しない場合，3 回投与後，24 時間の間隔をあけて再度，3 回投与を行う．激痛が軽減した後，さらに疼痛のコントロールが必要な場合には常用量の NSAIDs を用いる．NSAIDs 投与時には，胃粘膜病変の誘発や増悪，腎障害の増悪に注意する．NSAIDs が使用できない場合や無効である場合には，経口にて副腎皮質ステロイド 15 〜 30 mg を短期間のみ使用する．またワルファリンカリウム投与中の場合，NSAIDs を用いず，副腎皮質ステロイドを使用する．

　急性痛風関節炎の前兆期に，コルヒチンを 1 日 1 錠（0.5 mg）のみ内服することにより，急性痛風関節炎の発症を防げる場合がある．急性痛風関節炎が頻発する場合，コルヒチン 1 日 1 錠を連日内服することにより急性痛風関節炎を減らすことができる（コルヒチンカバー）．急性痛風関節炎を認めているときに，血清尿酸値を変動させると関節炎の増悪や他関節に急性痛風関節炎を発症したりすることがあるため，発作中には尿酸降下薬を開始せず，急性痛風関節炎が治まった後に尿酸降下薬を開始する．なお，尿酸降下薬開始後に急性痛風関節炎を発症した場合には，投与量を変更せず，NSAIDs あるいは副腎皮質ステロイドによる治療を追加する．

B．高尿酸血症の治療

　過食，高プリン・高脂肪食，常習飲酒や運動不足などの生活習慣は高尿酸血症の原因となるため，これらの生活習慣の是正を行う．生活習慣の是正にもかかわらず，高尿酸血症があり，尿酸降下薬の使用を考慮するのは，①急性痛風関節炎の既往や痛風結節を認める場合，②急性痛風関節炎の既往を認めないが血清尿酸値が 9.0 mg/dL 以上の場合や③血清尿酸値 8.0 〜 8.9 mg/dL だが腎障害・尿路結石・高血圧・虚血性心疾患・糖尿病・メタボリックシンドロームなどの合併症が認められる場合である（図 G-4）．しかし，図 G-4 にも記載されているように，高血圧・虚血性心疾患・糖尿病・メタボリックシンドロームなどの合併症に関しては介入試

験が行われていないことから，確立された治療方針ではないことを認識しておく必要がある．

なお，頻発する急性痛風関節炎症例や痛風結節保有症例では，生活習慣の是正に加えて尿酸降下薬の使用が必要な場合が多い．尿酸降下薬を使用する際，急速な血清尿酸値の低下は急性痛風関節炎を誘発しやすいため，尿酸降下薬は少量から開始し，6週間以上かけて徐々に増量する．尿酸降下薬の使用開始用量は，アロプリノール 50 mg/1×，ベンズブロマロン 12.5 mg/1×，フェブキソスタット 10 mg/1×，トピロキソスタット 40 mg/2×が目安である．急性痛風関節炎の既往を認める場合，血清尿酸値を低くコントロールするほど急性痛風関節炎の再発が抑制されることが示されており，血清尿酸値 6.0 mg/dL 以下を維持することを目標とする．

尿酸降下薬には，アロプリノールやフェブキソスタットなどの尿酸生成抑制薬とベンズブロマロンなどの尿酸排泄促進薬がある．尿酸生成抑制薬は，ヒポキサンチンからキサンチン，キサンチンから尿酸への代謝に働くキサンチンオキシドリダクターゼ（通称キサンチンオキシダーゼ）を阻害することにより，尿酸の産生量を減らし，血清尿酸値低下作用を示す．一方，尿酸排泄促進薬は，腎臓の近位尿細管に

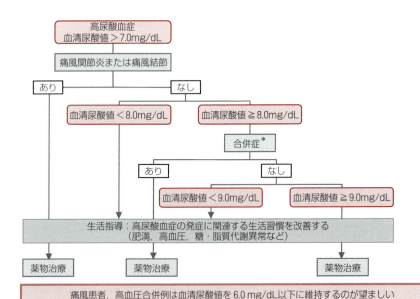

図 G-4　高尿酸血症の治療方針
（文献 1）

G 痛風・高尿酸血症 *81*

表 G- 4　尿酸降下薬の選択

尿酸排泄促進薬の適応	尿酸生成抑制薬の適応
・尿酸排泄低下型 ・副作用で尿酸生成抑制薬が使用不可	・尿酸産生過剰型 ・尿路結石の既往ないし保有 ・中等度以上（Ccr，推算 GFR 30 mL/分 / 1.73 m² 未満または血清クレアチニン値 2.0 mg/dL 以上）の腎機能障害 ・副作用で尿酸排泄促進薬が使用不可

(文献 1)

おいて尿酸の再吸収に働く尿酸トランスポーター URAT1 / SLC22A12 を阻害することにより，尿酸クリアランスを上昇させて，血清尿酸値低下作用を示す．尿酸産生過剰型に尿酸排泄促進薬を使用すると，尿中尿酸排泄量が増加して尿路結石のリスクが高まる可能性があることから，尿酸産生過剰型には尿酸生成抑制薬を使用する（表 G- 4）．

　同様に，尿酸排泄低下型にアロプリノールを使用すると，代謝産物であるオキシプリノールの血中濃度が上昇しやすく，副作用の可能性が高まるとの理由で，尿酸排泄低下型には尿酸排泄促進薬を使用することが基本となっている．しかし，フェブキソスタットとトピロキソスタットは，肝臓で代謝された後，糞便中および尿中に排泄されるため，尿酸排泄低下型においても血中濃度はあまり増加しないと考えられる．また，フェブキソスタットが病型に係わらず有効であったとの報告もなされている．

　これらのことから，今後の治療成績の集積によっては，フェブキソスタットとトピロキソスタットは，使用する際に病型による使い分けが不要になる可能性もある．その他の選択基準として，尿路結石の既往または保有例には尿酸生成抑制薬を使用する．また，中等度以上の腎機能障害を有する例においても，尿酸生成抑制薬を使用する．この際，アロプリノールは投与量を調整する必要があるが，フェブキソスタットとトピロキソスタットは中等度までの腎機能低下であれば減量することなく使用可能である．

C．生活指導

　高尿酸血症・痛風は代表的な生活習慣病であることから，生活習慣の是正は治療の基本である．肥満，特に内臓脂肪の増加は血清尿酸値の上昇を引き起こし，また，肥満の改善は血清尿酸値の低下を誘導することが多く，明らかに肥満と血清尿

82   Part1   診断と治療の手引き

酸値には正の相関が認められる．したがって，摂取エネルギーの適正化と運動療法により，適正体重（BMI＜25）を目標に減量することが望ましい．プリン体の負荷により血清尿酸値が上昇するが，食事中のプリン体制限の効果には個人差がある．また，毎日厳密な低プリン食にすることは困難であることが多い．そのため，400 mg/日を超えない程度のプリン体制限が実際的であると考えられている．

その他に食事では，ショ糖・果糖の摂取増加に比例して血清尿酸値が上昇することから，過剰摂取を避けるべきと考えられている．アルカリ性食品の摂取も，尿の中性化により尿への尿酸溶解度を上昇させ，尿路結石の予防につながる．また，尿量を増やし，尿中の尿酸濃度を低下させることは尿路結石の予防につながることから，十分な飲水量を確保し，尿量を1日2000 mL程度以上にすることが推奨されている．

アルコールは，内因性プリン体分解の亢進及び血中乳酸濃度の上昇による腎臓からの尿酸排泄低下を来たすことにより，血清尿酸値を上昇させる．また，ビールなどはプリン体含量が多く，プリン体摂取増加による血清尿酸値上昇作用も加味される．血清尿酸値への影響を減らす目安としては，1日，日本酒1合，ビール500 mL，またはウイスキー60 mL程度である．

参考文献 ────

1) 高尿酸血症・痛風の治療ガイドライン．In：日本痛風・核酸代謝学会ガイドライン改訂委員会，editor．大阪，メディカルレビュー社，2010．
2) 中村　徹，他．尿酸．1978；2：125-30．
3) Ichida K, et al. Nat Commun. 2012；3：764.
4) Hall AP, et al. Am J Med. 1967；42：27-37.
5) Campion EW, et al. Am J Med. 1987；82：421-6.
6) Hsu CY, et al. Arch Intern Med. 2009；169：342-50.
7) Goicoechea M, et al. Clin J Am Soc Nephrol. 2010；5：1388-93.
8) Freedman DS, et al. Am J Epidemiol. 1995；141：637-44.
9) Wheeler JG, et al. PLoS Med. 2005；2：e76.
10) Kim SY, et al. Arthritis Care Res. 2010；62：170-80.

Part 2
よくあるコンサルト

A 下垂体疾患

84 A. 下垂体疾患

コンサルト 1 下垂体偶発腫を見つけたらどのように対処しますか？

65 歳の女性．全身倦怠感の精査にて，頭部 CT を行った際に，傍鞍部に高吸収域を認め，MRI にて同部位に上方に凸の腫瘤を認めた（長径 12 mm）．放射線科のレポートでは「無症候性下垂体卒中あるいはラトケ嚢胞等が疑われる」と記載されていた．軽い頭痛を週 1 回程度認めるが，この病態と関連した神経症状は他にはない．眼科にて視力視野障害なし．眼底所見正常．早朝安静時の採血では，下垂体関連のホルモン基礎値に明らかな異常は認めなかった．経過観察としてよいか．

回答
・偶然発見された傍鞍部腫瘤の大半は，下垂体偶発腫（pituitary incidentaloma）（以下，偶発腫）であり，基本的に外来で経過観察が可能な病態であるが，「その病態が偶発腫である」という診断プロセスを経なければならない（ファーストステップ）．
・「その病態が偶発腫と診断された」後は，外来にて定期的に経過観察を行い，「腫瘤の増大傾向（あるいは症状の出現・悪化など）を認めたら，治療の選択肢を患者に提示する（セカンドステップ）．

✳ 判断のよりどころ

①偶発腫は，無症候性の非機能性下垂体腺腫とラトケ嚢胞がその大半を占め，脳ドックなどで偶然発見された場合，通常は外来で半年に 1 度程度の MRI および内分泌的評価で十分であり，治療が必要な例は多くない．我々の施設でも最近の連続 100 例の偶発腫のうち，治療が必要になったものはわずか 7 例（平均 8.6 年のフォローアップ期間）であり，偶発腫の大半は外科治療や放射線治療は不要で，こうした治療が必要な例は一部であるという結論と一致する[1]．
②偶然発見された傍鞍部腫瘤の中には種々の病態が含まれる．すなわち，早急に治

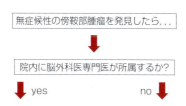

図1 偶発腫の鑑別（ファーストステップ）

療が必要な病態（脳動脈瘤や胚細胞腫など），比較的初期であれば全治が可能な例（髄膜腫や頭蓋咽頭腫など）や比較的症状は軽度であるが不可逆性の変化をきたす先端巨大症などがあり，画像などでこれらを鑑別すると同時に内分泌学的な評価を開始する（図1．ファーストステップ）．緊急性のない偶発腫として残ってくるのは，ラトケ嚢胞と非機能性下垂体腺腫がほとんどであり，その他の病態を外来でフォローする場合は個々の症例に応じた配慮が必要になる．

③発見時の治療適応および治療適応がない場合のフォローの方法としては，日本脳ドック学会2014（表1）[2]に従うのが簡単で一般的である（図2．セカンドステップ）．その他，各種のガイドラインがある[3]が基本的には同じである．

表1 無症候性傍鞍部病変

下垂体部腫瘍が発見された場合，充実性でかつ鞍上進展（視神経に接触または軽度挙上）がみられれば手術（おもに経蝶形骨手術）が勧められる．嚢胞性病変およびより小さな充実性病変に対しては，当初6ヵ月毎2回，以後年1回のMRIによる経過観察を行う（注1）この際，同時に下垂体前葉機能を検査する（注2）

注1：無症候性下垂体腺腫248例のうち，平均45.5ヵ月の間に33例（13.3％）で増大を認め，そのうち115例の機能性下垂体腺腫では平均50.7ヵ月の経過で23例が増大した．下垂体卒中を合併したのは1例にすぎない．一方，無症候性ラトケ嚢胞の場合，94例中5例（5.3％）で増大したにすぎない．そのため，充実性で特に視神経に接触する程度の鞍上進展を示す腫瘍に対しては，経蝶形骨手術が勧められる．その他の場合は，最初の2年間は半年おきに，そしてその後は1年おきにMRI検査を行うことが望ましい．一方，嚢胞性病変の場合は経過観察でよいと思われる[1]．
注2：下垂体前葉機能検査としては，GH, IGF-I, PRL, ACTH, cortisol, TSH, free T_3, free T_4, FSH, LHの基礎値を測定する．PRLの上昇は腫瘍の増大を示唆する．副腎や甲状腺の機能低下に対してはホルモン補償療法を行うことが望ましい．

（日本脳ドック学会2014）

A. 下垂体疾患

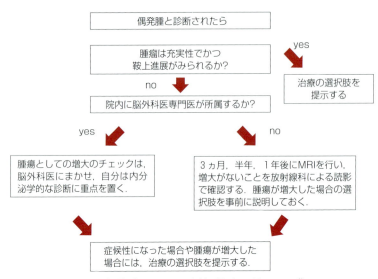

図2　偶発腫のフォロー方法（セカンドステップ）

● 実際の対応

①まず，偶発腫であると断定する作業を行う（ファーストステップ）．これは，「偶然発見された傍鞍部病変はすべて偶発腫ではない」という重大な事実がある．脳ドックなどで，傍鞍部の腫瘍性病変として発見されるものに，**表2**のような病変があり，これらは対処方法が偶発腫とは異なるため，最初の時点で鑑別する必要がある．それぞれ MRI の所見や臨床所見に特徴があり，鑑別は困難ではない．こうした症例を多くみている施設では外来ですべてを行うことも可能だが，比較的経験の少ない若手の医師は，患者を入院させ，内分泌内科，脳神経外科，放射線科のカンファレンスなどを通して「下垂体腺腫あるいはラトケ嚢胞などの良性病変が強く示唆される」ことを確認する．外来でこのプロセスを行ってもよいが，放射線科のレポートには多くの鑑別診断が含まれ，検査をひとつひとつ行っていくと時間がかかり，症候性が疑われるとき，あるいは急ぎのときは脳外科医にコンサルトするのが時間をロスせず，リスク分散につながる．もちろんセカンドオピニオンや下垂体外科に精通した脳外科医がいる病院へコンサルトする方法もある．偶発腫であると最終確認するのは，3ヵ月後，半年後の MRI 画像に変化がないことを確認してからのほうがよい．偶発腫はほとんどの場合「動きがな

表2 偶発腫の診断チェック

	内分泌検査では？	MRの特徴	CTによる石灰化	視野検査	その他
非機能性下垂体腺腫	前葉機能低下症は認めるが，尿崩症はほぼない	正常下垂体より淡く造影される	×	対称性の視野障害	高齢者に多い
ラトケ嚢胞	前葉機能低下症，尿崩症を認める場合も多い	単一嚢胞がほとんど	×	非対称性の視野障害	縮小することもある
機能性下垂体腺腫	容易に診断がつく	正常下垂体より淡く造影される	×	対称性の視野障害	好発年齢がある
頭蓋咽頭腫	前葉機能低下症，尿崩症を認める場合も多い	多胞性が多い	○	非対称性の視野障害	小児と高齢者に多い
くも膜嚢胞	前葉機能低下症は認めるが，尿崩症はほぼない	正常下垂体はトルコ鞍下面に存在する	×	非対称性の視野障害	嚢胞内容液は水様
髄膜種	前葉機能低下症は認めるが，尿崩症はほぼない	髄膜に伝わって増大する	×	非対称性の視野障害	高齢女性が多い
胚細胞腫	前葉機能低下症，尿崩症を認める場合も多い	下垂体茎に沿って造影される病変	×	特徴なし	男性がほとんど
下垂体炎	前葉機能低下症，尿崩症を認める場合も多い	一様に造影される左右対称病変が多い	×	対称性の視野障害	妊娠関連が多い
下垂体膿瘍	前葉機能低下症，尿崩症を認める場合も多い	嚢胞	×	特徴なし	未治療の齲歯があることが多い
転移性下垂体腫瘍	前葉機能低下症，尿崩症を認める場合も多い	一様に造影され，進行が早い	×	特徴なし	基礎疾患がある

い」のだが，13〜24％の偶発腫においては長期的にみれば増大し[1]，下垂体機能低下症も同様に発症率が上昇するので，何らかの治療が必要となる場合があることを最初から患者には伝えておく．

②腫瘍としての画像のフォローは脳外科医にコンサルトし，内分泌学的な評価を内分泌内科で行うのが，効率的でリスク分散にもなる．脳外科医が所属しない病院では，放射線科医に読影を依頼し，眼科で視力視野検査を定期的に行い，内分泌学的検査を行い，下垂体機能低下症（稀に亢進症）の有無を確認し，病状を説明する（セカンドステップ）．また，腫瘍が増大したり，症候性になった場合の選択肢として（1）手術，（2）定位的放射線治療を含む放射線治療，などを最初から提示しておくと，患者サイドも心の準備がしやすい．

③偶発腫と判断されれば，筆者は初年度は，初回のMRIに引き続き，3ヵ月後，半年後，1年後の経過で下垂体MRIを行っている．つまり脳ドック学会の推奨

される計画に 3 ヵ月目での MRI が追加されている．この理由は，「動きの早い病変がなんらかの理由で混入してくることが否定できない」ためである．当院での傍鞍部腫瘍約 2600 例のうち，20 例（約 0.7 ％）に極めて悪性度の高い病変が存在しており，こうした「動きの早い病変」は「数週間以内に症候性になる」か「3 ヵ月以内での増大」のいずれかを認めた．このことが 3 ヵ月目での MRI を追加するに至った理由である．また，無症候性の非機能性下垂体腺腫の好発年齢は，60 歳以上であるから，20 歳台や 30 歳台の患者の場合には，偶発腫と診断するには慎重であるべきだし，70 歳以上の偶発腫が急激に増大することは実際には稀なので，無症状の場合数年経過すれば，フォローの間隔は 1 年後，2 年後と適宜延長する．また 80 歳で高度な視野狭窄がない場合は，希望がない限り画像のフォローを終了してもまず問題ない．

④すべての偶発腫が同じ速度で増大するわけではなく，ガイドラインにもあるように，偶発腫にも増大しやすいタイプとそうでないタイプがある．長径 5 mm 未満，5 ～ 10 mm，10 ～ 15 mm の 3 つに分ければ，5 mm 未満のグループが増大する可能性は極めて低く（10 年のフォローで 5 ％以下），同様に 5 ～ 10 mm で約 10 ％程度，10 ～ 15 mm で約 30 ％と自験例をもとに筆者は説明しており，**偶発腫でも「小さな病変ほど大きくなりにくく，また，囊胞性疾患ほど大きくなりにくい」**．つまり，10 mm を超えるものは増大する傾向を看過できず，軽症のうちに治療しておくことも選択肢となる．また，偶発腫が治療適応になる確率が高くないのは，10 mm 以下の小さな病変の割合が高いことにもよる．

⑤視神経に接する病変，視症状を呈する病変などについては，眼科にコンサルトすることは当然であるが，髄膜腫など視神経管に入り込むことで，一側の高度な視力低下をきたしたり，またラトケ囊胞の囊胞液による炎症により，視交叉で接しているだけでも視力視野障害をきたすことがあるので，自覚症状が軽微でも眼科にコンサルトしておく．軽微あるいは緩徐な半盲は自覚しにくく，対座法などの神経診察によっても見逃されることが多い．自覚，他覚症状がなければ，自覚症状（耳側半盲，羞明，暗点の拡大など）の出現についても簡単に説明し，症状出現時はすぐ受診するよう伝えておく．

✹ 専門医にコンサルトする段階

①専門医にコンサルトするのは，大きく分けて（1）診断のプロセスの途中（ファーストステップ）か，（2）フォローアップ中に増大傾向を認めた場合に手術適応か

どうかの判断を聞く場合（セカンドステップ）が多いと思われる．（1）は上述のように，脳外科専門医にコンサルトしたり，放射線科医のレポートやカンファレンスにかけ，リスク分散をすると経験の浅い医師でも安心である．（2）は，腫瘍の増大，高度な頭痛，視力視野障害，下垂体機能低下症の進行など，治療介入のタイミングはいくつかあるが，基本的に進行は緩徐であるから，手遅れになることは極めて稀である．

②脳外科医にすぐにコンサルトできない状況では，必ず放射線科で読影を行ってもらい，経時的な増大がないことおよび症状が発症しないことを確認する．さらに放射線科医も所属しないなど，内分泌内科医ひとりに負担がかかるような状況もあるので，最近ではホームページや E メールアドレスを相談目的で公開している下垂体外科医も多い．脳外科医が所属しない病院や，内分泌内科医が 1 人しかいない病院などでは安心であり，リスク分散にもなるので，そうした方法をとってもよいだろう．参考までに，私のように下垂体病変を専門としている脳神経外科医に基本情報とキーフィルムをメールで送れば，無料で診断，アドバイスを行っている（メールアドレスは pit.jp@mac.com）．

✳ 提示症例への対応

外来にて 2 年間様子観察を行ったが，徐々に増大し長径 16 mm となったため，経蝶形骨的下垂体腫瘍摘出を行った．病理診断は非機能性下垂体腺腫であった．術後一時的にコートリル®の経口内服を行ったが，術後 3 ヵ月で内服フリーとなった．

偶発腫は，短期的には増大しないものが多いが，5 年，10 年というスパンでは増大することもあるので，脳腫瘍の 1 つであることを考えれば，情報提供や選択肢の提示を早期より行い，慎重に治療方針の決定をすすめるとよい．

参考文献 ───

1) Sanno N, et al. Eur J Endocrinol. 2003：149：123-127.
2) 日本脳ドック学会．脳ドックの新ガイドライン作成委員会編．脳ドックのガイドライン 2014，p 89．（http://jbds.jp/doc/guideline 2014.pdf）
3) Freda PU, et al. J Clin Endocrinol Metab. 2011：96：894-904.

コンサルト 2　先端巨大症はどのような場合に疑い，どのように治療しますか？

58歳の男性．大学の同窓会で友人から顔貌の変化を指摘され心配になり受診．52歳から高血圧症，54歳から睡眠時無呼吸症候群の治療を受けている．身長164 cm，体重58 kg，血圧154 / 82 mmHg，脈拍72 /分，甲状腺腫大は認めず，鼻・口唇の肥大，下顎の突出，巨大舌，四肢末端の肥大及び皮膚の発汗過多を認める．生化学所見：Na 140 mEq/L，K 4.2 mEq/L，Cl 110 mEq/L，空腹時血糖112 mg/dL，HbA1c（NGSP）6.0 %，GH 14.6 μg/L（0.13-9.88），IGF-I 325 ng/mL（＋2.9 SD），TSH 1.24 μU/mL，FT₄ 1.11 ng/dL，FT₃ 1.70 pg/mL，75 g 経口ブドウ糖負荷試験では，血中GH底値は2.5 μg/L，下垂体MRIではT2強調画像で低信号の径1 cm大の海綿静脈洞に浸潤のない下垂体腫瘍を認めた．

　臨床症状・徴候から，先端巨大症を疑うことが大切である．Part 1 表A-2の診断の手引きに従い，主徴候のいずれか及びGH，IGF-Iの過剰，下垂体腫瘍の存在を満たした場合に診断できる[1]．

✳ 判断のよりどころ

①先端巨大症の診断に際しては，GH過剰分泌の症候をつかみ，GH過剰分泌を証明することが重要である．そしてMRI検査で下垂体腺腫の存在を確認する．
②先端巨大症の症状には，GH，IGF-Iの過剰によって生じるものと，下垂体腫瘍による局所症状がある．前者には特徴的な所見であり，主症候である手足容積の増大，先端巨大症様顔貌（眉弓部の膨隆，鼻・口唇の肥大，下顎の突出），巨大舌が認められ，さらに発汗過多，月経異常，睡眠時無呼吸症候群，耐糖能異常や糖尿病，高血圧，咬合不全などを認める．先端巨大症様顔貌は，本人自身が自覚していないことが多く，過去の写真と比較して変化を確認することが重要である．

また靴や指輪のサイズの変化を尋ねることも大切である.

③検査所見としては, GH の自律性分泌をともなう過剰分泌及び IGF-I の高値を認める. 血中 GH は正常でも変動が大きいため単回の測定では健常者でも 10 μg/L 以上になることがあるため, 結果の解釈には注意が必要である. 血中 IGF-I は健常者の年齢, 性別基準範囲に照らして判定する[2]. また栄養障害, 肝疾患, 腎疾患, 甲状腺機能低下症, コントロール不良の糖尿病などが合併すると血中 IGF-I が高値を示さないことがあるので注意が必要である.

④75 g 経口ブドウ糖負荷試験では, 血中 GH が正常 (0.4 μg/L) 未満に抑制されないことが, GH の自律的分泌の証明になる. 感度が高い検査のため疑わしい場合には必須であるが, 空腹時血糖が 200 mg/dL を超えるような糖尿病患者では行わない.

⑤画像所見として, 頭蓋単純 X 線撮影側面像でトルコ鞍の拡大, 手足の X 線で手指末節骨の花キャベツ様肥大変形や足底軟部組織の肥厚 (heel-pad thickness) (22 mm 以上) を認める. 下垂体 MRI では, 下垂体腺腫の存在と鞍外進展の程度, 特に側方の海綿静脈洞への浸潤を調べる. GH 産生腺腫は T 2 強調画像で正常下垂体より低信号を呈しやすい. また下方へ進展することが多く, 腺腫内出血による嚢胞形成となる場合がある.

✷ 実際の対応

1) 治療

先端巨人症の治療の目的は, GH, IGF-I の過剰分泌を是正することにより先端巨大症の症状を軽減, 下垂体腺腫に起因する症状を改善し, さらに合併症 (糖尿病, 高血圧症, 脂質異常症, 睡眠時無呼吸症候群, 悪性腫瘍) の進展を防ぐことにより, 生命予後を改善することである. 図1 に治療の流れ図を示す. 年齢, 活動性, 合併症の程度, 腫瘍の大きさと位置, 治療の持続性, 費用対効果, 副作用などを十分に考慮した上で, 個々の症例に応じた治療を選択することが重要である. 治療方法を Part 1 表 A-2 に示す.

①**手術療法**：禁忌がないかぎり手術療法が治療の原則である. 経蝶形骨洞的下垂体腫瘍摘出術が第一選択である. 術前の酢酸オクトレオチド (ソマトスタチン誘導体) 投与により腫瘍縮小が期待されることがある.

②**合併症などで手術療法ができない, または手術療法が完治しない場合**：合併症などで手術療法ができない, または手術療法が完治しない場合は, 薬物療法, 放射

A. 下垂体疾患

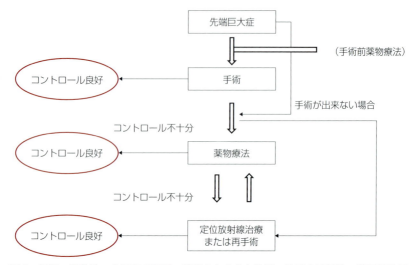

図1 年齢，活動性，合併症の程度，腫瘍の大きさと位置，治療の持続性，費用対効果，副作用などを十分に考慮した上で，個々の症例に応じた治療を選択する．（文献1）

線療法を行う．オクトレオチド，ランレオチドやパシレオチド（ソマトスタチンアナログ），ペグビソマント（GH受容体拮抗薬），メシル酸ブロモクリプチンやカベルゴリン（ドーパミン作動薬）による薬物療法を行う．治療開始前に薬剤に対するGH抑制効果（持続時間や抑制度）をあらかじめ調べておくと有用である．放射線療法として定位的放射線治療（ガンマナイフ，サイバーナイフ）が行われる．

③**その他**：尿崩症や下垂体前葉機能低下症を伴う場合には，それぞれに応じた薬剤による補充を行う．

糖尿病，高血圧症，脂質異常症，心疾患，変形性関節症，睡眠時無呼吸症候群，悪性腫瘍（時に大腸癌）のようは合併症を伴い生命予後に影響することが多いので積極的に評価を行い適切に治療する．

2) 治療効果の判定

間脳下垂体機能障害に関する調査研究班では治療効果の判定基準（治癒基準）を定めており，コントロール不良あるいは不十分の場合には治療法の改善が必要である[1]．

専門医にコンサルトする段階

術後すぐには血中 IGF-I，GH 値は正常化しないことがあるので，血中 IGF-I，75 g 経口ブドウ糖負荷試験後の GH 底値の判定は術後 3 ～ 6 ヵ月で行い，内分泌・代謝内科専門医または脳神経外科専門医にコンサルトを行う．

提示症例への対応

先端巨大症と診断し，経蝶形骨洞的下垂体腫瘍摘出術施行．術後尿崩症や下垂体前葉機能低下症を伴う所見なく退院．術後 3 ヵ月後，IGF-I 198 ng/mL（＋ 0.9 SD），75 g 経口ブドウ糖負荷試験での血中 GH 底値は 0.2 μg/L（0.4 μg/L 未満）であり，また臨床的活動を示す徴候は認めず寛解基準を満たしている．

参考文献 ————

1）島津　章，他．先端巨大症および下垂体性巨人症の診断と治療の手引き（平成 26 年度改訂），厚生労働省科学研究費補助難治性疾患克服研究事業　間脳下垂体機能障害における診療ガイドライン作成に関する研究班．平成 26 年度総括・分担研究報告書．2015.
2）島津　章，他．ホルモンと臨床．2007；55：393–399.
3）先端巨大症および下垂体性巨人症の診断と治療の手引き（平成 24 年度改訂）．厚生労働省科学研究費補助難治性疾患克服研究事業　間脳下垂体機能障害に関する調査研究班．平成 24 年度総括・分担研究報告書．2013.

94   A. 下垂体疾患

> **コンサルト 3** 成長期の低身長は病気ですか？
> 体質ですか？

5歳の女児．在胎40週，2790 g，45.2 cm，頭位正常分娩．父169 cm，母159 cm．初産．3歳児検診で86.0 cm（− 1.82 SD）と小柄を指摘され，保健所で定期的なフォローを受けていた．その後，成長率の改善なく，身長SDは徐々に悪化し，5歳2ヵ月では，96.2 cm（− 2.58 SD）体重15.2 kg（− 1.04 SD）となり，当院を受診．活発で元気な児であり，頭痛などはなし．アームスパンは96.8 cm．乳房Tanner 1度，恥毛Tanner 1度，甲状腺腫なし．特異顔貌や，翼状頸，外反肘などのターナー徴候なし．精神運動発達に異常なし．また，乳児期は混合栄養で，離乳食は6ヵ月から順調に進んだ．家庭環境に問題はなく，不自然な外傷なども認めず．
生来健康であり，一見小柄以外何の症状もない子どもが病気を持ってしまうことがあるのだろうか．

回答　本児の臨床経過で最も重要な問題点は，明らかな身長SDの悪化を認めていることである．もちろん成長ホルモン分泌不全性低身長症以外にも成長率の悪化を認める疾患は存在するが，さらに身長SDが悪化する前に成長ホルモン分泌の精査を行っておくのがよい．また，成長ホルモンは下垂体前葉ホルモンの1つであり，もし，下垂体茎の機能的遮断，損傷があると，長期的には，他の前葉ホルモンの機能にも注意を払う必要がある．

✹ 判断のよりどころ

① 3歳児検診で低身長を指摘される児は少なくない．その際の診察で病的かどうかを判断するのに重要なポイントはいくつかあるが，簡潔にまとめると（1）小柄の程度が極めて強いかどうか？（2）年間の伸び率が年齢相当と比較して少なすぎないか？（3）GH分泌が正常であるにも関わらず，成長障害を呈する基礎疾

患が存在するかどうか？　に集約される.

②小児で低身長をきたす疾患の一覧を示す（**表1**）[1]. 新生児期・乳児期から緊急性
を要する疾患も存在するが，臨床の現場では，染色体異常，骨系統疾患などの鑑
別を進めた上で最終的に異常が認められない，体質性低身長（家族性低身長，特
発性低身長，体質性思春期遅発症など）と総称される範疇に入る児が多い[2]. 実
際，成長科学協会のデータベースによる解析では成長ホルモン分泌不全性低身長
症は低身長児全体の5％未満である[3].

③今回提示した症例の鑑別診断で熟考する必要がある点は，なぜ，3歳以降に成長
率が悪化してきたかである. 体質性低身長に含まれる家族性低身長や特発性低身
長では，すでに3歳頃までには身長SDは悪化するものの[3]，それ以降はむしろ
成長曲線に沿って伸びていくことが多い. 目標身長を考えると家族性とは考えに
くく，ここまで成長率が悪化する程の栄養不良，偏食，あるいは特殊なケースで
みられる虐待なども考えられない状況であった.

④この時期の身長発育に直結するホルモンは，GHと甲状腺ホルモンである. 甲状
腺ホルモンは随時採血の検査である程度判断は可能であるが，GHは随時の採血
での判断は難しく，GH分泌刺激試験を行う必要があると考える. かりに成長ホ
ルモン分泌低下が低身長の原因であったとしても，この経過では先天性とも後天
性とも判断ができず，もし，後天性であった場合には脳腫瘍の発生も否定はでき
ないため，速やかに検索を進める必要である.

⑤また，GH/IGF-I系や，甲状腺機能低下以外で重要な鑑別診断として，女児の場

表1　成長障害の原因

Ⅰ. GH/IGF1系の異常	Ⅱ. GH/IGF1系以外の異常
A. GH分泌不全	A. 栄養障害
1. 視床下部	B. 慢性疾患
a. 先天性異常	C. 内分泌異常
b. 後天性異常	D. 骨軟骨異形成症
2. 下垂体	E. 染色体異常
a. 先天性異常	F. 子宮内発育遅延
(1) 複合型下垂体機能低下症	G. 母胎, 胎盤要因
(2) 成長ホルモン単独欠損症	
b. 後天性異常	Ⅲ. 特発性
(1) 頭蓋咽頭腫などの脳腫瘍	
(2) ランゲルハンス細胞組織球症	
B. GH不応症	
C. IGF-1異常, IGF-1受容体異常	

合，ターナー症候群は外せない．典型的には年齢とともに一般女性との身長差が目立ってくる疾患である．かつ，ターナー徴候が明らかではない低身長のみのターナー症候群の児も存在することから考えると，本児では，染色体検査は必須である．

★ 実際の対応

①重要な点は，現行の成長ホルモン分泌不全性低身長症（GHD）の診断の手引きでは[4]，GH 分泌刺激試験をもっとも重視しており，軽症例まで含めた正確な GHD の診断には限界があることを認識することであろう．実際，軽症 GHD は，前述の「診断の手引き」にも「諸外国では非内分泌性低身長症として扱う場合もある」と記載されている．一方で GH は下垂体前葉ホルモンの1つであり，真の分泌不全があるとなれば，身長の問題のみに留まらない，いわゆる他の前葉ホルモン分泌の評価が必須となる．言い換えるなら，auxological data，IGF-I 値に加えて，頭部 MRI を含めた総合的判断が要求される．

②異所性後葉を伴う GHD は，長期的に経過を観察すると，他の前葉ホルモンの低下を伴ってくる患者が存在することが報告されている．すなわち，診断当初は身長の問題だけであった児が，中枢性に甲状腺，性腺の低下症状を伴ってくるということになる．なによりも注意するべきは，視床下部-下垂体-副腎系の低下であろう[5]．上記のような認識がないと，特にストレス時などには，思いがけない副腎クリーゼを起こすことがある．GH 分泌刺激試験で診断された GHD で異所性後葉の有無の確認は成人期以降のフォローの方針を決める上で重要となる．もちろん，重症 GH 分泌不全症なら必ず異所性後葉があるというわけではなく，異所性後葉の存在しない重症例は多く存在する．

★ 提示症例への対応

①まず外来の随時採血で IGF-I や TSH，FT$_4$，FT$_3$，骨年齢などを測定し，さらなる精査の必要性を確認した．5歳女児で，IGF-I が 48 ng/mL（5歳女児基準値：56-252 ng/mL）と基準値を下回り，骨年齢は4歳2ヵ月であった．甲状腺機能は正常であった．3種類の GH 分泌刺激試験施行．GH 頂値は各々 1.34 ng/mL，2.74 ng/mL，4.76 ng/mL と重症ではなかったが，中等症 GHD と診断した．また，インスリン，TRH，LH-RH 負荷試験では，GH は低反応であったが，その他の前葉ホルモンは前思春期として矛盾のない反応を呈していた．

②行ったすべての刺激試験で GH が低反応，IGF-I 低値，実際に成長率が悪化している状況では，下垂体の MRI は必須となろう．図1に本児の頭部 MRI を示す．下垂体茎遠位断端部に T1WI で高信号を示す異所性後葉を認めており，下垂体茎の断裂が示唆された．異所性後葉は，下垂体茎の機能的遮断のため ADH が正所に下降できず，下垂体茎の遠位端に留まる状態を指す．すなわち，下垂体茎の機能的遮断が存在する傍証であり，当初は GH 単独欠損症であっても，他の前葉ホルモンが経年的に低下していく可能性を考える必要がある所見と言える[4]．
・古典的には，骨盤位分娩などによる分娩外傷により下垂体茎が損傷を受けることが原因とも言われていたが，頭位分娩でも多く見つかっており，遺伝子異常との関連が示唆されている．また，別の症例では，矢状断では T1WI での後葉高信号が不明瞭，冠状断で異所性後葉が明らかになる例（図2）も存在する．
③本患者も当初は中等症 GHD として GH 治療のみを行い，身長 SD は徐々に改善していった．10歳6ヵ月で乳房腫大は開始したものの，その後，Tanner Stage の進行が悪く，かつ13歳からは TSH の上昇を伴わない FT_4 の低下を認めるようになった．TRH 負荷試験での TSH は低反応であった．また，乳房腫大は3度までは進行したが，15歳になっても初経を認めず，低ゴナドトロピン性腺機能低下症への進展が疑われた．

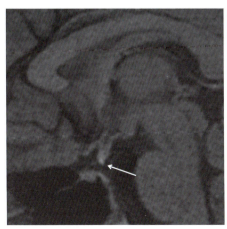

図1 頭部 MRI．矢状断 T1WI で高信号を示す異所性後葉（矢印は異所性後葉を示す）

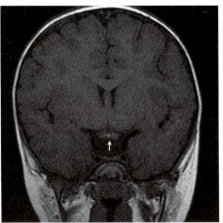

図2 矢状断では後葉高信号が確認できなかった児が，冠状断 T1WI で高信号を示す異所性後葉が明らかとなった症例（矢印は異所性後葉を示す）

専門医にコンサルトする段階

①精査時の低身長の程度が強い場合，あるいは，年間成長率の悪化が明らかである場合には，内分泌疾患に限らず，成長障害を起こす基礎的疾患の除外，その上で，治療を急ぐ場合もあり，成長障害専門医をコンサルトしたい．

②もし，診断基準で GHD の診断基準を満たす場合でも，重症であれば，頭部 MRI の確認や他の前葉ホルモン分泌の評価が必須であること，また非重症例であっても成人身長改善の見通しなどを含めた長期にわたる家族への説明が必須であることから成長障害専門医の診療が望ましい．

内科へのトランジションの問題

　上述した複合型下垂体機能低下症，たとえ診断時に GH 単独欠損症であっても異所性後葉などの画像的異常を認める場合には，小児期の段階で生涯フォローの必要性を十分に説明しておくことが重要であろう．すでに，中枢性甲状腺機能低下症，副腎機能低下症を伴っており，GH 以外のホルモン補充が必須であるとの理解がなされている場合には，内科へのトランジションの時期に受診が途絶えることはまずないであろう．

　むしろ，小児科年齢時に浸透させるべきは，重症 GHD のみを認め，異所性後葉のような画像的異常所見を伴わず，小児科年齢の段階でまだ複合型の可能性が否定しきれていない場合の患者への説明の徹底であろう．GH は生涯にわたって必要なホルモンで，脂質代謝，筋肉，骨など代謝に重要な役割を担っていることが説明されていないと成人身長に達したら受診は不要と自己判断して受診が途絶えてしまう一因となってしまう．

　もう一点重要なことは，GHD にゴナドトロピン分泌低下症を認めている場合である．思春期年齢でのゴナドトロピン分泌低下症の治療は，生理的許容範囲から大きく逸脱しないように，かつ成人身長を意識して，少量を漸増するなどの工夫が必要であり，成人身長到達まで患者と十分なコミュニケーションをとりながら一貫性のある治療が要求される．この時期がまさにトランジションの時期と一致するため，内科医・小児科医の間での事前の綿密な打ち合わせが必要になってくる状況であるといえよう．

参考文献 ————

1) Cooke DW, et al. "Normal and aberrant growth in children" In Williams Textbook of Endocrinology. Kronenberg HM, et al (eds) 2016, pp 964–1073. Philadelphia, Pa: Saunders Elsevier, 13 th ed.
2) 伊藤純子. 小児内科. 2010；42：551–4.
3) 田中敏章. 成長障害. 専門医による新小児内分泌疾患の治療, 改訂第2版. 横谷進, 田中敏明, 安達昌功編 2017, pp 2–27.
4) 成長ホルモン分泌不全性低身長症の診断の手引き（平成24年度改訂）http://square.umin.ac.jp/kasuitai/doctor/guidance/ghd_lowheight.pdf（2017年5月7日アクセス）
5) Tauber M, et al. Horm Res. 2005；64：266–73.

100 　A．下垂体疾患

コンサルト 4　成人でも成長ホルモンの補充が必要なのでしょうか？

61歳の男性．1年前に下垂体腫瘍による下垂体機能低下症と診断され腫瘍摘出術を受けた．現在，副腎皮質ホルモン・甲状腺ホルモンの内服および男性ホルモンの注射による補充療法を受けている．先月会社の健診で腹囲増加と脂質代謝異常症を指摘された．最近，集中力低下と易疲労感を自覚していることもあり，詳しい検査を希望し受診した．身長171 cm，体重76 kg，腹囲94 cm，皮膚乾燥を認めた．頭部MRIで腫瘍の再発はなく下垂体は菲薄化，検査値から現在のホルモン補充量は適切と考えられる．
今後どのような検査と治療が必要か？

回答　成長ホルモンは小児期における成長と発達を司る主要な因子であるが，成人においても身体機能の維持と代謝に必須である．成人成長ホルモン分泌不全症の診断は，既往歴，自覚症状，身体所見及び成長ホルモン分泌刺激試験を組み合わせて診断される．本例は成人発症の頭蓋内器質性疾患の既往があり，補充歴からも複数の前葉ホルモン分泌低下があると考えられる．自覚症状及び身体所見は本疾患と合致し，刺激試験による判定と分泌低下に対する補充が必要である．

✳ 判断のよりどころ

①成人成長ホルモン分泌不全症の病型は重症及び中等度の2つに分類され，治療の対象となるのは前者のみである．診断は，1）小児期発症で基本的に成長障害を有しかつ2種類以上のGH分泌刺激試験でGHが低反応を示す，2）自覚症状と身体所見を有しかつ2種類以上の刺激試験で低反応を示す，3）頭蓋内器質性疾患または周産期異常の既往を有しGH以外の下垂体ホルモン分泌低下を最低1種類有しかつ1種類の刺激試験で低反応を示す，以上3つのパターンにより確定される（図1）．

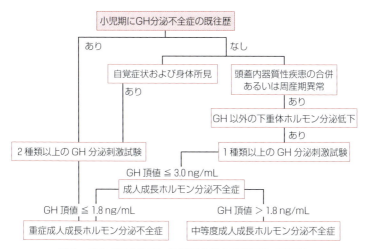

図1 成人成長ホルモン分泌不全症の診断アルゴリズム

- 注意点として，小児期に治療歴があり過去に診断が確定していても成人後に再度負荷試験が必要であること，自覚症状が非特異的であり不定愁訴として捉えられがちであること，患者自身でさえ身体所見を老化現象として受け止めている場合が多いことなどが挙げられる．
- また，GH 放出ホルモン（GHRH）による負荷試験は現在診断基準に用いられないという点，GH 分泌低下は血清 IGF-I 低値を伴うが，成人では小児例と異なり診断のための参考所見として扱われる点，さらにその評価は，年齢及び性を考慮した基準値に比べ低値とされる点にも，留意すべきである．
- ②成人成長ホルモン分泌不全症の治療には，ソマトトロピン（遺伝子組み換え）の自己注射による補充療法が用いられる．基本的に，欠乏している全てのホルモンは適切な補充療法を必要とし GH も例外ではない．副腎皮質ホルモン及び甲状腺ホルモンの補充開始後，自覚症状・他覚所見ともにしばしば劇的な改善を認めるが，GH 補充の効果を確認するには長期のフォローアップが必要である．小児における GH 補充は成長率や低血糖の改善として認識されやすいが，成人における補充の目的は自覚症状を含めた患者 QOL の改善，欠乏による代謝障害の改善にある．続発的なイベントの防止に対する効果も報告されている．
- 補充における一般的な注意点として，悪性腫瘍，糖尿病，妊娠例が禁忌とされる．また，投与量は基本的に 3μg/kg/ 日から開始し，IGF-I 値を目安に，自覚症状等に対する効果を確認しながら徐々に増量を考慮する．

102   A. 下垂体疾患

● 実際の対応

① GH 分泌は下垂体機能障害において他の前葉ホルモンに比して比較的早期に損なわれるため，機能低下症が疑われる患者の診察においては，常に GH 欠乏も念頭に入れて診察を行う．下垂体機能評価においては，他の負荷試験と同様に GH 分泌刺激試験の実施が重要である．疲れが取れない，スタミナや集中力の低下，やる気が起きない等の自覚症状が聞かれるが，不定愁訴的であり，また他の下垂体ホルモン分泌低下による症状としばしば重複するため，主訴のみによる鑑別は困難である．従って定量的評価のために刺激試験による分泌低下の証明は必須である．

・負荷試験薬としてインスリンまたは GHRP-2 が推奨されるが，インスリンは虚血性心疾患や，頭蓋内器質性疾患のある患者に合併しうる痙攣発作を有する患者に対して禁忌である．他には，アルギニンまたはグルカゴン負荷が診断に有用と認められている．身体所見として皮膚の乾燥と菲薄化，薄い体毛等が上げられるが，加齢性変化と重複することもあり，特に高齢者では自覚症状と同様に負荷試験と合わせて診断根拠に用いるべきである．

② GH 補充療法は，GH 分泌刺激試験において負荷試験薬が GHRP-2 であれば GH の頂値が 9.0 ng/mL 以下，その他の負荷試験では 1.8 ng/mL 以下を示す重症成人成長ホルモン分泌不全症のみに適応される．多様な注入器が使用されるが，一般に毎日就寝前に自己注射を行う．開始後は血中 IGF-I 値の上昇や訴えと所見の変化を追跡しながら，注意深く緩徐に増量する．1 日投与量は 1 mg を上限とする．

・GH は体組成と代謝に影響を及ぼすため，投与前に採血による脂質代謝，糖代謝を評価することが望ましい．加えて骨密度の評価，CT や二重エネルギー X 線吸収法（DXA 法）による体脂肪の評価，さらに血圧も変動するため経過観察が必要である．注射による治療は内服に比べて患者の不安やためらいを伴う可能性が高い．また GH 補充による効果を短期間で体感することは困難で，即時効果に対する過剰な期待はコンプライアンスの低下を招く恐れがある．治療前に合併症を評価し，補充開始後に改善を確認していく経過が治療継続における重要なポイントである．

③本症例は下垂体腫瘍の既往歴を有し，切除術実地以前から GH 以外の下垂体ホルモン分泌不全を 1 種類以上認めていること，また GHRP-2 負荷で GH 頂値が 9.0 ng/mL 以下を示したことから，重症成人成長ホルモン分泌不全症を含む下垂

体機能低下症と診断した.

● 専門医にコンサルトする段階

下垂体機能障害が疑われた場合,内分泌内科専門医への紹介が望ましい.第1の理由は,機能低下症における負荷試験の評価は多様な欠乏ホルモンの補充状況に左右されるため,専門医でも判断に迷うためである.第2の理由は,下垂体機能低下症の証明が,現段階では頭蓋内器質性疾患に対する侵襲度の高い治療を実地する前に必要で,特に特定疾患の申請を考慮する際の重要なポイントのためである.成人成長ホルモン分泌不全症は下垂体前葉機能低下症に含まれる難治性疾患であり,長期に渡る治療を予測し対応するべきである.

● 提示症例への対応

特定疾患として申請し受理された後,GH補充を0.2 mg/日,週6日自己注射による投与で開始,現在0.6 mg/日の補充を維持している.治療前に認められた高コレステロール血症に対し一時的にスタチン製剤を使用したが,数値の改善が続いたため中止した.腹部CT上の内臓及び皮下脂肪増加は,定期的に観察したところ,体組織の改善が見られた.初診時には精神的な落ち込みが強く,職場で人間関係が構築できないと心配し,多様な愁訴を紙に記載し持参していた.強い不安感は成人成長ホルモン分泌不全症にしばしば見られる症状であるが,これらの症状を含め改善を認めている.

参考文献 ―――

1) 厚生労働科学研究費補助金難治性疾患克服研究事業 間脳下垂体機能障害に関する調査研究班平成24年度,総括・分担研究報告書,2013.
2) Shimatsu A, et al. Endocr J. 2013；60：1131-44.
3) Isojima T, et al. Endocr J. 2012；59：771-80.

コンサルト 5　高プロラクチン血症を認めた場合の対処はどのように行いますか？

27歳の女性．24歳で結婚，挙児希望であるが妊娠歴はない．25歳ころから月経不順となり3ヵ月前から無月経となったため，産婦人科を受診した．妊娠反応は陰性で子宮・卵巣には異常はなかったが，高プロラクチン（PRL）血症を指摘され当院内分泌・代謝内科を紹介受診した．診察時，乳汁漏出を認めた．
内分泌学的検査：PRL 127 ng/mL（基準値＜29.3），LH 2.8 mIU/mL（基準値1.8〜10.2），FSH 5.3 mIU/mL（基準値3.0〜14.7），エストラジオール＜10 pg/mL（基準値28〜196），プロゲステロン0.1 ng/mL（基準値≦0.28），TSH 2.4 μIU/mL（基準値0.5〜5.0），FT$_4$ 0.96 ng/dL（基準値0.9〜1.7）．
挙児希望のある女性の高プロラクチン血症をどのように診断，治療すべきか？

　高PRL血症は，続発性無月経の原因として頻度が多いが，その原因は多彩であり，治療は病態によって異なる．まず原因となる基礎疾患を正確に診断することが基本である．

★ 判断のよりどころ

① PRLは，下垂体前葉PRL産生細胞から分泌されるホルモンであり，その生理作用は乳腺の発育と乳汁産生である．PRL分泌調節は促進因子としてエストロゲン，TRHなどが関わっているが，視床下部からのドパミンによる抑制的調節が優位である．したがって，視床下部と下垂体の連絡の遮断や視床下部におけるドパミン生成の抑制またドパミン作用の抑制などが，PRLの過剰分泌をもたらす．
・血中PRL値が基準値を超え，異常高値を示すものを高PRL血症という．
② 症状は，ホルモン過剰症状と，占拠性病変による局所圧迫症状に大別される．
・ホルモン過剰症状は性腺機能低下症と乳汁漏出症を呈する．性腺機能低下症は，

女性では月経不順や無月経，不妊，男性では性欲低下，インポテンスとなる．性ホルモンが長期低下すると骨粗鬆症が出現する．局所圧迫症状としては，視神経圧迫による視野障害（両耳側半盲）や頭痛などがみられることがある．また，正常下垂体組織の圧迫により下垂体前葉機能低下症を伴うこともある．

③高 PRL 血症患者の頻度は一般人で 0.4 %，卵巣機能不全患者では 9 ～ 17 % にみられる．患者は多くの場合，月経異常，乳汁分泌を主訴に来院する．無月経と乳汁漏出を呈する患者の 3 分の 2 は高 PRL 血症である．頻度の高い疾患はプロラクチノーマ（34.3 %），Argonz-del-Castillo 症候群（17.8 %），Chiari-Frommel 症候群（12.8 %），原発性甲状腺機能低下症（5.2 %），GH 産生下垂体腺腫（4.0 %），間脳腫瘍（2.6 %）などであり，薬剤性が 8.6 % を占める．

④高 PRL 血症の診断には，血中 PRL 基礎値を複数回測定し，いずれも 20 ng/mL（測定法により 30 ng/mL）以上を確認する．血中 PRL 値には日内変動があり，種々の生理的要因により変動しやすい．夜間，食後及び排卵期周辺などでは高くなるため，月経 7 日以内に，午前中の安静空腹時に採血するのが望ましい．

・測定上の注意点として，フック効果とマクロプロラクチン血症がある．前者は抗原過剰のため抗原抗体反応物の形成が低下するため，偽低値を示す現象であり，巨大腫瘍で PRL 値があまり高くない場合は，必ず 100 倍希釈して測定する．後者は PRL-IgG の複合体で免疫活性はあるが生理作用はほとんどないものであり，25 % のポリエチレングリコール前処置でこの複合体を沈殿除去したあとに PRL を測定する．臨床的には解釈の際に症状の有無を考慮するのが現実的である．

⑤治療目標は血中 PRL 値の正常化による性腺機能の回復，乳汁漏出の停止，挙児希望の場合は高 PRL 血症性不妊症を是正し，安全な妊娠・出産に導くことである．原因となる病態によって治療方針は異なる．

⑥プロラクチノーマは女性に 3 倍多く，その 90 % は 20 ～ 30 代の生殖可能年齢に発生する．そのため挙児希望の女性に対する配慮が必要である．若年女性から発症し，不妊を主訴に受診することも少なくないため，治療中の妊娠を常に念頭におく必要がある．

✳ 実際の対応

①高 PRL 血症と診断された場合は，原因疾患の鑑別を進める（**表1**）（**図1**）．まず，薬剤服用歴を問診し，疑わしい薬剤が確認された場合は，2 週間休薬し，血中 PRL 基礎値を再検する．血液生化学検査で慢性腎不全，甲状腺機能低下症を

106　A. 下垂体疾患

表1　高プロラクチン血症の原因

---

1. 生理的原因：妊娠，授乳，ストレス，睡眠，乳房刺激，摂食
2. 薬物服用（代表的な薬剤を挙げる）
　1) 抗潰瘍薬・制吐薬：メトクロプラミド，ドンペリドン，スルピリド，H₂受容体拮抗薬
　　（シメチジン，塩酸ラニチジン）
　2) 降圧薬：レセルピン，メチルドパ，ベラパミル
　3) 向精神薬：ハロペリドール，クロルプロマジン
　4) 抗うつ薬：アミトリプチリン，イミプラミン，パロキセチン
　5) エストロゲン製剤：経口避妊薬など．
3. 原発性甲状腺機能低下症
4. 視床下部・下垂体茎病変
　1) 機能性障害：Chiari-Frommel 症候群，Argonz-del Castillo 症候群
　2) 器質性
　　(1) 視床下部腫瘍（頭蓋咽頭腫，胚細胞腫，髄膜腫，神経膠芽腫など）
　　(2) 炎症・肉芽腫（下垂体炎，サルコイドーシス・ランゲルハンス細胞組織球症など）
　　(3) 血管障害（出血・梗塞）
　　(4) 外傷（下垂体茎離断など）
　　(5) 放射線照射・手術
5. 下垂体病変
　1) プロラクチン（PRL）産生腺腫
　2) 成長ホルモン（GH）産生腺腫
　3) 非機能性下垂体腺腫（鞍上部伸展）
　4) ラトケ嚢胞
　5) トルコ鞍空洞症候群（empty sella syndrome）
6. 他の原因
　1) マクロプロラクチン血症
　2) 慢性腎不全
　3) 胸壁疾患（外傷，火傷，湿疹，帯状疱疹など）
　4) 異所性 PRL 産生腫瘍

（文献1より改変）

診断する．視床下部・下垂体の病変は MRI で評価する．

・プロラクチノーマでは腫瘍の実質容積と血中 PRL 値がおおむね相関する．マクロアデノーマ（腫瘍径 10 mm 以上）の典型例は 250 ng/mL 以上で時に 1000 ng/mL を超える場合もある．PRL 値が正常上限から 100 ng/mL 程度の場合は薬剤性や機能性の場合が多いが，ミクロアデノーマ（腫瘍径 10 mm 未満）も否定できない．

・鞍上伸展する下垂体腫瘍，視床下部の腫瘍・肉芽腫性病変では，下垂体茎圧迫によりドパミンの輸送障害を生じ高 PRL 血症を伴う．この場合は，PRL の値が腫瘍サイズに比例して増加していないのが鑑別のポイントで，腫瘍がマクロ腺腫であるにもかかわらず PRL の増加は 100 〜 150 ng/mL にとどまることが多い．

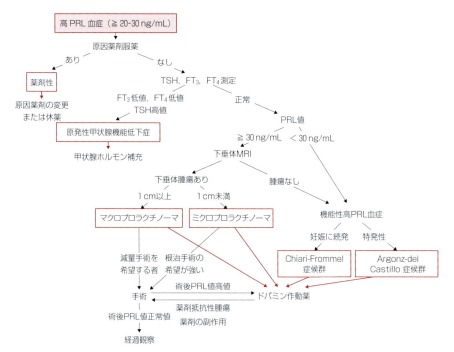

図1 高プロラクチン血症の鑑別診断手順と治療方針（文献2より改変）

以上に該当がなければ視床下部の機能性異常と判断する．
②高PRL血症の治療は，原疾患があればまずその治療を行う．
・薬剤性の場合は，原因薬剤の中止・減量を行うが，原疾患との治療優先順位を考慮する．甲状腺機能低下症の場合は甲状腺ホルモン補充により，卵巣機能は回復する．視床下部・下垂体障害の場合はドパミン作動薬を投与する．
・カベルゴリン（カバサール®）は半減期が長くコンプライアンスのよい薬剤である．週1回0.25 mgより開始し，原則1回1 mgを上限に投与量および投与間隔（週1〜2回）を調整する．ブロモクリプチン（パーロデル®）は2.5 mg夕食後より増量しPRL正常化で維持量とするが，嘔気，嘔吐などの副作用が高率に出る．寝る前に服用すると症状がやや緩和される．テルグリド（テルロン®）はブロモクリプチンに比べ消化器系の症状が軽度である．1日0.5 mgより増量する．
・閉経に伴ってPRL値は正常化する場合があり，治療継続の要否については再評価する必要がある．

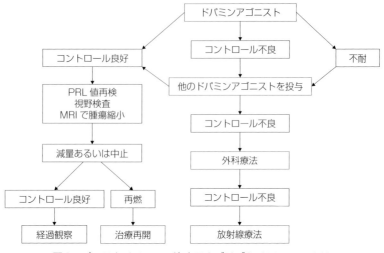

図2 プロラクチノーマの治療アルゴリズム(文献3より改変)

③プロラクチノーマ治療の第一選択はドパミン作動薬であるが，効果不十分な場合や，薬剤不耐性の場合は外科的治療や放射線治療を考慮する（図2）．しかし，周辺組織を圧排するような大きな腫瘍の場合などは，外科的治療のみでの根治は難しい場合が多く，術後も薬物療法を継続する必要がある．手術適応は慎重に判断する．

④不妊女性のドパミン作動薬治療期間中は，月経の回復に先立って妊孕性が回復することがある．よって基礎体温を記録するとともに，正常月経周期が回復するまでは避妊を勧める．避妊しないで初回の排卵で妊娠した場合には，妊娠の時期・有無の判定が遅れるためである．無月経期間中，4週ごとの妊娠反応を勧める場合もある．さらに，マクロアデノーマでは妊娠中に視野障害などの腫瘍増大症状が約31％にみられることから，腫瘍がミクロアデノーマサイズに縮小するまで避妊を勧める．月経が回復したのちは，月経が予定日から遅延した場合には服薬を中止し，妊娠反応をチェックするよう指導する．妊娠初期のブロモクリプチン，カベルゴリンの使用による胎児の異常は報告されていない．

・ドパミン作動薬は胎盤通過性があるため，妊娠が判明した場合は速やかに薬剤を中止する．妊娠期間中生理的にPRL値は上昇するために，治療評価にPRL値は参考にならない．頭痛の有無，視野異常などを定期的に観察し，症状が悪化する場合はMRIを行い，圧迫所見があれば妊娠の残りの期間はブロモクリプチンを

使用する．ドパミン作動薬の再開後も圧迫症状が続くようなら手術を考慮するが，麻酔の胎児への影響や，下垂体ホルモンの変動などによる流早産などの合併症について慎重な判断が必要である．

・出産後の授乳は自由に行ってよく，制乳作用のあるドパミン作動薬は使用しない．ミクロアデノーマの一部では，出産後ないし授乳終了後自然寛解する例があるため，ドパミン作動薬の再開の必要性は再評価を行う．自然月経の発来や血中PRL値の正常化がみられた場合，寛解判断のためMRIを実施する．

❋ 専門医にコンサルトする段階

・基礎疾患の診断が困難な症例．
・視力障害，下垂体機能低下症を合併しているマクロアデノーマ症例．
・ドパミン作動薬抵抗症例・不耐症例，とくにカベルゴリンの保険適用量を超える用量を必要とする症例．
・妊娠，挙児希望症例は，妊娠前～出産後の管理が必要なため，専門医への紹介が望ましい．

❋ 提示症例への対応

高PRL血症の原因となる薬剤の使用歴はなく，甲状腺ホルモン値は正常であった．下垂体MRIにて径約7 mmのミクロアデノーマを認め，プロラクチノーマと診断した．カベルゴリン0.25 mg週1回内服を開始し，8週後にPRL値は正常化した．月経は再開し，乳汁漏出は消失した．治療開始7ヵ月後に妊娠が判明したため，カベルゴリンは中止し経過観察を行った．

参考文献 ―――

1) 大磯ユタカ，他．プロラクチン（PRL）分泌過剰症の診断と治療の手引き（平成22年度改訂）．厚生労働科学研究費補助金難治性疾患克服研究事業 間脳下垂体機能障害に関する調査研究班．平成22年度総括・分担研究報告書．2011；171-73.
2) 苛原 稔，他．各種不妊原因に応じた最適な不妊治療の選択指針の確立に関する研究．平成15年度厚生労働科学研究補助金（子ども家庭総合研究事業）「配偶子・胚提供を含む総合的生殖補助技術のシステム構築に関する研究」研究報告書．2004；63-106.
3) Casanueva FF, et al. Clin Endocrinol（Oxf）. 2006；65：265-73.
4) Melmed S, et al. J Clin Endocrinol Metab. 2011；96：273-88.

コンサルト 6　クッシング病はどのような時に疑い診断しますか？

38歳の女性，今年度の健康診断で耐糖能異常を指摘され受診．36歳から近医で高血圧症，不眠症の治療を受けている．身長150 cm，体重62 kg，血圧162/92 mmHg，脈拍76/分，丸顔で，体幹に比べて四肢が細い，痤瘡（にきび）と多毛と軽度の皮膚線条を認める．血液所見：白血球9,280/μL（好中球78%，リンパ球13.6%，単球7.2%，好酸球0.8%，好塩基球0.4%），生化学所見：Na 140 mEq/L，K 2.8 mEq/L，Cl 110 mEq/L，空腹時血糖122 mg/dL，HbA1c（NGSP）6.4%，ACTH 78.2 pg/mL（7.2-63.3），コルチゾール32.4 μg/dL（4.5-21.1）．

肥満を伴う高血糖・若年性高血圧を認めた場合，グルココルチコイド過剰に伴う徴候や検査所見から，クッシング病を疑うことが大切である．Part 1 表A-4の診断の手引きに従い，自律性高コルチゾール血症の証明，ACTH依存性の証明，ACTH由来の証明を満たした場合に診断できる．

✴ 判断のよりどころ

慢性のコルチゾール過剰分泌により特有の徴候（クッシング徴候）を呈する病態をクッシング症候群と呼ぶ．クッシング症候群はACTH過剰分泌によるもの（ACTH依存性），ACTHとは関係なく副腎からのコルチゾール過剰分泌によるもの（ACTH非依存性）とに分けられる．ACTH依存性クッシング症候群は下垂体からのACTH分泌異常によるクッシング病と非下垂体性由来腫瘍からのACTH分泌異常による異所性ACTH症候群からなる．クッシング病を疑う時は，コルチゾール過剰分泌に基づくクッシング徴候を見逃さないことが大切である．特異的徴候としては，満月様顔貌，中心性肥満または水牛様脂肪沈着，皮膚線条，皮膚の菲薄化及び皮下溢血などを呈し，非特異的徴候としては，高血圧，耐糖能異常，痤瘡（にき

び），多毛，骨粗鬆症，抑うつや不眠などの精神異常を呈する（表 A- 4）．

　一般検査としては，慢性的な高コルチゾール血症のため，白血球増加と好中球増加，リンパ球の減少，好酸球の減少を認める．コルチゾール過剰により，ミネラルコルチコイド作用が増強し，低 K 血症及び血圧の上昇を引き起こす．またインスリン抵抗性上昇及びインスリン分泌能低下が惹起され，肝臓における糖新生も亢進するため，耐糖能異常や糖尿病が引き起こされる．内分泌学的検査としては，血中 ACTH とコルチゾール（同時測定）をまず測定し，高コルチゾール血症が疑われれば，24 時間の分泌総量を評価するために尿中遊離コルチゾールを測定する．

✴ 実際の対応

①**スクリーニング検査**：クッシング病では，前日の眠前に投与した一晩少量デキサメサゾン抑制試験（0.5 mg）で，翌朝（8 ～ 10 時）の血中コルチゾール値は抑制されず（5 μg/dL 以上），血中コルチゾール日内変動は消失する（複数日において深夜睡眠時の血中コルチゾール値が 5 μg/dL 以上を示す）．夜間コルチゾールの採血条件としては，午後 11 ～ 12 時の睡眠中が望ましい．初期スクリーニングとして，DDAVP 試験を用いることもでき，クッシング病と偽性クッシング症候群（アルコール多飲，うつ病）との鑑別に有用である．しかし DDAVP の静注は，検査として保険適応となっていないため使用時は倫理委員会へ申請して同意書を得て施行する．また唾液中コルチゾール濃度は血中遊離コルチゾールを反映し[2]，患者への侵襲の少ない簡便で精度の高い検査法であるため，欧米ではスクリーニング法として広く用いられている．

②**確定診断検査**：スクリーニング検査で ACTH 依存性の高コルチゾール血症が強く疑われた場合，次に ACTH 由来組織の検討，即ち異所性 ACTH 症候群との鑑別を目的とした確定診断検査を行う．クッシング病では，CRH 試験において血中 ACTH の頂値が前値の 1.5 倍以上増加し，一晩大量デキサメサゾン抑制試験（8 mg）で，翌朝（8 ～ 10 時）の血中コルチゾール値は前値の半分以下に抑制される．しかし微小腺腫によるクッシング病では，血中 ACTH の増加反応を示さない例や，気管支カルチノイドなど神経内分泌腫瘍の一部では血中 ACTH の増加反応を示す場合もあり，画像診断と合わせて診断に用いる必要がある．

・クッシング病の MRI における下垂体腫瘍は微小な例が多く，検出率は約 60 ～ 70 ％である．腫瘍の存在が証明されれば本症の診断はほぼ確実である．ただし健常人の約 10 ％に下垂体偶発腫瘍が存在するため注意を要する．選択的静脈洞

血サンプリング（海綿静脈洞または下垂体静脈洞）は，クッシング病と異所性 ACTH 症候群を鑑別するためのゴールドスタンダードな検査である．血中 ACTH の中枢側 / 末梢側（C/P）比 2 以上（CRH 刺激後は 3 以上）であればクッシング病と診断できる．C/P 比がそれ未満であれば，全身の画像検査にて下垂体以外の異所性 ACTH 産生腫瘍の検索を行う．図 1 にクッシング症候群の診断・治療手順を示す[3]．

✴ 提示症例への対応

本症例はクッシング徴候，血中 ACTH とコルチゾール高値を認め，クッシング病を疑いスクリーニング検査を行った．一晩少量デキサメサゾン抑制試験（0.5 mg）では，翌朝（8 〜 10 時）の血中コルチゾール値は，7.2 μg/dL と抑制されず，血中コルチゾール日内変動は消失していた．（複数日）確定診断検査では，一晩大量デキサメサゾン抑制試験（8 mg）で，翌朝（8 〜 10 時）の血中コルチゾール値は，12.1 μg/dL と前値（35.2 μg/dL）の半分以下に抑制され，CRH 試験において血中 ACTH の頂値は，156.2 pg/mL と前値（78.4 pg/mL）の 1.5 倍以上増加を認めた．また下垂体 MRI 検査にて下垂体腫瘍を認めた．選択的静脈洞血サンプリング施行し，血中 ACTH 値の中枢・末梢比（C/P 比）が 2 以上を認め，クッシング病と診断した．

参考文献 ───

1) 大磯ユタカ，他．クッシング病の診断の手引き（平成 21 年度改訂）．厚生労働省科学研究費補助難治性疾患克服研究事業　間脳下垂体機能障害に関する調査研究班．平成 21 年度総括・分担研究報告書．2010.

2) Read GF, et al. Ann NY Acad Sci. 1990：595：260–274.

3) 平田結喜緒．Cushing 症候群の診断と治療．日本内科学会誌．2003：92：359–366.

6 クッシング病はどのような時に疑い診断しますか？　*113*

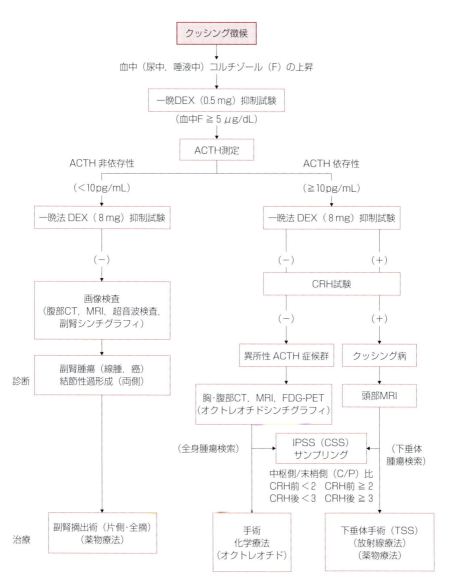

図1　クッシング症候群の診断・治療手順[3]

DEX（デキサメサゾン），IPSS（下垂体静脈洞サンプリング），CSS（海綿静脈洞サンプリング）
（平田結喜緒．Cushing症候群の診断と治療．日本内科学会誌．2003；92：359–366 より改変）

コンサルト 7　心と体の発達のずれを認めたらどうしますか？

8歳の女児．5歳ころに乳房発達認め，その後，徐々に増大を認めた．また，年齢を超える身長増加（1年半で12.5 cmの身長増加）を認め，受診1ヵ月前に初潮を認めた．近医受診するも原因不明と診断された．来院時身長145.5 cm，体重41.5 kg，陰毛，体毛の発達は無し．甲状腺腫大なし．Albright兆候（短躯，円形顔貌，第4，5中手骨，中足骨短縮）なし．Café au lait spotなし．
本症例を診察した際に，どのように診断を勧め，治療を行うか．

思春期早発症と診断する．頭部MRI，腹部エコーにて異常所見が無いか確認し（鑑別診断として視床下部の胚芽腫，過誤腫，松果体腫，HCG産生腫瘍，副腎腫瘍，卵巣腫瘍など），LH-RH負荷試験を行う．特発性思春期早発症と診断した場合，リュープリン®（LH-RHアナログ製剤）の治療を行う．

★ 判断のよりどころ

① 中枢性思春期早発症の診断には，現在のわが国での標準的診断基準として中枢性思春期早発症の診断基準（Part 1 表E-4）が用いられている．診断方法は男児と女児で異なっている．
② 本症例の来院時骨年齢は10代前半（実年齢8歳）と暦年齢に比して成熟しており，また乳房の腫大，標準より大きな身長などから思春期早発症を疑わせる．
③ 一般に，思春前期には視床下部からのLH-RH抑制機序が働いている．思春期には抑制が解除されることでゴナドトロピン依存性に性腺の成熟がはじまる．思春期早発症は，何らかの原因で思春期にみられる性腺の成熟が思春前期からみられることを指す．
④ 診断は表E-4に示す主徴候を2つ以上示すか，主徴候を1つだけ満たすものは

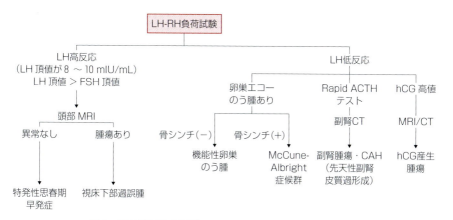

図1 思春期早発症診断のフローチャート（文献2より改変）

身長のスパートがあるかないかを次に確認する．身長のスパートがないものは経過観察を行い早発乳房や早発恥毛と診断する．身長のスパートがあるものは，骨年齢（BA）−暦年齢（CA）≧2年6ヵ月，BA/CA≧1.6を認め，女児はLH，FSH，estradiolの上昇，男子はLH，FSH，testosteroneの上昇によって思春期早発症を診断する．その際に表E-4のⅣに示す除外診断を必ず行う．思春期早発症と疑えば，LH-RH負荷試験を行う．思春期早発症の診断のフローチャートと思春期早発症の分類を各々図1と表E-3に示す．

＊一般的な男児・女児の二次性徴発来は，以下の通りである．
・男児の二次性徴発来は精巣容積が3mLとなった時点で，平均年齢は平均10.8±1.3歳であり，陰毛発生の平均年齢は平均12.5±0.9歳である．
・女児の二次性徴発来は乳房発育をもってはじまり，平均9.74±1.09歳である．陰毛発生の平均年齢は平均11.7±1.6歳であり，初経は平均12.36±0.98歳である．

● 実際の対応

①思春期早発症は本来思春期にみられる二次性徴が早期に出現し，身体的発育，心理的社会発育に，問題が生じることがある．日本人の正常思春期の発来は上に示している通りである．二次性徴の評価法としてTanner stageによる段階手評価が広く用いられている．思春期早発症の定義は各人種によって個別化されるべきも

のと思われる．厚生省班会議では－3.5 SD 以上に早い思春期徴候を思春期早発症と定義している．

②思春期早発症の頻度は，女児のほうが多い．これは胎生期にアンドロゲンの曝露がないことのほか，女児の方が二次性徴に気づきやすいことも一因と思われる．女児は特発性ゴナドトロピン依存性思春期早発症が 70 ～ 90 ％を占めるが，男児は約 50 ％が器質性（髄外骨内腫瘍，中枢神経系障害）である．男児の特発性は 20 ％である．

③実際に患者を診察する際にまず，現在の身長・体重を計測する．また，母子手帳や園や学校での身長・体重の記録を持参させ，成長曲線を描く．成長曲線からはどの時点から身長の急激な伸び（思春期の身長スパート）が始まっているか，またはまだ始まっていないかがわかる．

④乳腺，外陰部の診察は必ず本人と保護者に許可を得てから，医師が目で見て診察する．

⑤検査は，骨年齢，血液検査〔LH，FSH，エストラジオール（女児），テストステロン（男児），FT$_4$，TSH など〕

⑥さらには思春期早発症が確定であれば，LH-RH 負荷試験を行う．前採血後に LH-RH を静注し，30, 60, 90, 120 分後に採血する．LH が高反応であれば頭部 MRI を，低反応であれば卵巣のエコーなどを行う．

⑦副腎腫瘍が疑われる場合は，ACTH 負荷試験，副腎の CT を行う．

⑧LH-RH 依存性思春期早発の最もよい診断・治療マーカーは LH-RH 試験での LH 頂値である．IRMA 法などの測定法で LH 頂値が 8 ～ 10 mIU/mL 以上であること，LH 頂値＞FSH 頂値であること．エストラジオールは変動するが，高いことが多い．

⑨治療の目的としては原疾患があればその治療を行い，精神年齢・暦年齢に不相応な身体成熟の抑制，成人身長の低下の防止のために行う．

⑩治療としては，ゴナドトロピン依存性思春期早発症に対しては LH-RH アナログ投与が行われる．治療を行うことによって，年齢に不相応な性早熟による心理的・社会的不利益を取り除くこと．最終身長の低下を防止することである．LH-RH アナログを中止する時期は，女児では骨年齢が 12 ～ 13 歳くらい，男児では骨年齢が 14 歳くらいがよいとされている．治療中止後の性腺機能の回復については大きな問題はない．

専門医にコンサルトする段階

　思春期早発症は，女性ならば乳房発達が7歳6ヵ月までに起こり，8歳までに陰毛，腋毛が生え，初経が10歳6ヵ月未満で始まり，また，男性ならば精巣の発達が9歳未満から始まり，陰毛発生が10歳未満で発生し，11歳までに腋毛やひげの発生あるいは声変わりがみられる．一般的な年齢より明らかに早くそれらの二次性徴が発来すれば，思春期早発症を疑い，専門医への受診を勧める．

　診断を専門医によって，きちんと行うことによって，患者の精神的な不安を取り除き，患者自身も体の変化を受け止められるようになり，気持ちが前向きになると思われる．

提示症例への対応

①採血結果は甲状腺機能異常を認めず，LH-RH負荷試験でLH 6. 2 → 40. 7 mIU/mL，FSH 5. 8 → 12. 8 mIU/mL，E2 45 pg/mL と高値を認めた．
　頭部 MRI：異常なし，卵巣エコー：異常なし．
②これらの結果から，特発性思春期早発症と診断し，LH-RH アナログによる治療を開始した．3ヵ月後に LH 0. 4 mIU/mL，FSH 0. 2 mIU/mL，E2＜10 pg/mL に低下した．3年間 LH-RH アナログによる治療を続け，11歳時身長は＋10 cm，骨年齢12歳8ヵ月となったため治療を中断した．その後，LH，FSH，E2 は回復し，1年後生理が始まり，最終身長は 155. 5 cm となった．

参考文献

1)　Matsuo N (1993), Suwa (1992). Clin Pediatr Endocrinol.
2)　千原和夫，他．中枢性思春期早発症の診断の手引き　厚生労働科学研究費補助金難治性疾患克服研究事業．間脳下垂体機能障害に関する調査研究班．平成15年度総括・分担研究報告書．2004，pp 119-120.
3)　橋本伸子．外来小児科．2016；19：64-69.
4)　宮原直樹，他．小児科臨床．2016；169：1313-1319.
5)　日本小児科内分泌学会ホームページ

118   A. 下垂体疾患

コンサルト 8

汎下垂体機能低下症患者の発熱時，生活指導で注意する点はありますか？
～シックデイが命の危機に～

45歳の男性．頭蓋咽頭腫の術後で，コートリル® 朝10 mg・夕5 mg，チラーチンS® 50 μg，ミニリンメルト® 10時に60 μg，22時に60 μg を内服中．本日朝から38 ℃台の発熱と咽頭痛・筋肉痛があり20時に救急外来を受診．倦怠感著明．食事摂取可能だが本日は多尿で排尿が1時間おき，血圧100 / 70 mmHg，脈拍90 / 分，インフルエンザA型陽性であった．採血で脱水所見や著しい白血球・CRP上昇はないことを確認した．

今晩帰宅でもよいか．また，投薬中の薬についてはどのように指示すればよいか．

回答 　自己管理が正しくできる患者の場合，診察時点で副腎クリーゼ（ショック状態）でなければ，コートリル® のシックデイルールを教えた上で帰宅可能である．尿量が多いことについては，ミニリンメルト® の舌下投与や食事とのタイミングを確認する．

✳ 判断のよりどころ

　続発性副腎不全症，続発性甲状腺機能低下症，中枢性尿崩症で各種ホルモンの補充中の症例である．

　下垂体前葉ホルモンは，そのターゲットホルモンを補充することになり，ACTH，TSH，LH，FSH についてはそれぞれの原発性機能低下症と同様の治療となる（表1）．

　このうち，生命にかかわるホルモンは緊急性の高い順に，（1）コルチゾール，（2）バソプレシン（口渇感中枢の障害がある場合や自由飲水できない状況），（3）甲状腺ホルモン，となる．特に，コルチゾールは必ず最初に投与を始める（理由は

表1　補充ホルモンとシックデイ時の注意点

下垂体ホルモン	標的臓器	補充	シックデイでの対応
ACTH	副腎皮質	グルココルチコイド（ヒドロコルチゾンなど）	2〜3倍量内服
TSH	甲状腺	レボチロキシン（＝合成T4製剤）	同量継続，内服できない場合は1週間以内なら休薬も可能
LH	性腺	男性はテストステロンなど，女性はエストロゲン製剤など	同量継続，休薬も可能
FSH	性腺		
GH	肝臓など	成長ホルモン	同量継続，休薬も可能
バソプレシン（AVP）	腎臓	デスモプレシンバソプレシン	通常量を継続（表2参照）

後述）．成長ホルモン，性腺ホルモンはシックデイ時の調節は必要なく，一時的に休薬となっても大きな影響はない．ただし，副腎不全により必要量が変わるため，副腎不全の治療が十分になされた上で補充量を決定する．生活指導など詳細は別項（成長ホルモンはコンサルト**4**，性腺はコンサルト**9**を参照のこと）．

✴ 実際の対応

食思不振や発熱があるときには原因（今回ならインフルエンザ）が判明していても，可能な状況であれば採血検査をして低Na血症がないか，著しい脱水はないか，などチェックすることが望ましい．

①コルチゾールの生理的必要量は，コートリル® で 10 〜 20 mg/ 日，ストレス下では 100 〜 200 mg/ 日程度になる[1]．副腎不全症での補充中はもちろん，免疫抑制目的などのステロイド投与中でも外因性ステロイドによる自己分泌への抑制がかかっており，ストレス時の追加分泌が不十分となる可能性がある．そのため，発熱時やストレスではコートリル® 量を 2 〜 3 倍に増量する必要がある．これをシックデイルールと呼び，副腎不全症の患者には必ず指導しておくべきことである．シックデイで来院した際にも必ず再指導・確認して，追加内服を促す（補充の詳細はコンサルト**33**を参照）．

・来院時にショック状態もしくはプレショックが疑われる状況であれば，副腎クリーゼと考えてステロイド大量投与を速やかに開始する．ソル・コーテフ®（ヒドロコルチゾン）100 mg をまず投与しその後 6 〜 8 時間毎投与，経過がよければ 1 週間かけて漸減し通常量に戻すのが一般的である．用量調節の目安は本人の

自覚症状（倦怠感，食欲など）の改善・低血圧や発熱がないなどバイタルの安定，低血糖や低 Na 血症がないこと，である．

②甲状腺ホルモンは増量の必要はなく，継続内服でよい．半減期が 1 週間程度と長いため，内服できない状況では 1 週間以内であれば休薬しても問題ない．副腎不全の状況で甲状腺ホルモンのみ補充すると副腎クリーゼに陥る危険があるため，必ずステロイド補充を優先して行う．続発性（中枢性）甲状腺機能低下症の場合は TSH 値は低値のままのため，レボチロキシン（チラーヂン S®）の調節は FT₄ が基準値内になることを目安とする．FT₃ はシックデイ時には FT₄ からの変換が遅くなり低下することもある（＝ Low T₃ 症候群）．

・Low T₃ 症候群は原疾患の治療を行うのみで，甲状腺ホルモンの補充は必要ない．救急外来で甲状腺ホルモンが測定できない場合でも，全身状態が良ければ帰宅可能である．低血圧，低体温，徐脈など粘液水腫が疑われる場合は入院の上でステロイド補充後にレボチロキシン投与をする（コンサルト⓰参照）．

③中枢性尿崩症は，口渇感が明確であり，自由飲水可能な状況下であれば生命予後は良好である．

・下垂体後葉ホルモンである AVP（バソプレシン）は，日本ではその合成類似化合物であるデスモプレシン点鼻薬・口腔内崩壊舌下錠，バソプレシン注射薬での補充が可能である．デスモプレシン注射薬は日本では尿崩症に対する保険適応が認められていない．

・副腎不全を合併している場合，ステロイド補充によって腎血流が回復し，尿量が増えて中枢性尿崩症が顕在化することがある²⁾（いわゆる仮面尿崩症 masked diabetes insipidus）ため，ステロイド補充後の尿量は注意して観察する（表2）．

・デスモプレシンは投与方法によって注意点が違うため，シックデイで来院した際には尿量の推移や体重のほか，正しい投与方法を行っているか確認すると良い．また点鼻薬使用患者に対しては，上気道炎により効果が減弱することを教え，必要があれば 1.5 倍までの調節はしても良いことを伝える．

・デスモプレシン補充中のシックデイで，一番注意しなければならないのは低 Na 血症である．発熱時や食欲低下時は十分な水分補給が必要だが，必要以上に摂取した場合は水中毒（＝低 Na 血症）となり，生命に危険な状態となる．体重増加を伴う嘔気・嘔吐・食思不振・意識朦朧状態などは水中毒を疑ってすぐにかかりつけ医療機関を受診するよう患者に教育しておくことが大切である．

・また，発熱時によく使用する NSAIDs（非ステロイド性抗炎症薬）はデスモプレ

8 汎下垂体機能低下症患者の発熱時，生活指導で注意する点はありますか？　　*121*

表2　中枢性尿崩症の治療

一般名	剤型	通常量	注意事項	対応
デスモプレシン	点鼻スプレー デスモプレシンスプレー 2.5 μg®	1回 5 〜 10 μg， 1 日 1 〜 3 回	鼻炎や急性上気道炎などの時は効果が落ちる 点鼻液は 0.025 mL で 2.5 μg	効果不良の時は 1.5 倍程度に増量可
	点鼻液 デスモプレシン点鼻液 0.01 %®			
	口腔内崩壊舌下錠 ミニリンメルト® 60·120·240 μg 錠	1回 60 〜 120 μg， 1 日 1 〜 3 回	水で飲み込むと効果が落ちる 食前 30 分，食後 2 時間以内の内服だと効果が落ちる	**舌下・水なしで**普段の量を普段のタイミングで継続
バソプレシン	注射薬 ピトレシン注射液®	1回 2 〜 10 単位を 1 日 2 〜 3 回皮下又は筋注 0.0001 単位 /kg/ 時で持続静注開始し調節．最大で 0.01 単位 /kg/ 時まで	デスモプレシンとの換算式がない	皮下注・筋注もしくは持続静注

シンの効果を増強することがある．個人差・製剤間差はあるがそのようなことが起こりうることは患者にも伝え，尿量を観察するよう伝えておくとよい．

✸ 専門医にコンサルトする段階

上述の指示でシックデイが乗り切れない場合は，専門医へのコンサルトが推奨される．デスモプレシン点鼻中で高 Na 血症，低 Na 血症を呈するときは入院加療が必要である．特に渇感障害がある場合は高 Na 血症を示す確率・入院を要する重症感染症の発症頻度・死亡リスクともに高い[4]．

院内に専門医が所属しない施設で，デスモプレシンの他剤型への切り替えが必要な場合は，内分泌・代謝内科医が所属し集学的な治療が可能な施設への転院を考慮する．副腎クリーゼの場合はコンサルト**33**参照．

✸ 提示症例への対応

インフルエンザに対してリレンザ® 吸入を指示．発熱時にはアセトアミノフェンを屯用するように指示した．全身状態はよく軽症のため，コートリルを明日夕までは 3 倍量（帰宅後すぐに夕分として 15 mg，翌朝は 30 mg）内服するよう指示し

た．チラーヂン S® は通常量の内服継続を指示．診察室で体重測定したところ，普段より 1 kg 少なかった．ミニリンメルト® の内服方法を確認したところ，いつも午前 10 時の空腹時に内服しているが，遅く摂った朝食時に水で内服してしまったとのことだった．口渇感に従って水分補給を続けること，次のミニリンメルト内服時にはいつもどおり食後 2 時間以上開けてから舌下するよう指示した．水中毒の症状を紙に書いて説明，体重変化を観察するように話した．以上の対応で体調不良が続くなら再来院を指示して帰宅とした．

　帰宅後はコートリル増量後に倦怠感が速やかに改善し，また翌日には解熱して経過良好だった．

参考文献

1) Stewart PM. The adrenal cortex. In:Williams Textbook of Endocrinology, 13th ed, ed by Lersen PR, et al. Elsevier, 2015.
2) Alan G Robinson PM. Posterior Pituitary. In:Williams Textbook of Endocrinology, 13th ed, ed by Lersen PR, et al. Elsevier, 2015.
3) 脳神経外科学大系 4. 周術期管理，総編集 山浦 晶，中山書店，2005，p 264 〜 272.
4) Arima H, et al. Endocr J. 2014；61：143-148.

9 ライフステージを考えた中枢性性腺機能低下症の治療はどのように進めますか？ *123*

コンサルト
9

ライフステージを考えた中枢性性腺機能低下症の治療はどのように進めますか？

A

下垂体疾患

15歳6ヵ月の男児．二次性徴未発来を主訴に受診．出生後，片側の停留精巣を指摘され1歳時に精巣固定術を施行されていた．初診時，156.0cm（−2.14SD），体重44.0kg，精巣容積2mL．陰毛・腋毛認めず．変声なし．LH，FSH基礎値は，ともに0.5mIU/mL未満，LH-RH負荷の頂値は，それぞれ0.6mIU/mL，2.4mIU/mLと前思春期の反応．ゴナドトロピン以外の下垂体ホルモンの異常は認めず．hCG負荷試験で負荷後テストステロン0.16ng/mL．アリナミンテストで嗅覚脱出を確認．頭部MRIで嗅球を認めず，Kallmann症候群と診断した．妊孕性の希望あり，hCG治療を週2回で6ヵ月継続したが，精巣の発育，血中テストステロンの上昇とも認めなかった．その後，テストステロン療法を行い，男性化の出現を認めた．

回答 　中枢性性腺機能低下症の治療の目的は，二次性徴の発現・成熟と妊孕性の獲得である．妊孕性を重視する場合には，hCG-rhFSH（リコンビナントヒトFSH）療法を行う．ただ，将来的には妊孕性を希望している場合でも，hCG-rhFSH療法の注射回数の多さや，特に年齢的に心理的社会的側面から二次性徴の発現・誘導を生理的許容範囲の年齢から行うことの重要性は高く，すぐに挙児希望がないような状況では，病態の把握後に，まずは性ホルモン補充療法を行ってもよいであろう．

✷ 判断のよりどころ

①男児14歳，女児13歳で二次性徴が発来しない場合には思春期遅発症として精査の対象とするべきであろうが，その後に遅れて二次性徴が発来し，正常に完成する体質性思春期遅発症の存在を念頭におくべきであろう．性腺機能低下症を含めた広義の思春期遅発症の中で，65％の男児，30％の女児が体質性思春期遅発

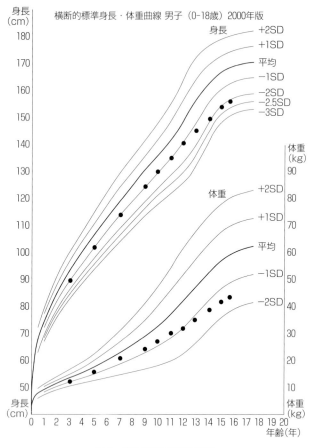

図1 提示症例の成長曲線

症であったとの報告がある[1]．また，病態の中心が GnRH -ゴナドトロピン-性腺系以外に存在する機能的低ゴナドトロピン血症では，まず原疾患の治療を優先するべきである．

②性ホルモンは骨端線の閉鎖に重要に働くため，完全な性腺機能低下症では，骨端線が閉鎖しにくい．性腺機能が正常の児では，性ステロイドによる劇的な成長スパートを認めるのに対し，性腺機能低下症ではそのスパートがみられず，思春期年齢から成人期になっても緩徐かつ比較的一定に伸び続けるのが特徴である[2]．
提示症例の主訴は二次性徴未発来であったが，本児の成長曲線を図1に示す．思春期遅発症が，思春期年齢以降に同性・同年月齢児との身長差が目立つようにな

り，低身長を主訴に来院されるケースも少なくないことは重要であろう．

③今回提示した症例では，頭部 MRI の嗅球欠損（図2）という特異的な異常を認めたため，15歳台ではあったが，体質性思春期遅発症ではなく，Kallmann 症候群と診断できた．妊孕性の希望があり，かつ本人が男性化不全からくる心理社会的問題もまだ起きておらず，男性化を急がず，まずは hCG 治療という病態に合わせた治療に進むことができた．

④中枢性性腺機能低下症をきたす疾患の一覧を示す（表1）．重要なことは本症が強く疑われた場合，病態がゴナドトロピン単独欠損か，下垂体全体の障害が存在するのかどうか，という点である．先天性・後天性にかかわらず，複合型下垂体機能低下症となれば，精査時から緊急性を要する場合もある．特に，中枢性性腺機能低下症が，悪性（進行性）脳腫瘍の発症などによる複合型下垂体機能低下症の一徴候であった場合には，きわめて緊急性の高い状態と認識する必要がある．

⑤中枢性性腺機能低下症の治療では，具体的にどのような治療を，どういった順番・期間・投与量の設定が有利かについては，現在も十分に確立されていない．その要因として，（1）テストステロンの投与が，将来的な hCG-rhFSH 療法後の妊孕性に影響を及ぼすのかどうか？（2）hCG と rhFSH をどのようなプロトコールで投与するのが妊孕性に有利か？（3）特にゴナドトロピンの長期投与にも反応しにくい先天性ゴナドトロピン欠損症での rhFSH 先行投与の有用性とその治

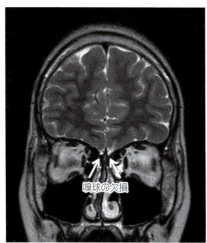 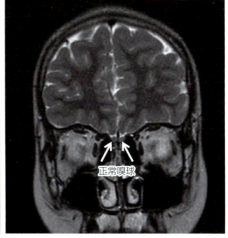

図2　頭部 MRI，T2WI 冠状断での嗅球の欠損

126   A. 下垂体疾患

表1   中枢性性腺機能低下症の原因疾患

先天性疾患	ゴナドトロピン単独欠損症	Kallmann 症候群 嗅覚異常を伴わない GnRH 欠損症 GnRH 遺伝子異常症 GnRH 受容体遺伝子異常症 DAX-1 異常症
	複合型下垂体機能低下症	pituitary stalk interruption syndrome PROP-1 異常症など
	その他	Prader-Wili 症候群 Laurence-Moon および Bardet-Biedl 症候群
後天性疾患	中枢神経系の腫瘍・炎症性疾患	頭蓋咽頭腫，胚細胞腫，外傷，放射線治療，リンパ球性下垂体炎など
	その他	慢性疾患・代謝・栄養性疾患などによる機能的ゴナドトロピン低値

療適応をどのように考えるか？ （4）診断が遅れ発見時に低身長の程度が強い場合，暦年齢何歳まで待つことが許容されるのか？　などがある．

・もちろん（1）〜（4）はそれぞれの個別の要因の違いによるところが大きいことが予想される．

● **実際の対応**

①中枢性性腺機能低下症の治療は，妊孕性を重視せず，二次性徴の発現誘発・成熟のみの目的であれば，テストステロン療法を行う．妊孕性を重視する場合には，hCG-rhFSH 療法を行う．その際，hCG のみでまず二次性徴の誘導を行い，後にrhFSH を追加する方法と，最初から hCG-rhFSH 療法を行う方法があり，ともに在宅自己皮下注射が可能である．筆者は，hCG-rhFSH 療法について，男児では小児科・内科・泌尿器科などでの治療が可能と考えているが，女性の場合には卵巣過剰刺激症候群をきたす可能性があり，産婦人科に依頼をしている．

②いずれの選択をする場合でも，低身長があり，かつ二次性徴の未発来の際，骨年齢を確認すると，成長するポテンシャルも残されていることが多い．こういった状況の場合の治療は，二次性徴を誘導する薬剤の使用量によっては急速な二次性徴の成熟，早期の骨端線閉鎖を促してしまうため，希望成人身長を考慮しながら，少量から漸増するなどの方法が必要となる．もし複合型下垂体機能低下症で低身長があり，骨年齢にまだ余裕がある場合には，成長ホルモンや甲状腺ホルモンの補充を行うことにより成人身長予後の改善を目指すことが可能である．治療開始時期は，本人が受ける精神的な負担や骨密度獲得への影響も考慮して，生理

的許容範囲から大きく逸脱しないようにする.

③特に先天性のゴナドトロピン欠損症では,長期的な hCG 投与にも反応しない可能性も考慮する必要がある.今回の提示症例は,6 ヵ月の hCG 継続治療で全く反応を認めなかった.患者の知的レベルも高く,かつ社会性も考慮し,すぐに挙児希望がない状況であることも考え合わせて,まずは男性化の出現を優先し,一旦テストステロン治療に切り替え男性化を促した.

④将来的には妊孕性を希望していてもすぐに挙児希望がない場合,hCG-rhFSH 療法の注射回数の多さや,特に年齢的に心理的社会的側面から二次性徴の発現・誘導を行うことの重要性が高い症例では,成人身長を意識しながら,まず性ホルモン補充療法,すなわち男児はテストステロン療法,女児は周期性エストロゲン・プロゲステロン療法を行うことは汎用されているのが現状である.さらに,その後に妊孕性を希望した段階で hCG-rhFSH 療法に移行した症例において,原疾患の重症度や性ホルモン補充療法の期間にも依存するであろうが,精子・卵子形成を認めている症例も多く存在している.性ホルモンの投与をどの程度の長期間行っても妊孕性に不利を及ぼさないかが今後の一つの課題となろう.

✱ 専門医にコンサルトする段階

①小児内分泌専門医であっても,実際には,永続的な性腺機能低下症と体質性思春期遅発症の鑑別は難しい.また,患者が思春期未発来として来院されても,精巣や乳房の発育を正確に評価すると思春期遅発症との評価までには至らない症例も経験的には存在する.

②広義の思春期遅発症の中には最終的に二次性徴が自然に発来する体質性思春期遅発症が混じる.男児で 18 歳,女児で 16 歳になっても二次性徴が発来しない場合,あるいは一旦開始した思春期が 3 ～ 5 年たっても完成しない・停滞するなどがあれば,種々の原因による性腺機能低下症が存在する可能性が高くなるが,その年齢まで待って精査を始めると,すでに心理社会的問題を起こす可能性が高い年齢を超えてしまっていることもあろう.やはり思春期遅発症の定義を満たす年齢で二次性徴未発来があれば,その後,治療法について選択を与え,余裕を持って選択してもらうためにも,男児 14 歳,女児 13 歳で二次性徴が発来しない場合には,専門医にコンサルトするほうが,その後の精査・治療が進めやすい.

● 提示症例への対応

①先天性低ゴナドトロピン性性腺機能低下症の中で，とりわけ精巣容積が 4 mL 以下の症例では，hCG-rhFSH を同時に開始する治療に反応が悪い症例が少なくないことが明らかになってきた[3]．このような症例に対し，海外ではセルトリ細胞，精原細胞の数を増やすことが未熟な精巣の発育誘導につながるとする発想から rhFSH を 4 ヵ月先行投与する試みがなされている[4]．日本では rhFSH 単独先行投与は保険適応外とはなるが，75 mIU を 2 ヵ月間毎日連続投与し，その後，hCG-rhFSH へ移行する研究的治療が提唱されている[5]．

②この知見を踏まえ，保険外診療・研究的治療であることを説明し，男性化が完成した 18 歳より rhFSH 先行投与後，hCG-rhFSH を行ったところ，精巣容積は 8 mL まで発育，テストステロンは随時採血で 5.20 ng/mL まで上昇を認めた．提示症例は精子形成までは確認できていない．同様の方法で精子形成が確認できている症例も存在し，今後の研究成果の蓄積が待たれる．

参考文献

1) Sedlmeyer IL, Palmert MR. J Clin Endocrinol Metab. 2002；87：1613-20.
2) Boehm U, et al. Nat Rev Endocrinol. 2015；11：547-64.
3) Pitteloud N, et al. J Clin Endocrinol Metab. 2002；87：152-60.
4) Dwyer AA, et al. J Clin Endocrinol Metab. 2013；98：E 1790-5.
5) Sato N, et al. Clin Pediatr Endocrinol. 2015；24：37-49.

コンサルト 10 多飲多尿を呈する患者で尿崩症をどのように診断しますか？

A 下垂体疾患

36歳の男性．既往歴は特になし．3ヵ月前から多飲多尿が持続．口渇感が著明で，日中・夜間ともに2時間おきに排尿あり．意識は正常で，頭痛，倦怠感はなし．食欲低下はなく，体重減少もなし．発汗はやや減少．多飲多尿の原因精査のため来院した．身長170 cm，体重61 kg，体温36.8℃，血圧126/74 mmHg，脈拍84/分，血糖値86 mg/dL，HbA1c 5.8%，血清Na 143 mEq/L，K 4.0 mEq/L，Ca 9.0 mg/dL，BUN 18 mg/dL，Cr 0.68 mg/dL，尿酸7.2 mg/dL，血漿バゾプレシン（AVP）0.8 pg/mL，尿比重1.005，尿糖陰性，尿浸透圧180 mOsm/kgH₂O．
本症例の多飲多尿の原因として最も考えられる疾患は何か？

回答　多飲多尿を主訴とする患者であるが，低張尿であることから，尿崩症と心因性多飲症が鑑別に挙がる．夜間も多尿があり，血清Naが高めなので，尿崩症が疑われる．発症が3ヵ月前と比較的最近で，腎機能や血清電解質が正常であり，血漿AVPは低値であることから，腎性尿崩症ではなく中枢性尿崩症と考えられる．

★ 判断のよりどころ

① **多尿の診断**：図1のように，血漿及び尿浸透圧から水利尿と溶質利尿（浸透圧利尿）に分けて鑑別を進めるとわかりやすい．実際には，尿崩症，心因性多飲症以外の疾患の多くは，原疾患による症状所見や病歴により鑑別可能と考えられ，まず糖尿病や腎不全，電解質異常などを血液生化学検査などのスクリーニング検査で除外することが重要である．なお，通常，尿比重1.010が尿浸透圧350 mOsm/kgH₂O程度となるので，尿比重1.005は低張尿である．

② **中枢性尿崩症**：下垂体からのAVPの分泌低下によるものである．多尿を突然発

130   A. 下垂体疾患

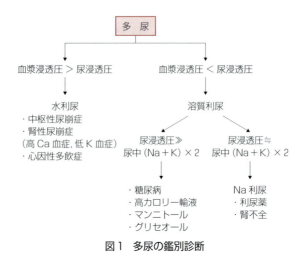

図1 多尿の鑑別診断

症することが多く，尿量は1日10 L 以上となることもある．口渇は冷水に対する嗜好性が強い．原因は 80％以上が続発性尿崩症であり，胚腫，頭蓋咽頭腫などの腫瘍やリンパ球性下垂体炎，IgG4 関連下垂体炎などの炎症によるものが多い．ACTH 分泌不全を伴うと仮面尿崩症を呈することもある．原因不明の特発性尿崩症が 13％程度あり，AVP 遺伝子異常による家族性中枢性尿崩症も稀にある．

③**腎性尿崩症**：腎の AVP 感受性の低下によるものである．先天性と，各種腎疾患に伴う尿細管障害による続発性とがある．先天性腎性尿崩症は AVP の V_2 受容体あるいはアクアポリン2遺伝子の異常によるものであり，生後まもなく発症する．後天性の腎性尿崩症の原因としては間質性腎炎や慢性腎盂腎炎，アミロイドーシスなどがある．また，高 Ca 血症，低 K 血症あるいはリチウム製剤投与なども腎性尿崩症の原因となる．中枢性尿崩症と異なり，AVP の作用低下を代償するために血漿 AVP は高値となる．

④**心因性多飲症**：精神科疾患を有する患者に多く見られ，飲水量の増加により結果として多尿を呈する状態であって，尿崩症と異なり脱水になることはない．心因性多飲症では尿量が飲水量に依存するため，日内変化が大きく，夜間の尿量は日中に比べ相対的に減少する．また，飲水により抑制されるため血漿 AVP は低値となる．

⑤**心因性多飲症と中枢性尿崩症の鑑別点**：重要なのは，夜間多尿の有無と，血清 Na 値である（**表1**）．心因性多飲症では日中は多飲多尿になるが夜間は尿量が減

10 多飲多尿を呈する患者で尿崩症をどのように診断しますか？　*131*

表1　多尿を呈する疾患の鑑別診断

	中枢性尿崩症	腎性尿崩症	心因性多飲症
多尿の発症	突然	不定	不定
冷水嗜好	＋＋＋	±	±
夜間尿	＋＋＋	＋＋〜＋	＋〜±
血清 Na 値	正常〜上昇	正常〜上昇	正常〜低下
血漿 AVP 値	低下	正常〜上昇	正常〜低下
血清尿酸値	上昇	上昇	低下
腎の AVP 反応性	正常	低下	正常
下垂体後葉高信号 （MRI T1 強調画像）	消失	あり	あり

少するのに対し，中枢性尿崩症では昼夜関わらず多飲多尿を呈する．また，血清 Na は，心因性多飲症では正常低値で $135 \sim 140$ mEq/L となることが多い．中枢性尿崩症では正常高値となるが，渇感障害がなければ口渇閾値である 145 mEq/L を超えることは通常ない．血漿 AVP 濃度は心因性多飲症と中枢性尿崩症のどちらでも低値となるが，心因性多飲症では血漿 AVP が測定下限以下まで低下することは稀である．また，心因性多飲症と中枢性尿崩症の鑑別には，下垂体 MRI が有用である．正常な下垂体後葉は AVP 分泌顆粒の存在を反映して T1 強調像で高信号となる．これは心因性多飲症でも保たれるが，中枢性尿崩症ではこの高信号の消失が特徴とされる．ただし，高齢者では正常でも後葉の高信号が消失することがある．

⑥**血漿 AVP の値**：血漿浸透圧や血清 Na との相対的な関係で評価する必要がある．**図2**に血漿浸透圧あるいは血清 Na と血漿 AVP のグラフを示す．血漿浸透圧の測定は不安定な場合があることから，計算式を用いている．両側の線で囲まれた中央部が正常範囲内で，これより右側だと分泌低下，左側だと分泌過剰となる．本来 AVP の分泌刺激となるのは血漿浸透圧であるが，著明な高血糖の場合などを除いては血清 Na で評価するほうが簡便である．

・注意すべきなのは，グラフからわかるように血清 Na が 141 mEq/L 以下であれば，血漿 AVP が低値でも必ずしも分泌低下とは言えないことである．このため，多尿の程度が軽い場合であれば，前夜から飲水制限をし，翌朝血清 Na が上昇した状態で血漿 AVP を測定するというのもスクリーニング方法として可能である．ただし，安易な水制限は危険である．また，尿中 AVP の測定が中枢性尿崩症のスクリーニングに有効との報告もある．健常者の随時尿中 AVP 濃度は 89.5±

A. 下垂体疾患

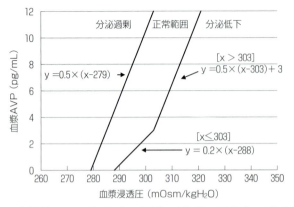

[計算法；2×Na (mEq/l) + 血糖(mg/dl)/18 + BUN (mg/dl)/2.8]

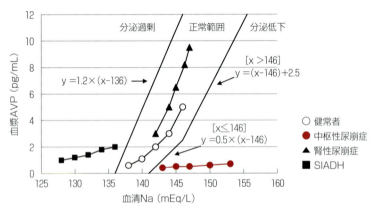

図2 血漿バゾプレシン濃度の正常範囲と各種疾患における高張食塩水負荷試験の結果

76.5 pg/mg・Cr であったのに対し，中枢性尿崩症患者の場合 7.0±3.0 pg/mg・Cr であり全例が 13 pg/mg・Cr 以下であった．

⑦負荷試験
・高張食塩水負荷試験は 5％食塩水を 0.05 mL/kg/分で 120 分間点滴投与し，その間 30 分ごとに血清 Na と血漿 AVP を測定するものである．図2に示すように，健常者では血清 Na の上昇とともに血漿 AVP の上昇が認められるが，中枢性尿崩症ではこの反応が減弱ないし消失している．腎性尿崩症では血漿 AVP の基礎値が高値で，血清 Na の上昇に対し過大反応を示す．

・水制限試験は，検査日の朝から体重の3％の減少，あるいは最大6時間半まで飲水を制限し，その間経時的に体重，尿量，血漿・尿浸透圧，血漿AVPを測定するものである．健常者では水制限とともに尿量は減少し，尿浸透圧は上昇して300 mOsm/kgH$_2$O以上となり，血漿AVPも上昇する．しかし，尿崩症患者では著明な口渇感を強いる過酷な検査であり，腎機能の影響も受けることから，第一選択とはならない．ただし，血漿AVPの測定がなくても尿崩症の診断がある程度可能であり，近年一時的に日本で血漿AVPの測定が不可となった時は，苦肉の策として水制限試験が施行される場合が増加した．

⑧ **AVPのアッセイ法の違い**：以前に使用されていたAVP RIAキット（AVP RIA「ミツビシ」三菱化学メディエンス製）は，血漿AVPの測定下限が0.2 pg/mLと極めて低く，感度と特異性にすぐれていた．しかし，2012年に抗血清の枯渇からキットの製造が中止となり，しばらく血漿AVPの測定ができない期間があった．その後，新しい測定キット〔AVP RIAネオ「ミツビシ」三菱化学メディエンス（現LSIメディエンス）社〕により血漿AVPの測定が再開されたが，測定下限は0.8 pg/mLであり，治療としてデスモプレシン（DDAVP）投与中の患者では検査結果が高値となるため使用不可という制限があった．続いて発売された測定キット（AVPキット「ヤマサ」ヤマサ醤油株式会社）では，測定下限は0.4 pg/mLで，DDAVPの影響はみられない．新旧3つのキットの違いを**表3**に示す．**図2**の血漿AVPの正常範囲は旧測定キット（三菱化学メディエンス社）を用いて定められたものであるが，新しい2つの測定キットのいずれも旧測定キットとの相関性は非常に高いので，新しい測定キットにも適用可能と考えられる．

✳ 提示症例への対応

①上記の多飲多尿の患者は，既往歴や常用薬剤もなく，尿比重および尿浸透圧は低値で水利尿と考えられ，尿崩症か心因性多飲症が疑われる．

②尿崩症と心因性多飲症では，夜間も多尿があり，また血清Naが143 mEq/Lと高めであることから，尿崩症が疑われる．

③尿崩症の中では，発症が3ヵ月前なので先天性腎性尿崩症は否定的であり，血清電解質や腎機能に問題はなく後天性腎性尿崩症も考えにくい．血漿AVPが低値であることからも，中枢性尿崩症の可能性が高い．

④そこで，前夜0時からの飲水制限を指示し，翌朝外来で採血してみると，血清

134　A.　下垂体疾患

表2　AVP RIA キットの違い

キット名	AVP RIA「ミツビシ」	AVP RIA ネオ「ミツビシ」	AVP キット「ヤマサ」
検査受託会社	三菱化学メディエンス	LSI メディエンス	SRL, BML
血漿検体量（mL）	1.2	2.2	1.5
測定下限値（pg/mL）	0.2	0.8	0.4
DDAVP 使用中	可	不可（高値となる）	可
尿中濃度測定	可	不可	可＊

（＊保険適用については要確認）

Na 147 mEq/L，血漿 AVP 1.4 pg/mL であった．下垂体 MRI では下垂体の形態に明らかな異常は認めなかったが，T 1 強調像で後葉の高信号は消失していた．

⑤以上より，特発性中枢性尿崩症が強く疑われたので，確定診断および治療のために入院とした．尿量は 4.5 L/ 日程度であった．高張食塩水負荷試験を施行したのち，デスモプレシン口腔内崩壊錠による治療を開始した．

✵ 専門医にコンサルトする段階

多飲多尿の患者を診たら，既往歴・現病歴を注意深く聴取するとともに，提示症例に示されたようなスクリーニング検査を施行する．その上で，専門医に紹介するのがよいと思われる．外来での飲水制限は，スクリーニングとして有効な場合もあるが，専門医と相談してから施行するほうが安全である．

参考文献

1) バゾプレシン分泌低下症（中枢性尿崩症）の診断と治療の手引き（平成 22 年度改訂）．厚生労働科学研究費補助金 難治性疾患克服研究事業　間脳下垂体機能障害に関する調査研究班（主任研究者 大磯ユタカ）．平成 22 年度総括・分担研究報告書．2011；153-157.

2) Arima H, et al. Nagoya J Med Sci. 2016；78：349-358.

3) 村瀬孝司，他．日本臨床．2010；68（増刊 7）：260-263.

4) 近藤国和，他．日本内分泌会誌．1989；65：537-548.

コンサルト 11　低ナトリウム血症をみたらどのように診断し治療しますか？

A
下垂体疾患

70歳の男性．半年間で5kgの体重減少．最近倦怠感，頭痛，食欲不振が続いているため外来受診．喫煙30本/日×50年．現症：身長165cm，55kg，血圧146/90mmHg，脈拍70/分，整．体温36.7℃．甲状腺腫大認めず．胸部聴診にて心音，呼吸音異常なし．腹部，下肢に異常所見なし．ツルゴールの低下なし．神経学的に特記すべき所見認めず．胸部X線検査で肺門部の結節性陰影を認めた．血清生化学所見：Na 125 mEq/L，K 4.4 mEq/L，Cl 88 mEq/L，血糖100 mg/dLと低Na血症を認めた．どのように診断し治療するか．

回答　血清Na濃度が135 mEq/L以下の病態を低Na血症と定義する．低Na血症の鑑別診断には，細胞外液量（ECF）を評価し，病態を把握することが重要である．SIADHの診断には副腎不全などの除外診断を要する．治療では，浸透圧性脱髄症候群の発症を防ぐため，Na補正速度に留意する．

✳ 判断のよりどころ

　低Na血症は，ECFを評価し，① ECFが減少している低Na血症（hypovolemic hyponatremia），② ECFが正常の低Na血症（euvolemic hyponatremia），③ ECFが増加している低Na血症（hypervolemic hyponatremia）の3型に分けて病態の分類，診断と進む．また，尿中Na濃度の評価は有用である．低Na血症の症状は，低Na血症は脳浮腫を引き起こすため，中枢神経症状を主体とする神経学的症状を呈する．症状は，低Na血症の重症度と低Na血症の進行速度による．一般的に血清Na濃度が125 mEq/L以上では無症状，時に頭痛，嘔気，記銘力低下，120〜125 mEq/Lではさらに錯乱，食欲不振，より低下すると不穏，傾眠，痙攣，昏睡などの症状をきたす．

・ECFの評価について：皮膚の張り（ツルゴール）の低下，皮膚・口腔粘膜・舌の乾燥，腋窩乾燥，体重減少，バイタルサインでは頻脈，起立性低血圧などがECF減少の所見である．また，下肢浮腫，腹水，頸静脈の怒張などはECF増加の所見である．血液所見では，ヘマトクリット，総蛋白，BUN，クレアチニンの推移は参考になる．またECF減少ではレニン活性の上昇，ECF増大ではBNPの上昇が認められる．さらにエコーでの下大静脈径の測定がECFの評価に有用である．図1に低Na血症の鑑別診断，および代表的な原因疾患を示す．

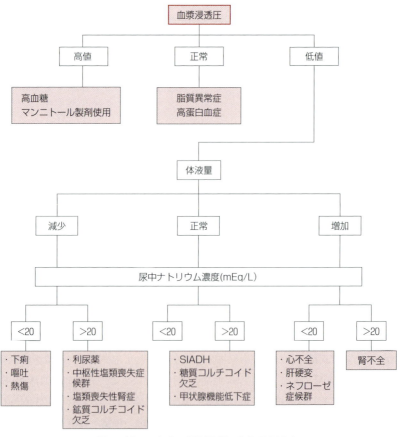

図1 低Na血症の鑑別診断・主な原因疾患

11 低ナトリウム血症をみたらどのように診断し治療しますか？ 137

✳ 実際の対応

　血清生化学所見：6.2 g/dL，BUN 10 mg/dL，Cr 0.76 mg/dL，T-cho 220 mg/dL，TG 270 mg/dL，尿酸 1.5 mg/dL，血漿浸透圧 280 mOsm/kg．内分泌学的検査：血漿バゾプレシン濃度 3.1 pg/mL（後日結果判明），血清コルチゾール 17.0 ng/dL，TSH 2.0 μIU/mL，FT 41.4 ng/dL，血漿レニン活性 2.8 ng/mL/時．尿検査：尿浸透圧 425 mOsm/kg，尿中 Na 濃度 80 mEq/L

　以上の結果より SIADH に伴う低 Na 血症と診断した．1 日 1000 mL の水分摂取制限より治療を開始した．血清 Na 濃度は緩徐に上昇し，2 日後には血清 Na 濃度は 131 mEq/L となった．頭痛，食欲不振の症状は改善した．その後，呼吸器内科での精査の結果，肺小細胞癌と診断された．

1）バゾプレシン分泌過剰症（SIADH）の病態

　抗利尿ホルモン AVP の過剰分泌に基づく抗利尿効果により体内水分量が増加し，希釈性低 Na 血症，低浸透圧血症を呈する疾患である．通常，体内水分量が増加し血漿浸透圧が低下すると，AVP の分泌が抑制され，水利尿が増加し，血漿浸透圧は回復する．しかし，SIADH では低浸透圧血症の状態であるにも関わらず AVP 分泌が十分に抑制されない．浮腫を認めず ECF が正常の低 Na 血症に分類されるが，発症時には ECF は軽度増加している．

2）治療のポイント

　低 Na 血症の原因，中枢神経学的症状の重症度，血清 Na 濃度の重症度，急性か慢性か，などより補正方法，補正速度を決定する．全ての低 Na 血症の患者を治療する際に，低 Na 血症の補正速度について考慮する必要がある．

3）浸透圧性脱髄症候群（ODS）

　低 Na 血症の治療において最も留意する点の 1 つは，ODS（osmotic demyelination syndrome）の発症を防止することである．ODS は，多くの場合慢性低 Na 血症の治療時に血清 Na 濃度が急速に補正されることによって生じる重篤な中枢性脱髄疾患であり，脱髄が橋で起こった場合に橋中心髄鞘崩壊（central pontine myelinolysis, CPM）と呼ばれる．従来は CPM の報告が多かったが，近年 MRI の画像検査の発達などにより橋外髄鞘崩壊（extrapontine myelinolysis, EPM）の症例報告も増えている．ODS は，血清 Na 濃度が急激に上昇するとその数日後に，四肢の痙性麻痺，仮性球麻痺，パーキンソニズム，locked-in 症候群などの症状が出現する．また，そのような神経症状が出現した 1 ～ 2 週間後頃に MRI で脱髄所見が認められること

が多い．発症を予防するための血清 Na 補正方法については，低 Na 血症を緩徐な速度で補正することが勧められる．補正方法，速度については下記の SIADH の治療の手引きを参照．

4) 低 Na 血症を呈する SIADH 以外の代表的原因疾患

①副腎不全

低 Na 血症の鑑別診断において，副腎不全の除外は必須である．副腎不全と診断された場合は速やかにステロイド補充を行う．ステロイド補充後，水分制限を行ってはいけない．

②中枢性塩類喪失症候群，塩類喪失性腎症

ECF が正常と考えられるまで生理食塩水（生食）投与を行う．生食投与によって血清 Na 濃度が上昇しない場合は高張食塩水投与に変更，または食塩摂取を追加する．水分制限は脱水を増悪するので行わない．

5) SIADH の診断と治療

SIADH の診断と治療の手引き（平成 26 年度改訂）（一部変更）を Part 1 表 A-8 に示す．

✳ 専門医にコンサルトする段階

重篤な低 Na 血症（血清 Na 120 mEq/L 以下）で中枢神経症状が認められる場合は，緊急治療を要するため専門医に紹介する．低 Na 血症の急速補正時には ODS を合併する危険があり，専門医が治療にあたることが望ましい．

参考文献 ———

1) Verbalis JG, et al. Am J Med. 2013；126：1–42.
2) Adrogué HJ, et al. N Engl J Med. 2000；342：1581–9.
3) Robinson AG, et al. Posterior Pituitary Gland. In: Kronenberg HM, et al, ed. Williams Textbook of Endocrinology, 11th ed, PA, USA: Saunders, p 263–95.
4) 島津　章，他：厚生労働科学研究費補助金　難治疾患政策研究事業　間脳下垂体機能障害における診療ガイドライン作成に関する研究　バゾプレシン分泌過剰症（SIADH）の診断と治療の手引き（平成 26 年度改訂）．
5) 内分泌臨床検査マニュアル．p 81–86, 日本医事新報社，2017.

B 甲状腺疾患

B
甲状腺疾患

140   B. 甲状腺疾患

コンサルト 12 健診で甲状腺腫をみつけたらどのように対処しますか？

【症例1】40歳の女性．健診の触診で甲状腺のびまん性の腫れを指摘された．以前より嚥下時に違和感を感じていた．

【症例2】52歳の女性．健診の触診で甲状腺左葉に2cm径の固い結節を指摘されたが，健診後半年ほど放置していた．最近嗄声を自覚している．

【症例3】61歳の男性．高血圧のため動脈硬化のスクリーニングに頸動脈エコーを施行した際，偶然甲状腺に結節影を指摘された．自覚症状は全くない．

・症例1，症例2，症例3ともに精査を希望して受診した．

回答 甲状腺腫はびまん性と結節性に大別される．甲状腺腫の検査には，甲状腺機能検査（TSH，FT_3，FT_4）と甲状腺超音波が用いられる．結節性甲状腺腫の大部分は良性であるが，その中に存在する甲状腺癌を的確に抽出して，適切な治療を行わなくてはならない．

● 判断のよりどころ

①甲状腺診察の基本は触診と問診であり，結節性の場合に腫瘤の硬さ，可動性の有無，リンパ節腫大を確認する．急速な増大，嗄声（声帯麻痺），嚥下困難は悪性を示唆する．甲状腺癌の家族歴も確認する．

②甲状腺腫を自覚して受診する患者は少なくない．一方，頸動脈エコー，胸部CT，MRI，PETなどの画像検査で偶発的に甲状腺の結節性病変を指摘され受診する症例が増加している．

③甲状腺腫は，びまん性と結節性に分けられる．びまん性の甲状腺腫では，橋本病，バセドウ病，単純性甲状腺腫，腺腫様甲状腺腫が鑑別にあがり，甲状腺機能検査から鑑別を始める．

④結節性の甲状腺腫は，甲状腺腫瘍の鑑別が必要となる．甲状腺腫瘍は良性腫瘍，悪性腫瘍，その他に大別される．悪性腫瘍は乳頭癌，濾胞癌，低分化癌，未分化癌，甲状腺濾胞細胞由来でない髄様癌と甲状腺悪性リンパ腫がある．生命予後が良好な乳頭癌が約 90 ％を占める．

⑤結節性甲状腺腫に甲状腺機能亢進症を合併する場合，機能性結節とバセドウ病併発の鑑別が必要となり，抗 TSH 受容体抗体を測定する．機能性結節の場合は悪性の可能性は低く，機能亢進の程度は軽いことが多い．

✹ 実際の対応

　甲状腺腫瘍を認めた場合，甲状腺超音波が第一選択であり，(1) 充実性，(2) 囊胞性，(3) 甲状腺外腫瘤・リンパ節転移に大別される．良悪性の診断に穿刺吸引細胞診は不可欠だが，全例に施行されるわけではない．甲状腺結節取扱いガイドラインでは，細胞診の適応基準を以下のように推奨している[1]．

---

1) 充実性結節
① 20 mm 径より大きい結節．
② 5 〜 20 mm 径において，10 mm 径以上では超音波検査で何らかの悪性を示唆する所見がある場合，5 mm 径以上では悪性を強く疑う場合．
③ 5 mm 径未満は経過観察とする．
2) 囊胞性病変
　囊胞内の充実性成分が，① 10 mm 以上，②悪性を疑う超音波所見がある場合．
3) 既往歴，家族歴，臨床所見で甲状腺癌の危険因子がある場合．

　では，悪性を示唆する超音波所見とはどのような場合であろうか．①形状不整，②境界不明瞭・粗雑，③内部低エコー・不均一，④微細多発高エコー（石灰化），⑤不整な境界部低エコーの存在 / 境界部低エコーの欠如などが挙げられる[2]．

表 1　甲状腺結節（腫瘤）超音波の診断基準

	主				副	
	形状	境界の明瞭性・性状	内部エコー		微細高エコー	境界部低エコー帯
			エコーレベル	均質性		
良性所見	整	明瞭・平滑	高〜低	均質	（—）	整
悪性所見	不整	不明瞭・粗雑	低	不均質	多発	不整・無し

（文献 2）

B. 甲状腺疾患

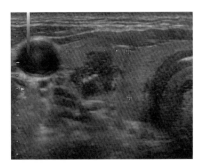

図1 甲状腺乳頭癌の超音波像

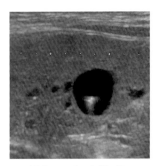

図2 コメットサイン

ただし，この所見は甲状腺癌の約90％を占める乳頭癌を主に想定したものであることに留意する．良性所見を呈しうる悪性疾患には微少浸潤型濾胞癌，10 mm以下の微小乳頭癌，髄様癌，悪性リンパ腫などが存在する．また粗大石灰化は必ずしも良性を意味しないことに注意が必要である．粗大石灰化に接した低エコー部に悪性所見を認めることも少なくない．さらに必ずしも石灰化を認めるわけではない．図1に乳頭癌のエコー像を示す．

嚢胞性病変では，嚢胞内の充実性成分に悪性腫瘍が存在する可能性がある．カラードップラー法で充実性成分の血流豊富は悪性を疑う所見である．

一方，コロイド嚢胞ではコレステリン結晶による点状の高エコーをよく伴い良性所見として経過観察される（コメットサイン：図2）．

穿刺吸引細胞診は，乳頭癌の診断に非常に有用であり，超音波検査と細胞診で術前の診断がほぼ確定する．一方，穿刺吸引細胞診における診断の最大の問題点は良性の濾胞腺腫と濾胞癌の鑑別が不能なことであり，「鑑別困難」と判定される．濾胞癌の診断は細胞所見ではなく，術後の組織診断で，①被膜浸潤，②脈管浸潤，③転移により診断されるからである．

診断が比較的容易な乳頭癌ではあるが，典型例を示さない例が一部存在する．濾胞性腫瘍に類似した被包型，結節を形成せず甲状腺全体に点状の石灰化が広がり若年者に多いびまん性硬化型乳頭癌などの亜型が存在し，診断において念頭におく．

甲状腺悪性リンパ腫は橋本病をベースに発生する．橋本病1万人中に16人に発症するとの報告もあり，橋本病の治療中に甲状腺腫の大きさが急激に増大した場合注意が必要である[3]．超音波で特徴的な嚢胞に近い低エコー腫瘤を呈し，後方エコーの増強を認める．

甲状腺腫瘍の診断に血液検査が有用かどうか．髄様癌においてカルシトニンの上

昇は特徴的であるが，甲状腺腫瘍全例のスクリーニング検査としては推奨されていない[1]．超音波や細胞診で髄様癌の疑いがある場合，原因不明の高 CEA 血症がある場合，家族歴がある場合には測定が勧められる．サイログロブリン（Tg）は，甲状腺癌全摘術後の腫瘍再発のマーカーとして有用であり用いられる．しかし，良性疾患でも高値を示すことがあり，結節性病変の良悪性の鑑別はできない．ただし，Tg が 1000 ng/mL 以上の異常高値を示す場合に，転移巣（骨転移など）の存在を示唆することがある[1]．

✴ 専門医にコンサルトする段階

大きさが急激に変化する甲状腺腫は，可及的速やかに専門医への紹介が望まれる．この中に未分化癌と悪性リンパ腫が含まれる．結節性腫瘍では 20 mm 径以上の結節，10 mm 以上で悪性を示唆する所見を有す例は，特に穿刺吸引細胞診が必要となる．また，結節性病変に甲状腺機能亢進症を合併する場合，シンチグラムを用いた機能性結節の鑑別が必要となる．

✴ 提示症例への対応

【症例1】甲状腺機能検査は正常，超音波上ではびまん性甲状腺腫大，表面の凹凸不整，内部エコーの低下を認めた．抗サイログロブリン抗体が陽性であり，橋本病疑いとして，半年後の外来フォローとなった．

【症例2】超音波上で 25 mm 径の形状不整，境界不明瞭・粗雑，内部低エコー不均一な腫瘤を左葉下極に認めた．微細多発高エコー（石灰化）も認め，典型的な甲状腺乳頭癌の所見であった．反回神経部位への浸潤も疑われた．甲状腺専門医に紹介し，穿刺吸引細胞診が施行され乳頭癌が確定した．外科で甲状腺全摘術およびリンパ節廓清が施行された．

【症例3】形状整，境界明瞭，内部高エコー均一の径 8 mm の充実性結節を認めた．自覚症状に変化がなければ，半年後に甲状腺超音波の再検査を予定して外来フォローとなった．

参考文献 ————

1) 甲状腺結節取扱い診療ガイドライン 2013．日本甲状腺学会（編），南江堂．
2) 日本超音波医学会用語・診断基準委員会．超音波医学．2011；38：27–30．
3) Watanabe N, et al. Br J Haematol. 2011；153：236–243．

144　B. 甲状腺疾患

コンサルト 13　甲状腺ホルモン値の異常をどのように解釈するのでしょうか？

75歳の女性．1週間前から咳嗽が続き，一昨日から38℃台の発熱を生じ，昨日救急外来に受診した．胸部単純X線写真で右中肺野に浸潤影を認め肺炎の診断で入院した．スクリーニングでFT$_4$とTSHを測定したところFT$_4$低下とTSH上昇を認めた．

　　FT$_4$　0.84 ng/dL（基準値0.9〜1.7）

　　TSH　28.8 μIU/mL（基準値0.5〜5.0）

この甲状腺ホルモン値異常をどのように解釈するか？

回答　原発性（甲状腺疾患による）の甲状腺機能低下症を疑うが，追加情報を得てそれらが原発性甲状腺機能低下症に合致するか否かを検討する．本例に必須の追加情報はFT$_3$値，有用な追加情報はびまん性甲状腺腫の有無と抗サイログロブリン抗体値・抗TPO抗体値である．

✳ 判断のよりどころ

①甲状腺機能異常は甲状腺ホルモン上昇と甲状腺ホルモン低下に分けられ，前者の代表がバセドウ病による甲状腺機能亢進症，後者の代表が慢性甲状腺炎による甲状腺機能低下症である．治療方針決定のためには甲状腺機能異常をきたす他の疾患を鑑別する必要がある．甲状腺ホルモン上昇の鑑別疾患は無痛性甲状腺炎や亜急性甲状腺炎による甲状腺中毒症，プランマー病による甲状腺機能亢進症，などがあり，甲状腺ホルモン低下の鑑別疾患はバセドウ病手術後・^{131}I内用療法後などがある．他に続発性（甲状腺以外の疾患による）の甲状腺機能異常であるlow T$_3$症候群，下垂体性・視床下部性甲状腺機能低下，SITSH（syndrome of inappropriate secretion of TSH）がある（図1）．

②TSH，FT$_4$，FT$_3$には以下の特徴があり，甲状腺ホルモン値異常はそれらの特徴

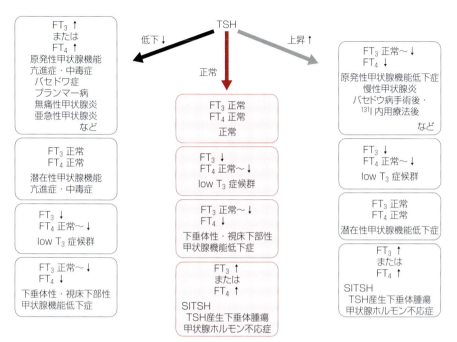

図1　TSH値・FT₃値・FT₄値による鑑別フローチャート

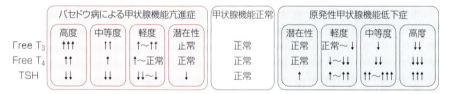

図2　病勢と治療によるFT₃値・FT₄値・TSH値の変化

をふまえて解釈する（図1，図2）．

TSH：甲状腺ホルモンのfeedbackにより甲状腺ホルモン値変動を最も鋭敏に反映し変動する（下垂体・視床下部が正常な場合）．すなわち甲状腺ホルモン値が基準値内で低下または上昇すればTSHは基準値を超えて上昇または低下する．甲状腺ホルモンが基準値を超えて低下または上昇した場合，甲状腺ホルモンとTSHの関係はシーソーに乗った状態のように甲状腺ホルモンが上昇すればTSHは低下し甲状腺ホルモンが低下すればTSHは上昇する．

FT₄：プレホルモンであるT₄の遊離型．全て甲状腺で産生される．

FT$_3$：生理活性を持つ T$_3$ の遊離型. 20 ％が甲状腺で産生され, 80 ％は甲状腺外で T$_4$ から産生される. 甲状腺ホルモン不足時には T$_4$ から T$_3$ への変換が進み T$_4$＜ T$_3$ となり, low T$_3$ 症候群（後述参照）では T$_4$＞T$_3$ となる. バセドウ病による甲状腺機能亢進症では無痛性甲状腺炎などによる甲状腺中毒症に比べ T$_3$/T$_4$ 比が高くなる.

③ low T$_3$ 症候群では甲状腺ホルモンが低下し甲状腺機能低下症と鑑別が必要になる. 消耗時にエネルギー代謝を控える生体防御反応と考えられており, 甲状腺ホルモン製剤の補充療法が有害となる恐れがあるので注意を要する. 集中治療室に入院するような重症患者では大半に low T$_3$ 症候群が認められる. 軽症では FT$_3$ 低値・FT$_4$ 正常だが重症になると FT$_4$ も低下し, TSH は低下〜正常〜上昇のいずれにもなる. 最近は nonthyroidal illness（非甲状腺疾患）と呼ばれることが多い（以前は Euthyroid sick 症候群と呼ばれた）.

④ SITSH（syndrome of inappropriate secretion of TSH）；甲状腺ホルモン上昇かつ TSH 正常〜上昇の状態. 甲状腺ホルモンと TSH の関係はシーソーに乗った状態のように甲状腺ホルモンが上昇すれば TSH は低下するのが正常である. TSH 産生下垂体腫瘍または甲状腺ホルモン不応症が原因として考えられる.

✸ 実際の対応

①甲状腺ホルモンが低下しているとき, 甲状腺機能低下症の診断の元に甲状腺ホルモン製剤の補充療法を要するのか否かが問題になる.

・甲状腺ホルモン低下かつ TSH 上昇のパターンの場合は原発性甲状腺機能低下と low T$_3$ 症候群を鑑別する.

・甲状腺ホルモン低下かつ TSH 低下〜正常のパターンの場合は下垂体性・視床下部性甲状腺機能低下と low T$_3$ 症候群を鑑別する.

・（FT$_3$ 値/FT$_3$ 基準下限値）＜（FT$_4$ 値/FT$_4$ 基準下限値）の場合は low T$_3$ 症候群の要素ありと診断し（私見）, 補充療法は行わない（または少量を補充するレボチロキシン 12.5〜25 μg/日）.

・下垂体性・視床下部性甲状腺機能低下は他の下垂体ホルモン低下を伴うことが多い.

②甲状腺ホルモンが上昇しているときは, バセドウ病などによる真の甲状腺機能亢進と無痛性甲状腺炎などによる甲状腺中毒症を鑑別し, チアマゾール（MMI）などで治療するかどうかを決める.

❋ 専門医にコンサルトする段階

① 甲状腺ホルモン値異常が中等度～高度のとき〔FT_4 が基準値上限の 3 ～ 4 倍以上，基準値下限の 1 / 3 ～ 1 / 4 以下（私見）〕または甲状腺ホルモン値異常が軽度でも甲状腺機能異常による症状が強いと疑われるとき．

② 甲状腺ホルモンと TSH の関係がシーソーに乗った状態の上下動を示さないとき（low T_3 症候群，下垂体性・視床下部性甲状腺機能低下，TSH 産生下垂体腫瘍，甲状腺ホルモン不応症のいずれかが疑われる）．

❋ 提示症例への対応

FT_3 値は 2. 19 pg/mL（基準値 2. 3 ～ 4. 3）と軽度低下を認めた．

（FT_3 値 /FT_3 基準下限値）= 2. 19 / 2. 3 ≒ 0. 95

（FT_4 値 /FT_4 基準下限値）= 0. 84 / 0. 9 ≒ 0. 93

となり（FT_3 値 /FT_3 基準下限値）＞（FT_4 値 /FT_4 基準下限値）なので原発性甲状腺機能低下と判断した（low T_3 症候群合併の可能性はある）．レボチロキシン 25 μg/日の補充療法を始めた．びまん性甲状腺腫 I 度と抗サイログロブリン抗体・抗 TPO 抗体陽性を認め慢性甲状腺炎と診断した．肺炎治癒後もレボチロキシン 25 μg/日の補充療法を続け TSH は基準値内に保たれている．もしこの症例の甲状腺ホルモン値が low T_3 症候群のパターンを示したなら，慢性甲状腺炎は機能正常の場合もあるので low T_3 症候群単独なのか low T_3 症候群＋原発性甲状腺機能低下症なのか診断することはできず，レボチロキシン補充療法は行わない（またはより少量の補充とする）．

参考文献

1) Sheehan MT. Clin Med Res. 2016；14：83-92.
2) 吉村　弘. 日本内科学会雑誌. 2014；103：855-861.
3) 森村匡志，村上正已. 日本臨床. 2010；68（増刊 7）：244-247.
4) 内村英正. 日本臨床. 2010；68（増刊 7）：277-282.
5) 家入蒼生夫. 日本臨床. 2010；68（増刊 7）：284-289.

148   B. 甲状腺疾患

コンサルト 14 バセドウ病の治療（目標・薬剤の選択・フォローアップ）について教えてください.

23歳の女性. 3ヵ月前より手の震えがあり, 汗をよくかくようになった. 1ヵ月前より疲れやすく, 労作時に息切れや動悸も自覚するようになったため, 受診. びまん性甲状腺腫大を認め, また心拍数108／分と頻脈を認めた. TSH＜0.001μU/mL（基準値：0.4～4.0）, FT_4 4.8 ng/dL（基準値：0.8～1.7）, 抗TSH受容体抗体（TRAb第3世代）15.5 IU/L（基準値：＜2 IU/L）であり, バセドウ病と診断された.
患者は薬物治療を選択したが, メチマゾール（MMI）とプロピルチオウラシル（PTU）のどちらを選択すべきか？

回答 バセドウ病の薬物治療においては, 治療効果, 副作用, コンプライアンスのすべての点から原則MMIを第一選択薬とすることが推奨されている. しかし妊娠初期のみは催奇形性の問題よりPTUを選択する. バセドウ病の治療には, 他に手術治療, ^{131}I内用療法（アイソトープ治療）があり, それぞれの長所・短所を考慮し, 症例ごとに治療法を選択する.

✦ 判断のよりどころ

①バセドウ病は, 甲状腺濾胞細胞のTSH受容体を刺激する自己抗体が作られることで甲状腺ホルモンが過剰に合成・分泌され, 甲状腺機能亢進症を呈する. 頻度は200～1000人に1人程度とされ, 日常診療で頻回に遭遇する疾患の1つである. 男女比は1:3～5程度と女性に多く, 20～40歳代が全体の半数以上を占める. バセドウ病の症状は, 頻脈, 動悸, 体重減少, 食欲亢進, 手指振戦, 発汗増多, 易疲労感, 息切れ, 不眠, 下痢, 眼球突出など多岐にわたり, その多くは比較的ありふれた症状であるため, バセドウ病を疑うことから診断が始まる.

②バセドウ病の診断ガイドラインをPart 1 表B-1に示す. 検査所見では, FT_4,

14 バセドウ病の治療（目標・薬剤の選択・フォローアップ）について教えてください. *149*

表1 バセドウ病の治療

	抗甲状腺薬	手術治療	アイソトープ治療
長所	・外来で開始でき，簡便である. ・永続的な甲状腺機能低下にはならない.	・早期に確実に寛解できる.	・安全で確実性が高い. ・500 MBq（13.5 mCi）までならば外来で投与可能である.
短所	・寛解率が低い. ・寛解に至るまで時間がかかる. ・副作用が多い. ・確かな服薬中止の指標がない.	・入院が必要である. ・侵襲的であり，手術による合併症がある. ・甲状腺機能低下になるため，補充必要.	・妊婦，授乳婦には禁忌. ・眼症を増悪させる可能性がある. ・晩発性に甲状腺機能低下症に移行する可能性がある.

FT_3 のいずれか一方，または両方高値・TSH 低値・TRAb 陽性が重要である.

③バセドウ病の治療には，抗甲状腺薬による薬物治療，手術治療，アイソトープ治療の3つの選択肢がある．それぞれの長所・短所を十分に患者に説明した上で症例ごとに治療法を選択する必要がある（**表1**）．わが国の現状としては，新規バセドウ病の9割以上が抗甲状腺薬で治療が開始されている．頻脈に対しては β 遮断薬の投与が有効である.

④抗甲状腺薬には MMI と PTU の2剤あるが，「バセドウ病治療ガイドライン2011」（日本甲状腺学会編）では，原則 MMI を第一選択薬として推奨している．この理由としては，以下の3つがある．1）治療効果に関して MMI の方が PTUよりホルモン値を早く正常化できる．2）副作用に関して重大な副作用は PTU がMMI より多い．3）コンプライアンスに関して MMI は1日1回の投与で有効であるが，PTU は分割投与が必要となる．一方，妊娠4〜7週においては，PTUを選択する．これは MMI 服用中の妊婦から生まれた児に極めてわずかではあるが先天奇形の報告があったためである.

⑤ MMI・PTU はともに副作用が少なくない薬剤である．詳細については後述するが，抗甲状腺薬を投与する際には，副作用について患者に必ず説明し，それぞれの副作用について，適切な対応ができるようになることが重要である.

✦ 実際の対応

①バセドウ病の診断の際には，鑑別疾患として無痛性甲状腺炎の存在を念頭に置く必要がある．無痛性甲状腺炎は一過性の甲状腺破壊により生じ，甲状腺中毒症の10％を占めるとされ，通常3ヵ月程度の自然経過で改善する．両者の鑑別には

TRAb，放射性ヨウ素（またはテクネシウム）甲状腺摂取率，エコー検査による甲状腺血流測定，尿中ヨウ素測定，FT_3/FT_4 比などが有用である．無痛性甲状腺炎では TRAb 陰性・甲状腺摂取率低下・甲状腺血流低下・尿中ヨウ素量の増加・FT_3/FT_4 比 ≦ 2.5 を呈することが多い．抗甲状腺薬の副作用の観点からも診断が不確かなまま無痛性甲状腺炎に対して抗甲状腺薬を投与することは避けなければならない．症状が強い場合は β 遮断薬を投与する．

②第一選択薬の MMI の実際の投与方法について述べる（図1）．まず初期投与量に関しては MMI 15 mg/日で開始するのが標準である．以前は MMI 30 mg/日の高用量で開始することが多かったが，現在では高用量投与は FT_4 ＞ 7 ng/dL などの重度の甲状腺機能亢進症などの場合に限られることが多い．MMI の減量方法として，治療初期は FT_3，FT_4 の正常化を指標として漸減していく．TSH の抑制の解除には，FT_3，FT_4 が正常化後にかなりの時間を要する．そのため TSH が正常化するまで MMI を減量しないでおくと，甲状腺機能低下に陥る恐れがある．実際には甲状腺機能を月1回測定し，FT_3，FT_4 の正常化をみて，MMI 5 mg ずつ減量していく．MMI 減量の過程で，甲状腺機能が上昇したら，減量前の用量に戻す．

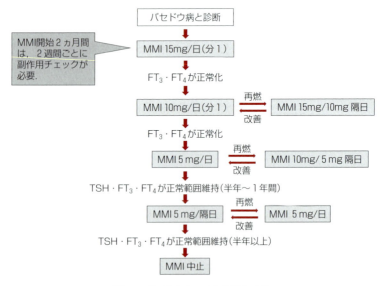

図1　バセドウ病の MMI 投与方法

・一方，減量すると機能亢進，増量すると機能低下となる場合もある．例えば MMI 5 mg/ 日で亢進，MMI 10 mg/ 日で機能低下になった場合は，MMI 10 mg/ MMI 5 mg の隔日投与にする．MMI・PTU ともに苦い薬剤なので，粉砕や分割はしない方がいい．最終的に MMI 5 mg/ 日になったら，2 ～ 3 ヵ月ごとに甲状腺機能（TSH，FT_3，FT_4）が正常域にあることを確認し，長期間（半年～ 1 年間）服用させる．その後，MMI 5 mg/ 隔日に減量し，半年以上甲状腺機能が正常であればバセドウ病が寛解に至ったと判断し，中止を検討できる．この MMI 中止の際には，TRAb 値も参考にする．TRAb 陰性であればバセドウ病が寛解している可能性が高くなるが，TRAb 陽性でも 25 ％程度では寛解する場合もあり，絶対的指標にはならないので注意が必要である．

・バセドウ病の薬物治療中止後の再発は 30 ～ 70 ％程度で起こり，中止後 6 ヵ月以内に再発することが多いので中止後も定期的な検査が必要である．FT_3 /FT_4 比が高く，TRAb 高値を継続するものは寛解しにくく，再発に関与する因子としては，大きな甲状腺腫，若年者，喫煙，出産後，ストレスなどが挙げられる．バセドウ病の治療中や寛解中には禁煙の遵守となるべくストレスを避けるように指導をすることも重要である．特にバセドウ病眼症がある場合は，喫煙は眼症悪化のリスクになるので禁煙は徹底させる．妊娠については甲状腺機能が落ち着けば問題ないが，挙児希望がある場合は予め MMI → PTU への変更も考慮したり，できる限り計画妊娠を指導する．MMI 内服中に妊娠が発覚した際は速やかに中止し，受診させる．

③ MMI，PTU の副作用の多くは 3 ヵ月以内に起こるとされる．副作用は，皮疹・かゆみなどの軽症なものと，無顆粒球症・重度肝障害・抗好中球細胞質抗体（MPO-ANCA: myeloperoxidase-anti-neutrophil cytoplasmic antibody）関連血管炎などの重症なものに分けられる．それぞれの副作用について十分に理解しておく必要がある．皮疹・かゆみは最も頻度の高い副作用で 5 ％程度にみられる．軽度の場合は抗ヒスタミン薬内服で経過をみて，改善しない場合はもう一方の抗甲状腺薬に変更する．

・無顆粒球症は最も注意すべき副作用の 1 つである．突然の発症もあるので，発熱や咽頭痛が出現した場合はすぐに医療機関を受診して検査するように予め患者に指導しておく．無顆粒球症と診断したら，直ちに抗甲状腺薬は中止する．この際交差反応があるので，もう一方の抗甲状腺薬も使用すべきではない．肝機能障害については軽度の場合は一過性であり抗甲状腺薬の中止を必要としない場合もあ

るが，総ビリルビン（T-Bil）>3 mg/dL 以上，AST，ALT が正常上限の 3 倍以上に悪化する重度の場合は中止すべきである．以上のような副作用の早期発見のためにも，抗甲状腺薬開始後 2 ヵ月間は 1 ヵ月に 1 回の甲状腺機能（TSH・FT₃・FT₄）チェックに加えて，2 週間ごとに白血球数，好中球数，肝機能（T-Bil・AST・ALT）をチェックすることが重要である．MPO-ANCA 関連血管炎の頻度は 0.01 ％と稀ではあるが，PTU に起こりやすく，他の副作用と違い服用開始後 1 年以上で起こるので注意が必要である．

✹ 専門医にコンサルトする段階

①抗甲状腺薬による重度の副作用が出現した場合は，入院による迅速で適切な対応が必要である．手術治療やアイソトープ治療を考慮しなければならないことも多く，専門医にコンサルトすることが望ましい．

②また抗甲状腺薬中止後にバセドウ病が再発した場合や抗甲状腺薬を 2〜3 年以上内服しても中止を検討する段階に至らない場合は，そのまま薬物治療を長期間継続すべきか，手術治療やアイソトープ治療に変更するのか患者と十分に相談しつつ再考する必要があるため，専門医への紹介も検討すべきである．

③バセドウ病眼症の症状（眼球突出，眼瞼浮腫，眼球運動障害など）を強く認める場合は，甲状腺機能のコントロール，眼症の活動性や重症度の評価が眼症の治療成績に影響するため，専門的治療が必要となることが多い．

④抗甲状腺薬内服中に妊娠が発覚した場合，挙児希望がある場合などは専門医と相談し，内服薬を調整することが望ましい．

✹ 提示症例への対応

　妊娠や挙児希望がないことを確認した上で MMI（メルカゾール®）5 mg 錠を朝食後に 3 錠（15 mg/ 日）より開始した．頻脈については β 遮断薬であるビソプロロール（メインテート®）5 mg/ 日を開始した（2 ヵ月後には症状改善し中止）．MMI 開始後 2 ヵ月間は 2 週間ごとに採血を行い副作用がないことを確認した上で MMI を継続し，1 ヵ月後に MMI 10 mg/ 日→ 3 ヵ月後に MMI 5 mg/ 日→ 1 年後に MMI 5 mg/隔日に減量，2 年後に MMI を中止し，バセドウ病は寛解に至った．経過中に予定外に妊娠が発覚した際は MMI を中止し，速やかに受診するように指導した．

14 バセドウ病の治療（目標・薬剤の選択・フォローアップ）について教えてください. *153*

参考文献 ————

1) 日本甲状腺学会. 甲状腺疾患診断ガイドライン 2013：http://www. Japanthyroid.jp
2) バセドウ病治療ガイドライン 2011，日本甲状腺学会（編），南江堂.
3) 甲状腺専門医ガイドブック，日本甲状腺学会（編），診断と治療社，2016.
4) Bartalena L, et al. Nature Rev Endocrinol. 2013：9：724-734.
5) Nakamura H, et al. J Clin Endocrinol Metab. 2007：92：2157-2162.

154 B．甲状腺疾患

コンサルト 15

甲状腺クリーゼを疑ったらどうしますか？

30 歳の女性．半年間の体重減少，発汗，動悸があったが放置．感冒罹患を機に動悸，高熱，不穏せん妄状態となる．家人とともに救急外来受診．現症：身長 154 cm，体重 55 kg，体温 38.3 ℃，血圧 132 / 47 mmHg，脈拍 136 / 分，意識レベル JCS Ⅰ−2，甲状腺腫Ⅲ度，びまん性腫大．胸部 X 線写真では，明らかな肺炎像は認めなかったが，軽度の心拡大を認めた．
甲状腺機能検査値が確認できない状態で，本症例を甲状腺クリーゼとして治療してよいか？

回答 甲状腺クリーゼは，疑ったらクリーゼと考えて治療する．甲状腺クリーゼの治療は時間との勝負である．甲状腺クリーゼに特異的な治療手段は，鑑別対象となる疾患に対して，基本的に悪影響を及ぼさないため，積極的に治療に踏み切るべきである．

✷ 判断のよりどころ

①甲状腺クリーゼの診断は，以前より Burch & Wartofsky の基準（**表1**）が用いられており，世界的に標準的治療とされてきた．しかしながら，このスコアは煩雑である上に必ずしも臨床の実感と一致せず，また現在の診断技術に合致していない部分も多くなってきた．また，治療についての指針は今まで存在していなかった．そのため，日本内分泌学会と日本甲状腺学会とで，臨床重要課題として甲状腺クリーゼの診断基準（**Part 1 表 B-6**）が策定され，現在我が国での標準的診断基準として用いられている．この診断基準は，海外でも徐々にひろがりつつあり，臨床に即した診断基準として好評を博している．

②さらに，この診断基準をもとに全国での甲状腺クリーゼに対する診療状況のサーベイランスが行われ，2016 年には甲状腺クリーゼの診療ガイドが発表された．

15 甲状腺クリーゼを疑ったらどうしますか？　*155*

表1　甲状腺クリーゼ診断のためのスコアリング（Burch-Wartofsky スコア）

	体温（℃）	中枢神経症状	消化器症状 肝障害	脈拍数	心房細動	心不全	誘因
0点	−37.2	なし	なし	<90	なし	なし	なし
5点	37.2−37.7			90−109		軽度	
10点	37.8−38.3	軽度（興奮状態）	消化管症状	110−119	あり	中等度	あり
15点	38.4−38.8			120−129		高度	
20点	38.9−39.4	中等度（せん妄・嗜眠・ 症候性精神病）	黄疸	130−139			
25点	39.5−39.9			>140			
30点	40−	高度（痙攣・昏睡）					

スコア 25 点以上：クリーゼ疑い.
スコア 45 点以上：クリーゼの可能性が高い.

表2　甲状腺クリーゼ診療ガイドラインより初期治療についての推奨

薬　剤	投与量
抗甲状腺薬	メチマゾール　30 mg/ 日静注 メチマゾール　60 mg/ 日経口　　3 つのうちいずれか プロピルチオウラシル 600 mg 経口
無機ヨード	ヨウ化カリウム 200 mg，もしくは 同量のヨードを含むルゴール液
副腎皮質ステロイド	ヒドロコルチゾン　300 mg/ 日静注，もしくは デキサメサゾン　8 mg/ 日静注

このガイドラインでは，初期治療を早期に始めることの重要性を強調するとともに，抗甲状腺薬（メチマゾールやプロピオチオウラシル），無機ヨード，副腎皮質ステロイドの投与法と投与量も明示している（**表2**）.

✲ **実際の対応**

①甲状腺クリーゼは，未治療あるいは治療中断例での発生も多く，特に救急医療の現場では，臨床情報が乏しい場合が多い．夜間・休日では甲状腺機能検査の結果を短時間で得ることができないため，前提となる甲状腺中毒症についての情報がないまま，甲状腺クリーゼとしての診断を余儀なくされることもある．また，肺炎，心不全，重症感染症による症状・症候と，甲状腺クリーゼ個々の症状とは，しばしば重複するため，より一層判断に困難を感じることが多い.

156　B. 甲状腺疾患

・甲状腺クリーゼは，放置すれば致死的な多臓器不全を呈するため，「迷ったらクリーゼとして対応する」ことが，重要である．

②甲状腺クリーゼに特徴的な治療法である抗甲状腺薬や無機ヨードによる治療は，基本的は鑑別疾患に挙げられる上記疾患に悪影響を及ぼさないことも，より一層積極的な甲状腺クリーゼの診断と治療が推奨される所以である．

③本症例では，Burch & Wartofsky のスコアでも最低 55 点になり，我が国の診断基準では，中枢神経症状に加え，発熱・頻脈の項目は明らかに満たしているので，甲状腺クリーゼ確実例である．問題となるのは心不全と黄疸についての評価で，この症例では当初正確な評価がされていない．ただし，診断の根拠となる心不全の基準は「肺水腫，肺野の 50％以上の湿性ラ音，心原性ショックなど重度な症状．New York Heart Association（NYHA）分類 4 度または Killip 分類Ⅲ度以上」であるため，本症例ではそこまで重症の心不全は当初は疑われていない．また黄疸に関しても総ビリルビン値が 3 mg/dL 超という数字が診断基準に記載されているが，これは体質性黄疸の可能性をできるだけ排除しつつ，予後に影響する黄疸症状を確実に把握するための基準値である．

④すなわちこの症例は，現症として把握できる臨床症状で，甲状腺クリーゼの可能性がきわめて高く，直ちに治療を開始すべき症例である．

⑤初期治療に関しては，**表2** に示すように甲状腺中毒症による悪循環を抑制する治療を行うとともに，甲状腺クリーゼの影響を受け，機能不全に陥っている臓器への対処が必要となる．特に注意すべきは心不全の評価である．甲状腺クリーゼで死亡する症例の多くは，心血管系の異常を伴う多臓器不全であるため，ランジオロールを用いた循環動態の管理とともに，血漿交換の適応の適否の判断など，集中治療室での管理を要することも多い．

✸ 専門医にコンサルトする段階

甲状腺クリーゼを疑った場合，後で甲状腺ホルモン値などが確認できるように，保存血清を採取した後，速やかに初期治療を開始すべきである．

①院内に内分泌・代謝内科専門医が所属する場合は，直ぐに連絡をとり，循環器内科医とともに治療に当たることがベストである．

②院内に専門医が所属しない場合，初期治療開始後すぐに循環動態が安定しなければ，血漿交換を含めた集学的治療が必要となる．初期治療の後に甲状腺クリーゼの診療に長けた施設への搬送も考慮されるべきである．

15 甲状腺クリーゼを疑ったらどうしますか？ 157

❋ 提示症例への対応

　直ちにメルカゾール 30 mg/ 日静脈注射後，無機ヨード 150 mg/ 日，水溶性ヒドロコルチゾン 200 mg/ 日開始．翌日 TSH＜0.01 μU/mL，FT_3 21.5 pg/mL，FT_4 6.99 ng/dL，TBII 45 ％であることが判明した．翌日には頻脈も軽快し，第 20 病日退院した．

参考文献

1)　Burch HB and Wartofsky L. Endocrinol Metab Clin North Am. 1993；22：263-277.
2)　Akamizu T, et al. Thyroid. 2012；22：661-79.
3)　Isozaki O, et al. Clin Endocrinol（Oxf）. 2016；84：912-8.
4)　Satoh T, et al. Endocr J. 2016；63：1025-64.

B

甲状腺疾患

158   B. 甲状腺疾患

コンサルト 16
慢性甲状腺炎の診断と治療をどのように行いますか？（粘液水腫性昏睡を含む）

48歳の女性．1年前より倦怠感を感じ，寒がるようになり，下腿浮腫も自覚していた．さらに1年間で10 kgの体重増加を認めていた．今回家族から頚部腫大を指摘され，受診．既往歴：特記事項なし．現症：意識清明，身長152 cm，体重60 kg，体温35.1℃，血圧108／58 mmHg，心拍数48／分・清，甲状腺はびまん性に腫大しており，非圧痕性の下腿浮腫あり．採血でFT$_3$ 0.7 pg/mL（基準値：2.3〜4.2 ng/dL），FT$_4$ 0.2 ng/dL（基準値：0.8〜1.7 ng/dL），TSH 150.6 μU/mL（基準値：0.4〜4.0）と甲状腺機能低下を認めた．
慢性甲状腺炎と診断するために必要な採血項目は何か？

回答　抗マイクロゾーム（またはTPO）抗体，抗サイログロブリン（Tg）抗体のいずれかが陽性であることを確認する．びまん性甲状腺腫大があり，かつこれら抗甲状腺自己抗体が陽性であれば慢性甲状腺炎（橋本病）と診断できる．治療として甲状腺機能低下症を呈する場合は，甲状腺ホルモン剤の補充療法が必要となるが，補充を必要としない潜在性機能低下症や正常機能を呈する症例も多く存在する．

✸ 判断のよりどころ

①慢性甲状腺炎は甲状腺に慢性炎症を主体とするリンパ球浸潤を伴う自己免疫性疾患である．慢性甲状腺炎は30〜50歳代の女性に多く，男性の10倍以上の頻度である．甲状腺自己抗体陽性率は成人女性で10％以上と報告されており，疾患としての有病率は少なくとも1〜2％程度とされる．

②慢性甲状腺炎（橋本病）の診断ガイドラインをPart 1表B-4に示す．身体所見としてびまん性甲状腺腫大が特徴的で，触診では腫大は中等度で弾性硬を示すこ

とが多いが，触診上甲状腺腫大がわかりづらく，エコー検査で判断する場合もある．また慢性甲状腺炎の末期像として，甲状腺腫を認めず萎縮性甲状腺炎を呈することもある．甲状腺機能は機能正常（TSH・FT$_3$・FT$_4$正常），潜在性低下（TSH高値，FT$_3$・FT$_4$正常），機能低下（TSH高値，FT$_3$・FT$_4$低値）のいずれの場合もありうる．

③慢性甲状腺炎の多くの患者は無症候性で，甲状腺機能正常や，TSH＜10 μU/mLの軽度の潜在性機能低下症では，原則として治療は必要としない．やがて一部は甲状腺機能低下症に陥るとされ，甲状腺機能低下症を呈する場合は甲状腺ホルモン剤（レボチロキシン：チラーヂン S®）の補充が必要になる．

④粘液水腫性昏睡は，重度の甲状腺機能低下症を基盤に，直接あるいは何らかの誘因（薬剤・感染症等）により発症する内分泌緊急症の1つである．循環・呼吸不全，低体温等を介した中枢神経機能障害を呈し，稀だが死亡率が高いため，疑ったら迅速に適切な検査と集学的治療を行う必要がある．報告数が少なく，国内外で確立された診断基準・治療指針がないため，日本甲状腺学会でも臨床重要課題に指定されている．

✹ 実際の対応

①慢性甲状腺炎の診断に至るには，3通りのアプローチが考えられる（**図1**）．（1）甲状腺腫大から疑う場合，（2）甲状腺機能低下症による一連の症状から疑う場合，（3）採血で甲状腺機能以外の異常から疑う場合である．こうして疑った場合は，採血で甲状腺機能（TSH，FT$_3$，FT$_4$）と抗甲状腺自己抗体（抗 Tg 抗体，抗 TPO 抗体）をチェックし，できる限り甲状腺エコー検査も実施する．甲状腺腫大発見の契機としては，患者自身による自覚や家族や知人による指摘，他疾患で診察中の指摘などがある．

・甲状腺機能低下症による症状として無気力，易疲労感，眼瞼腫脹，寒がり，体重増加，動作緩慢，記憶力低下，便秘，嗄声等が挙げられるが，いずれも非特異的で不定愁訴に近く，さまざまな診療科を訪れることが多い．中年女性では更年期障害，また高齢者ではうつ病や認知症と誤認されることがあり注意が必要である．一般採血で総コレステロール・LDL コレステロール値の上昇や，原因不明の CK の上昇を認める場合，基礎疾患として甲状腺機能低下症が存在してないかチェックする必要がある．甲状腺ホルモン剤補充により甲状腺機能が正常化すると CK は正常化し，コレステロール値も低下する．スタチン製剤投与の必要性な

160　B. 甲状腺疾患

どは甲状腺機能の正常化を待ってから判断すべきである.

- びまん性甲状腺腫大をきたすものとして他に腺腫様甲状腺腫や単純性びまん性甲状腺腫が挙げられ, 鑑別にはエコー検査が有用である. 慢性甲状腺炎の特徴的なエコー所見として, 甲状腺のびまん性腫大・表面の凹凸不整・内部エコーレベルの低下・内部エコーの粗雑化と不均一化がある.

②慢性甲状腺炎で甲状腺機能低下症を呈している場合は, レボチロキシンによる甲状腺ホルモン補充療法が必要になる. 最初に一過性の機能低下の可能性を考え, ヨウ素過剰摂取(海藻類, 特に昆布)やヨウ素含有うがい薬の頻回使用やヨウ素系造影剤の使用による甲状腺機能低下症や無痛性甲状腺炎の回復期の可能性がある場合は, 2〜4週間後に再検査する. それでも機能低下が継続していれば, レボチロキシン投与を開始する.

- 通常は少量(25 µg/日)から開始し, 甲状腺機能が正常になるように2〜4週間ごとに25〜50 µg/日ごと漸増していく. FT_4 は TSH に遅れて正常化してくる. 高齢者や心疾患を合併している患者では, 虚血性心疾患の誘発を防ぐため, より少量の12.5 µg/日から開始しなければならない. ゆっくりと12.5〜25 µg/日ずつ増量していく. 成人での必要量は吸収障害がなければ1.6 µg/kg/日程度とされるが, 少量でも正常化する場合もあり, 通常補充量は25〜150 µg/日程度となる. レボチロキシンは眠前や, 起床時などの空腹時投与の方が吸収は良好とされる. また鉄剤, アルミニウムを含有制酸剤, コレスチラミン, コレスチミド, 炭

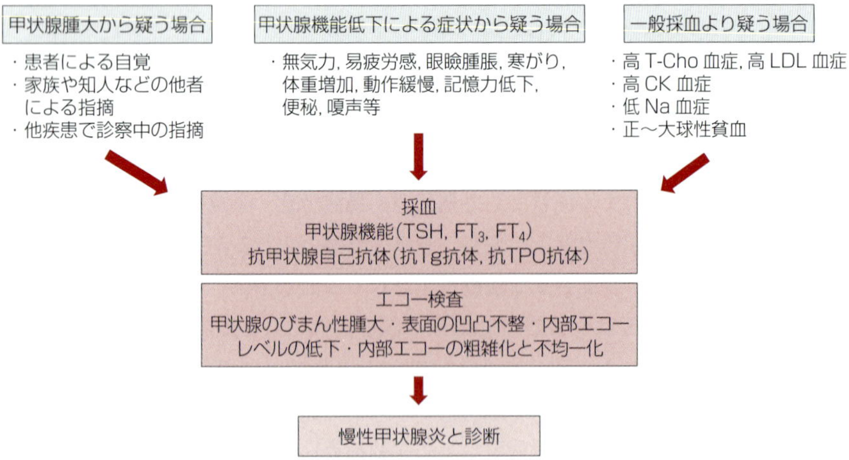

図1　慢性甲状腺炎の診断アプローチ

酸カルシウムなどの併用で吸収が抑制されるため注意が必要である.

・周術期や内服困難時は，レボチロキシンの半減期が約1週間であることより，1週間以内であれば中止しても問題ない.

③潜在性甲状腺機能低下症を呈する場合の対応は，まず上記と同じように一過性のものを考慮し，ヨウ素摂取過剰が疑われれば控えるように指導を行い，1〜2ヵ月後に正常化していないか再検する．潜在性甲状腺機能低下が継続する時は，一般的に TSH 10 μU/mL 以上の場合，TSH＜10 μU/mL でも機能低下症の症状を訴える場合，脂質異常を呈するもの，妊婦や妊娠を希望するものなどはレボチロキシン補充の適応となる．補充の適応にならない場合も3〜6ヵ月ごとに経過観察することが望ましい.

④機能正常の慢性甲状腺炎に対しては，治療は必要とせず，経過観察が基本となる．一部はやがて機能低下に陥るため，半年〜1年ごとに採血で甲状腺機能を確認することが望ましい.

⑤粘液水腫性昏睡は，最も重篤な甲状腺機能低下症の病態である．日本甲状腺学会による診断基準（3次案）を **Part 1 表 B-7** に示す．稀な病態だが，1990年以後も死亡率が25〜65％と高く，甲状腺ホルモンの補充を直ちに開始しつつ集学的に治療すべきである．粘液水腫性昏睡と診断したら（疑ったら），初期治療が重要であり，基本的には集中治療室管理のもと呼吸・循環状態をモニターしながら治療を行う.

・治療の主体は，1）全身管理（呼吸状態の管理，循環動態の管理，電解質異常などの補正，低体温に対する治療），2）副腎ステロイドの投与，3）甲状腺ホルモンの投与，4）誘因の除去である．甲状腺ホルモン剤は本邦では注射製剤がないので，（経鼻）胃管で投与するか，座薬（注腸）などでの投与が必要になることにも留意する

✳ 専門医にコンサルトする段階

①慢性甲状腺炎で甲状腺ホルモン補充中の患者が妊娠した場合は，補充必要量が増大する．妊娠中の甲状腺機能低下症は胎児の将来の知能・発達障害を起こす危険が示唆されている．また出産後は無痛性甲状腺炎を発症しやすい．妊娠・出産で甲状腺機能は変動しやすく，より頻回の受診が必要になるため，専門医による管理が望ましい．また妊娠希望する場合や不妊治療中の場合も，専門管理が必要になることもある（コンサルト**17**参照）.

162 B. 甲状腺疾患

②慢性甲状腺炎を背景に発症する非常にまれな悪性腫瘍に悪性リンパ腫がある．中
高年の女性に多い．増大傾向を示す頚部腫大を主訴に受診したり，慢性甲状腺炎
の経過観察中に片葉の低エコー腫瘤像が判明した場合は，穿刺吸引細胞診で疑
い，生検によって診断が確定するため専門医へのコンサルトが望ましい．

③粘液水腫性昏睡を疑った場合は，一刻を争うため初期治療を開始しつつ，専門医
や救急医に早急にコンサルトし，集学的治療を行う必要がある．

● 提示症例への対応

採血で抗TPO抗体，抗サイログロブリン抗体両者ともに陽性で慢性甲状腺炎と
診断した．甲状腺エコー検査でもびまん性甲状腺腫大・内部エコーの低下とエコー
パターンの粗造化を認め，診断に矛盾しない結果であった．ヨウ素過剰摂取や心疾
患などの既往なく，レボチロキシン（チラーヂンS®）25 μg/日・眠前より開始し
た．2週間後，FT_4 0.56 ng/dL，TSH 60.6 μU/mL となりチラーヂンS® 50 μg/日に
増量，さらに1ヵ月後FT_4 0.97 ng/dL，TSH 30.2 μU/mL と潜在性機能低下となり
チラーヂンS® 75 μg/日に増量，その2ヵ月後には甲状腺機能は正常化し，以後補
充継続している．

参考文献 ————

1) 日本甲状腺学会．甲状腺疾患診断ガイドライン 2013：http://www.Japanthyroid.jp
2) 甲状腺専門医ガイドブック．日本甲状腺学会（編），診断と治療社．2016
3) 日本甲状腺学会．粘液水腫性昏睡の診断基準と治療指針の作成委員会：粘液水腫性昏睡
診断基準第3次案（2010年12月）http://www.japanthyroid.jp/doctor/img/shindan.pdf
4) 田中裕司，他．粘液水腫性昏睡の診断基準と治療方針．日本甲状腺学会雑誌．2013；
4：47-52.
5) Dutta P, et al. Crit Care. 2008；12：R 1.

コンサルト 17 挙児希望や妊娠中の甲状腺機能管理はどのように行ったらよいですか？

> 26歳の女性．22歳でバセドウ病発症．チアマゾール（MMI）で治療されていたが，転居が多く治療自己中断が多かった．半年前からは継続的に MMI 15 mg/日の内服を行って甲状腺機能は改善傾向であったが，第1子妊娠7週と診断され，TSH 0.2 μU/mL，FT$_4$ 2.4 ng/dL，FT$_3$ 8.4 pg/mL，TRAb 12.6 IU/L であったため当科紹介となった．体重減少なし．悪阻なし．血圧 106/70 mmHg，脈 92/分，整，BMI 21 kg/m^2，びまん性甲状腺腫あり．七條分類3度，軟，軽度の手指振戦あり．

回答

①甲状腺機能亢進症あるいは低下症母体の甲状腺機能は，流早産など妊娠の経過や胎児の正常な発育に影響を及ぼすので，十分に甲状腺機能がコントロールされてからの妊娠が望ましい．

②バセドウ病の治療の際に使用される MMI は妊娠初期には胎児に特有の奇形を生じる可能性があるので，挙児希望時はあらかじめプロピルチオウラシル（PTU）に切り替えること．

③妊娠初期のマネージメントが特に重要であるので，妊娠可能な年齢の女性には非妊娠時より前記①②を繰り返し説明しておく必要がある．

④甲状腺機能低下症でレボチロキシン補充療法を行っている患者が妊娠した際には，レボチロキシンを30〜50％増量する．

⑤妊娠時は TSH，甲状腺ホルモン値の基準が非妊娠時とは異なることに留意する．

★ 判断のよりどころ

妊娠中は甲状腺ホルモン結合グロブリン（TBG）が増加することにより total T$_4$ は高値になるので FT$_4$ で評価すべきであるが，妊娠中は非妊娠時の基準値が当てはまらなくなる．妊娠初期には胎盤からの hCG の刺激により生理的に FT$_4$ が増加し，

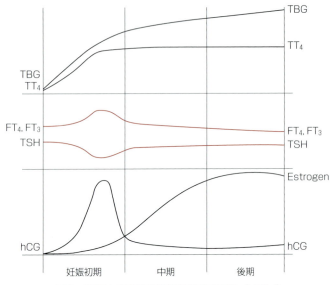

図1 妊娠中の甲状腺機能検査値の変動（文献1）

TSHが低値になる．またFT$_4$やFT$_3$は妊娠後期には非妊娠時に比し低値を示す（図1）[1]．TSH測定値のキット間差もあるので，各施設で甲状腺疾患を持たない正常妊娠妊婦の妊娠三半期別の基準値を検討するのが理想だが，現実的には難しいと思われる．いくつかの専門病院で前述を満たす基準値が検討されているので，自施設の測定方法と同じ測定法であれば参考になる[2]．

※ 実際の対応

妊娠中の甲状腺機能亢進症の鑑別診断としてはバセドウ病，妊娠初期の一過性甲状腺機能亢進症（GTH），機能性甲状腺腫が，破壊性甲状腺中毒症では無痛性甲状腺炎，亜急性甲状腺炎が挙げられる．

A. 鑑別診断

①バセドウ病：びまん性甲状腺腫（触診上軟らかいことが多い），TSH受容体抗体（TRAb）陽性，甲状腺エコーでびまん性甲状腺腫と甲状腺内の血流増加（火炎状）を呈する．まれにTRAbが基準内もしくは正常上限を少し超える程度の軽度上昇を呈するバセドウ病もあるので，妊娠初期の発症では後述するGTHとの鑑

別が困難なこともある．GTH ではバセドウ眼症は合併しないので，これを認めた際にはバセドウ病と診断する．

② **GTH**：生理的にも妊娠 14 〜 16 週までは胎盤性の hCG 増加による甲状腺刺激作用があり，非妊娠時に比べて TSH は抑制される．hCG 増加による顕性の甲状腺機能亢進症をきたす場合を GTH という．一般に甲状腺機能亢進症の程度が軽く，びまん性甲状腺腫のサイズが小さい．hCG が正常妊娠の基準値より高く，重症の妊娠悪阻を伴っていることがある．TRAb は基準値内か軽度の上昇にとどまる．胎盤が完成する妊娠中期には自然寛解する．

③ **機能性甲状腺腫**：TRAb が基準値内で，甲状腺エコーで血流が豊富な結節を認め，結節のない部分は血流に乏しい．

④ **無痛性甲状腺炎**：慢性甲状腺炎の経過中に発症することが多い．圧痛のない弾性硬のびまん性甲状腺腫を呈することが多く，抗 TPO 抗体や抗サイログロブリン抗体（抗 Tg 抗体）が基準値以上である．TRAb は基準値内である．甲状腺中毒症状の経過は 1 〜 2 ヵ月程度と短い．また FT$_3$ に比べて FT$_4$ 高値が目立ち，甲状腺エコーでは慢性甲状腺炎の所見に加えて血流に乏しいことが多い．

⑤ **亜急性甲状腺炎**：先行感染後，移動性圧痛のある軽度の甲状腺腫が出現し，甲状腺エコーでは圧痛の部位と一致して血流のない低エコー帯を認める．甲状腺自己抗体は原則として基準値内であることより容易に診断がつく．

［注］いずれの疾患の診断においても胎児被曝の観点から，シンチグラムでの診断は禁忌である．

B. 治　療

① **バセドウ病**：妊娠初期の MMI 曝露と児の奇形の関連は，妊娠 7 週までは後鼻孔閉鎖症や食道閉鎖症，妊娠 9 週までは臍関連奇形，妊娠 15 週までは頭皮欠損と報告されている[3]．PTU では頻度が少ないか発生しないため，妊娠前にあらかじめ MMI から PTU に切り替えておく．PTU は MMI に比べて，重篤な副作用である肝障害，無顆粒球症の頻度が若干高く，まれではあるが MPO-ANCA 関連血管炎も起こす．また MMI に比べて作用時間が短く，効果が弱いため，切り替え後甲状腺機能が落ち着いてから妊娠を許可する．予期しない妊娠に備えて，患者にあらかじめ PTU を処方しておいて月経が数日遅れたらすぐに MMI から PTU に切り替える様に指導している施設もあるが，妊娠初期のどの期間までなら MMI が児の奇形を起こさないかは確立していない．妊娠中期から後期は MMI 曝露に

よる児の奇形発生はないので MMI に再切り替えも可能である.

何らかの事情で妊娠初期に MMI を内服してしまった際でも妊娠を中断する必要はない. 児の大奇形発生率は投薬のないバセドウ病妊婦で 2.1％, 妊娠初期に MMI 内服を行ったバセドウ病妊婦で 4.1％程度[4]なので, 妊婦に対しては, 特有な奇形の頻度は実際には非常に少ないこと, 児の大奇形は産科主治医と連携をとり胎児エコーで出産前診断し, 出産後対処が可能なことが多い, と十分に説明する.

・妊娠中は胎児に対する免疫寛容が機能しているので, バセドウ病の病勢が軽度になり, 非妊娠時より抗甲状腺薬の減量が必要になることが多い.

・妊娠中の甲状腺機能は前述した正常妊婦の妊娠三半期別の基準値内にコントロールする. 母体の TRAb も抗甲状腺薬である MMI や PTU も胎盤移行性があるが, 妊娠 20 週頃になると児の甲状腺が機能し始めるので, 母体の TRAb と抗甲状腺薬の両方の影響を受けることになる. 児の甲状腺機能低下症は妊娠の継続や中枢神経系も含めた児の発育に影響するため, 母体の FT$_4$ が非妊娠時の基準値上限になるように抗甲状腺薬の用量を調節すべきである. 万一, 抗甲状腺薬の効き過ぎで甲状腺機能低下に傾いた際は抗甲状腺薬を直ちに減量する. この際, 甲状腺ホルモン剤の併用は行ってはならない.

② GTH：GTH は一過性で, 甲状腺機能亢進症状も軽く経過観察のみで良いことが多い.

③破壊性甲状腺中毒症：一過性であるため経過観察で良いが, 症状が重症の際は β 遮断薬やステロイドなどの対処療法を行う. その際は産科医と相談の上, 児に影響のない薬剤を選択する. 甲状腺中毒症の後に一過性の甲状腺機能低下症をきたすことが多いため数ヵ月間 TSH, FT$_4$ を評価し, 甲状腺機能低下になればレボチロキシンの補充を行う.

④甲状腺機能低下症：甲状腺機能低下症の原因の大半が慢性甲状腺炎であるため, 本稿では慢性甲状腺炎による甲状腺機能低下症の治療について述べる.

・冒頭に述べたとおり, 甲状腺ホルモンや TSH は妊娠の各期で基準値が異なる. FT$_3$ や FT$_4$ 値が基準値内でも TSH が基準値を超えていれば潜在性甲状腺機能低下症と診断するが, 妊娠時は潜在性機能低下症の状態でも早産の頻度が高いので, レボチロキシンの補充を開始すべきである. 妊娠初期では TSH が 2.5 μU/mL 以上, 中後期でも 3.0 μU/mL 以上なら相対的甲状腺機能低下症と判断して補充療法を行うべきである.

・2017 年の米国甲状腺学会ガイドラインでは妊娠初期には TSH が 0.1 〜 2.5 μU/ mL 未満で FT$_4$ が基準値内なら経過観察．TSH が 2.5 〜 10.0 μU/mL で抗 TPO 抗体が基準値以上，もしくは FT$_4$ が 5 パーセンタイル未満ならレボチロキシン補充開始を勧めている．またたとえ FT$_4$ が基準値内でも TSH が 10.0 μU/mL を超える場合はレボチロキシン補充開始を勧めている．また甲状腺機能低下症は潜在性のレベルでも不妊の原因となり得るので，不妊治療中に TSH が 2.5 μU/mL 以上の場合はレボチロキシンの内服が勧められる．

・既知の甲状腺機能低下症で妊娠前からレボチロキシンの適切な補充療法が行われている症例でも妊娠中は必要量が増加するため，妊娠 4 〜 6 週の早期に妊娠前の 30 〜 50 ％増量する．

・妊娠診断時に初めて甲状腺機能低下症が判明した場合は，早急に妊娠初期の TSH を基準値内にするためにレボチロキシンを常用量（例えば 100 μg/ 日）から開始，著明な甲状腺機能低下症の場合は常用量の 2 倍量（例えば 200 μg/ 日）から開始し，1 〜 2 週間後に常用量に減らす方法もある[5]．いずれの場合も妊娠三半期の TSH の基準値内に収まる様に投与量の調節を行う．妊娠可能な年齢では甲状腺機能を急速に改善しても循環器系に対する副作用の可能性は少ないので，少量漸増法ではなく常用量から開始してよい．

・なお，妊娠初期に母体の甲状腺機能低下症の状態でもその後に適切な補充療法を行えば児の精神発達には影響しないとされているので，妊娠の中断をする必要はないと思われる．

❋ 専門医にコンサルトする段階

　妊娠合併甲状腺機能異常は，軽症の GTH を除いて，妊娠が判明したら可能な限り専門医に紹介すべきである（妊娠を希望した時点で一度専門医を受診し，専門医から患者に説明するとさらによい）．

　患者が様々な理由で専門医に受診できない場合でも，常に専門医に相談しながら診療に当たることができるように体制を整えておくべきである．

　特に以下のケースでは専門医による診療が必要である．

・妊娠前もしくは妊娠初期に PTU で副作用をきたしたとき．

・GTH で甲状腺機能亢進症状が重篤な症例．

・妊娠時著明な甲状腺機能亢進をきたしているバセドウ病．

・甲状腺術後やアイソトープ治療後で TRAb が高値例．

168　　B. 甲状腺疾患

・機能性甲状腺腫.

✳ 提示症例への対応

　妊娠初期に MMI を内服していた例ではまれではあるが，胎児の特異的な奇形を引き起こすことがあるので PTU に切り替えること．前述の通り，妊娠の中断をする必要は無いことを妊婦の不安を取るように丁寧に説明し，産科主治医に MMI 内服に伴う奇形の可能性について，胎児エコーで注意深い観察が必要と連絡した．MMI 15 mg 分 1 から PTU 200 mg 分 2 に切り替え，妊娠初期の TSH が基準値以内になる様に 1 ヵ月毎に甲状腺機能を評価．妊娠中期にはバセドウ病が改善傾向であったので，MMI 10 mg 分 1 に切り替え，FT$_4$ を非妊娠時の正常上限に保つように漸減した．TRAb も 3.4 IU/L となり，児の発育も順調であったため新生児バセドウ病も危険性はないと説明した．妊娠 40 週で自然分娩．児の奇形は認められなかった．出産後再燃し授乳中であったので PTU を 200 mg 分 2 で再開した．

参考文献 ————

1) 網野信行，他．産婦人科治療．2010；100：149-156.
2) 荒田尚子，他．日本甲状腺学会雑誌．2011；2：131-132.
3) 坪井久美子．ホルモンと臨床．2011；59：813-818.
4) Yoshihara A, et al. J Clin Endocrinol Metab. 2012；97：2396-2403.
5) Azizi F, et al. Endocr J. 2014；61：697-704.

18　痛みを伴う甲状腺炎はどのように診断し治療しますか？　　*169*

コンサルト
18　痛みを伴う甲状腺炎はどのように診断し治療しますか？

B

甲状腺疾患

45歳の女性．2週間前に感冒罹患歴あり．2週間前から両胸鎖乳突筋あたりの圧痛を自覚．発熱も認めたため受診した．身長160 cm，体重50 kg，体温38.3℃，血圧126 / 58 mmHg，脈拍112 / 分，整．びまん性甲状腺腫七條分類Ⅱ～Ⅲ度．板状硬で左右両葉（右＞左）に圧痛を認めた．採血では WBC 9,300 / μL，CRP 5.16 mg/dL，FT₃ 6.15 pg/mL，FT₄ 3.72 ng/dL，TSH 0.005 μU/mL であった．

回答　痛みを伴う甲状腺腫大をみた場合には，亜急性甲状腺炎の他に急性化膿性甲状腺炎，稀に腺腫様甲状腺腫の嚢胞内出血，慢性甲状腺炎の急性増悪を考える．ごく稀に甲状腺未分化癌のことがある．急性化膿性甲状腺炎が否定できればまず本症と考えて，軽症であれば非ステロイド性消炎鎮痛薬を，無効か中等症以上であればステロイド薬を投与する．未分化癌を疑えば，1日も早く専門医療機関へ紹介する．

✴ 判断のよりどころ（表1）

①亜急性甲状腺炎の診断には日本甲状腺学会の「亜急性甲状腺炎（急性期）の診断ガイドライン」（Part 1 表B-3）[1]を参照する．30～40歳代に好発し，男女比は1:2で女性に多い．病歴上，先行するウイルス感染が明らかでないこともままある．嚥下痛，痛みの移動（creeping 現象）があれば，本症を強く疑う．急性期には炎症に一致して有痛性の甲状腺腫を認めるが，典型的には板状硬で表面がのっぺりした甲状腺腫を触れる．採血では CRP または赤沈の高値がみられるが，白血球増多や核の左方移動は目立たない．血清 FT₄ 高値と TSH の低値（0.1 μU/ mL 以下）を認める．破壊性甲状腺中毒症を反映して，血清 FT₃ の上昇の程度より血清 FT₄ の上昇の程度が顕著である．ちなみにバセドウ病の未治療期には

170　B. 甲状腺疾患

表1　痛みを伴う甲状腺疾患の鑑別

	亜急性甲状腺炎	急性化膿性甲状腺炎	腺腫様甲状腺腫の囊胞内出血	慢性甲状腺炎の有痛性増悪	未分化癌
好発年齢	30〜40歳代	小児〜成人	30〜50歳代	不定	60歳代以降
性差	男＜女	男＝女	男＜女	男＜女	男＞女
甲状腺腫	結節性またはびまん性	なし	結節性またはびまん性	びまん性	急激に増大する硬い結節またはびまん性
疼痛の特徴	時に移動性	左が90％	急激に発症	強烈再燃傾向大	周囲組織への浸潤・圧迫による
発熱	あり	あり	なし	あり	不定
甲状腺ホルモン値	破壊性中毒症	正常ないし破壊性中毒症	正常	不定	正常ないし破壊性中毒症
甲状腺自己抗体	陰性時に弱陽性	陰性	陰性	強陽性	陰性
エコー所見	局所的低エコー像	甲状腺後方の低エコー像	腺腫様結節囊胞	びまん性低エコー像	腫瘤に一致した低エコー像
治療法	NSAIDsまたはステロイド	抗生剤外科手術	穿刺排液	ステロイド時に甲状腺全摘	集学的治療
自然治癒	あり	なし	あり	なし	なし
予後	良好	良好	良好	不定	不良

TSH が測定感度以下になるのに対し，TSH が低値でも感度以上を示す時は破壊性甲状腺中毒症と考えてまず間違いがない．甲状腺自己抗体は陰性が基本で，仮に陽性でも抗体価は低い．甲状腺超音波検査で疼痛部に一致した低エコー域を認める．本症の 80〜90 ％に HLA-Bw 35 を認める．病理学的には濾胞構造の破壊や間質への単核球浸潤がみられ，多核巨細胞の出現と肉芽腫様変化を特徴とする．

②急性化膿性甲状腺炎は胎生期の遺残である下咽頭梨状窩瘻の感染で起きる化膿性疾患であり，ステロイドの投与で増悪するため，確実な鑑別が必要である．小児期に発症することが多いが，成人にも見られる．左右比は 9 対 1 で，圧倒的に左側に多い．甲状腺の上方から裏側に伸びる下咽頭梨状窩瘻の炎症が甲状腺に波及して起こるもので，発熱と嚥下痛，甲状腺部の圧痛を認める．急性期には甲状腺を硬く触れるが，炎症が進んで膿瘍を形成すると波動を感じるようになる．炎症

が皮膚に波及することもある．甲状腺自体の炎症は軽度なので，甲状腺ホルモン値は正常かごく軽度の上昇にとどまる．頚部の超音波やCTで甲状腺の外後方に炎症巣を認めるが，病変は時に甲状腺上極内に達することがある．局所の穿刺により膿汁の成分を得れば診断が確定する．治療法は抗生剤の全身投与であるが，膿瘍形成時には切開排膿を，反復する場合は下咽頭梨状窩瘻の外科的切除を要する．咽頭造影による下咽頭梨状窩瘻の証明は，急性期には炎症のために困難なので，炎症が消退した数ヵ月後に行うのが良いとされる．歯科領域や耳鼻科領域の感染から波及した降下性壊死性縦隔炎もこれに類似した病像を示すので，病歴やCTなどで鑑別が必要である．

③腺腫様甲状腺腫の囊胞内出血では，出血に伴う囊胞容積の急速な増大で甲状腺被膜の伸展されることが痛みの原因となる．発症が急激で発熱や炎症反応を欠くことで容易に鑑別される．甲状腺超音波を行うと基礎にある腺腫様甲状腺腫が確認でき，圧痛の部位に一致して原因となる拡張した囊胞が観察される．穿刺吸引により血性の囊胞液が吸引され，減圧により痛みが消失する．翌日にはまた囊胞液が貯留して元の大きさに戻ることもしばしばだが，痛みは再燃しないのが通例である．発症時に囊胞内圧が上昇することで，破綻血管が閉じて自然止血するためと思われる．

④慢性甲状腺炎の有痛性増悪でも亜急性甲状腺炎同様の発熱，甲状腺部の圧痛，破壊性甲状腺中毒症を認めるが，亜急性甲状腺炎と異なり痛みの移動はない．白血球増多とともに亜急性甲状腺炎同様の赤沈の亢進やCRP高値を認めるが，本疾患では抗サイログロブリン抗体の異常高値が特徴的である．甲状腺機能は機能低下から甲状腺中毒症まで様々とされる．甲状腺超音波検査ではびまん性の甲状腺腫を認め，甲状腺全体のエコー像が粗雑な印象で低エコーを示す．ステロイドには反応するが，減量に伴う再燃が起きやすく離脱困難で治療が長期化しやすく，痛みのコントロールを目的にした甲状腺全摘出術を要することもある．永続的甲状腺機能低下症に陥り，補充療法を要することもある．

⑤甲状腺未分化癌は高齢者に多く，男女比が2対1と男性に多い点が亜急性甲状腺炎と異なる．急激に増大する甲状腺腫が特徴で，腫瘍が甲状腺組織を含む周囲組織を壊しながら増殖するので，痛みや破壊性甲状腺中毒症を，また反回神経を巻き込むと嗄声を生じる．皮膚に浸潤すると局所の炎症所見を呈する．

172　B．甲状腺疾患

✹ 実際の対応

①ステロイドを投与する際には感染性疾患の除外が必須である．甲状腺超音波検査で炎症が甲状腺内か甲状腺外かを確認する．確信が持てなければステロイドを避けて非ステロイド性消炎鎮痛剤の投与にとどめる．受診前に前医があれば，その治療内容を確認する．すでに抗生剤が投与されていて病像が修飾されている可能性も考慮するためである．受診歴はなくても，自宅に残っている過去の処方薬を自己判断で服用している可能性もあるので確認を要する．

②破壊性甲状腺中毒症自体は無治療でも自然経過で治癒することを伝えて安心させる．とはいえ急性期には痛みも強く発熱もあるので，投薬による症状緩和の意味は大きい．ステロイドの効果は迅速かつ確実であるが，既存の糖尿病の悪化や眼圧の上昇，その他の副作用を考慮する．一般には数週間の漸減投与で済むので，ステロイド性骨粗鬆症についての配慮は必要ない．むしろあまり減量を急ぐと症状が再燃することもあることに注意する．

③甲状腺中毒症が消退した後，甲状腺機能が正常にとどまっていればそれ以上の治療は必要ない．機能低下症の時期に入っても通常は自然に回復するが，機能低下の症状が強い時や機能低下が遷延する場合には甲状腺ホルモン補充療法を行う．

④一方，慢性甲状腺炎の有痛性増悪の場合は，ステロイドの投与が長期化することが予想されるので，最初からビスホスホネート薬やビタミンD製剤の併用を行うことが望ましい．症状の再燃が続き，長期間にわたりステロイドの減量が困難な場合には抗原の除去を目的に甲状腺全摘術が選択される．もちろん永続的甲状腺機能低下症を生じるので，術後は生涯にわたる甲状腺ホルモン補充療法が必要である．

✹ 専門医にコンサルトする段階

①甲状腺超音波検査ができず，亜急性甲状腺炎の診断に自信が持てないとき．

②急性化膿性甲状腺炎や降下性壊死性縦隔炎を疑う場合は，外科医または耳鼻咽喉科医にコンサルトする．

③痛みはあるが発熱を欠き，破壊性甲状腺中毒症の要件を満たさないとき．

④腺腫様甲状腺腫の嚢胞内出血で甲状腺穿刺に自信がないとき．

⑤慢性甲状腺炎の有痛性増悪でステロイドの減量が進まないとき．

⑥未分化癌が疑われる場合は1日を争って基幹病院に紹介する．

提示症例への対応

　超音波検査で圧痛部位に一致した低エコー像を認めた．甲状腺周囲には特に炎症を思わせる所見はなく，頚部リンパ節の腫大も認めなかった．血糖値が正常であることを確認．抗甲状腺自己抗体の追加検査を行い，結果を待たずにプレドニゾロンを 20 mg/ 分 2（朝 15 mg，昼 5 mg）で 1 週間処方した．次回再診時に確認すると，痛みは内服開始後 1 ～ 2 日でなくなった，とのことであり，甲状腺腫は縮小し圧痛も消失していた．抗サイログロブリン抗体，抗 TPO 抗体，TSH レセプター抗体（第 3 世代）はいずれも陰性であった．以後 1 週間毎に 5 mg/ 日ずつ減量して 4 週間でステロイドの投与を終了した．休薬後も症状の再燃はなく甲状腺機能も正常であることを確認して終診とした．

参考文献

1)　日本甲状腺学会：亜急性甲状腺炎（急性期）の診断ガイドライン　http://www.japanthyroid.jp/doctor/guideline/japanese.html#akyuu（2018 年 3 月 3 日閲覧）
2)　窪田純久．Medicina. 2013；50：1768-1771.
3)　大宜見由奈，他．Modern Physician. 2015；35：1107-1108.
4)　齊藤芙美，他．Modern Physician. 2015；35：1113-1115.

174　B. 甲状腺疾患

> **コンサルト**
> **19**
>
> 甲状腺眼症への対応と，ステロイドパルス療法，外照射療法の適応について教えてください.

71歳の女性．6ヵ月前にバセドウ病と診断され，抗甲状腺薬を内服している．2ヵ月前より視力低下と正面視時の複視が出現し，当科へ紹介受診となった．現症：身長148 cm，体重46 kg．視力は右0.6，左0.3，中心フリッカー値は右35 Hz，左31 Hz．両上眼瞼の発赤と腫脹，結膜充血，涙丘の充血を認め，眼窩部の違和感があった（**図1**）．眼底検査で，両側視神経乳頭の発赤と腫脹を認めた（**図2**）．眼球突出は，右14 mm，左15 mm（base: 98 mm），瞼裂高は右7.5 mm，左6 mm．右眼の上転・外転が制限されており，正面視時での複視を認めた（**図3**）．MRIでは，T1強調画像で低輝度，T2強調画像で高輝度の全直筋の肥厚を認め，眼窩先端部で視神経を圧迫していた（**図4**）．甲状腺ホルモン値は，前医での投薬により正常範囲内にコントロールされていたが，TSAbは5542 %（正常範囲＞120 %）と高値であった．

> **回答**　甲状腺眼症におけるステロイドパルス療法の適応は，炎症の活動性および重症度により決定される．外照射療法には，ステロイドの有効性を増強する効果がある．ステロイドパルス療法と外照射療法の併用は，ステロイドパルス療法後に再発した症例や，再発が予想される症例に対して行う．

✹ 判断のよりどころ

①甲状腺眼症におけるステロイドパルス療法の適応は，炎症の活動性および重症度により決定される．

・炎症の活動性の評価は，Clinical Activity Score（CAS）とMRIを用いて行う（**表1**）．CASの感度は80 %，特異度は60 %程度であるため，本邦では眼窩内の炎症を確実に評価するために，MRIの所見を必ず評価に組み入れる．本症例でのCASは，両上眼瞼の発赤と腫脹，結膜充血，涙丘の充血，眼窩部の違和感のた

19 甲状腺眼症への対応と，ステロイドパルス療法，外照射療法の適応について教えてください．　　　*175*

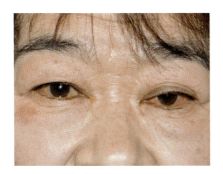

図1　初診時の顔面写真

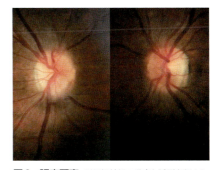

図2　眼底写真．両側視神経の発赤と腫脹を認める．

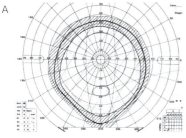

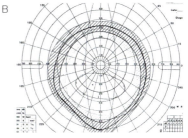

図3　両眼単一視野（A）初診時．30〜40度の下方視時のみ，単一視ができている．（B）ステロイドパルス療法および外照射療法後．下方の単一視領域は拡大したが，正面視における複視は残存している．

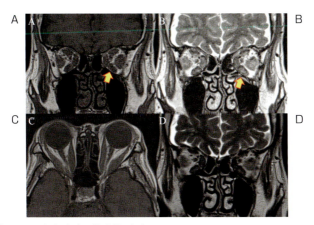

図4　初診時のMRI（A）-（C）．治療後（D）
(A) T1強調冠状断．(B) T2強調冠状断．筋の炎症がある場合，T1強調画像で低信号，T2強調画像で高信号となる（矢印：図A，図B）．(C) T1強調軸状断．眼窩先端部で視神経の圧迫を認める．(D) ステロイドパルス療法および外照射療法後のMRI．T2強調冠状断．外眼筋の炎症は改善している．

表1 Clinical Activity Score（CAS）*

自覚的指標	他覚的指標	臨床経過指標**
球後の違和感	眼瞼の発赤	眼球突出（＞＝2 mm）
眼球運動時痛	眼瞼の腫脹	眼球運動障害（≧5°）
	結膜の充血	視力低下（＞1 snellen line）
	結膜の浮腫	
	涙丘の充血・腫脹	

*：自覚的指標と他覚的指標計7項目のうち3点以上，あるいは，さらに臨床
経過指標を加えた計10項目のうち4点以上で炎症があると判定する．

**：3ヵ月間経過観察して，悪化した場合に陽性と判定する．

表2 眼症の重症度分類

	なし	軽症	中等症	重症	最重症
瞼裂開大	＜8 mm	8～10 mm	10～12 mm	12 mm 以上	
眼瞼腫脹	なし	軽度	中等度	高度	
結膜	所見なし	うっ血，充血，浮腫	上輪部角結膜炎	上強膜血管怒張	
眼球突出	＜15 mm	15～18 mm	18～21 mm	21 mm 以上	
外眼筋	所見なし	なし～間欠性複視	周辺視での複視	第1眼位で複視	
角膜	所見なし	所見なし	兎眼性浸潤～角膜全体に及ぶ浸潤		潰瘍，穿孔，壊死
視神経	所見なし	所見なし	所見なし	所見なし	視神経症

（日本甲状腺学会）

め，7点満点中（初診時），5点であった．3点以上あれば陽性とするため，本症例では CAS から炎症があると判断された．また，MRI の所見はこれを裏付けた．

・重症度の評価は，European Group on Graves' Orbitopathy（EUGOGO）のコンセンサス，または，日本甲状腺学会により作成された「バセドウ病悪性眼球突出症（甲状腺眼症）の診断基準と治療指針」に基づいて行う（**表2**）．

・ステロイドパルス療法は，視神経症や中等症あるいは重症の複視があり，かつ，MRI で外眼筋の炎症を認める症例に対して行う．

② MRI は，炎症や外眼筋肥厚の評価に有用である．T1 強調および T2 強調の条件で，軸位断と冠状断の撮像を行う．外眼筋の直径が5 mm 以上，あるいは視神経鞘より大きい場合に，筋の肥厚があると判定する．また，T1 強調画像で低信号かつ T2 強調画像で高信号であれば，炎症と判定できる（**図4**）．下直筋・内直筋・上直筋においては冠状断を，外直筋においては軸位断を用いて評価する．

③ TSAb は，バセドウ病および甲状腺眼症の両者と関連があり，眼症の炎症の活動性と正の相関を示すことが多い．しかし，この相関が当てはまらない症例もある

ことから，治療方針は，あくまでも臨床症状に基づいて決定する．

● 実際の対応

①本症例では，外眼筋による視神経の圧迫所見が MRI で示され，これに対応した視力低下や，左中心フリッカー値の軽度低下，視神経乳頭の発赤と腫脹を認めており，視神経症と判断できる．すなわち，**表2**の眼症の重症度分類で示した視神経の項目で最重症に該当する．MRI では外眼筋に重度の炎症が認められ，本症例ではステロイドパルス療法の適応があった．

②外照射療法は，1回目のステロイドパルス療法後に再発した症例，高齢で繰り返しステロイド投与を行いたくない症例，炎症の活動性が高くステロイド治療後の再発が予想される症例に対して行う．本症例では，CAS が5点であり，活動性が高かったことから，初発例であったが，外照射療法を併用した．糖尿病網膜症や重症高血圧症例は，網膜症悪化のリスクがあるため外照射療法は禁忌である．また，35歳未満では長期的な合併症発生のリスクを考慮し，メリットが上回らない限り行わない．

③外照射療法は，一般的に，左右2門より1回1.5〜2.0 Gy，10回で計15〜20 Gy を，2週間かけて行う．ステロイドパルス療法と併用した場合の有効率は88 %であり，ステロイド単独投与における77 %に比べて高い．

④ステロイドパルス療法に関しては，メチルプレドニゾロンを1日1 g，3日間連続投与し，4日間休薬するという方法で，これを2〜3クール行うことが伝統的に行われてきた．しかし，投与総量が8 g を超えた場合に，致死的な肝機能障害を引き起こす危険性があるため，我々の施設では，1回の投与量を10 mg/kg としている．体重60 kg の患者では600 mg の換算になる．この治療は，原則として入院で行う．EUGOGO では，0.5 g を1週毎に6週間，続いて0.25 g を1週毎に6週間投与する方法を推奨している．

⑤ステロイドパルス療法を行う前に，必ず HBs 抗原，HBc 抗体，HBs 抗体をチェックする．いずれかが陽性であれば，HBV-DNA 検査を行う．HBV-DNA が陽性の患者では，HBV の再活性化をきたし重症肝炎を発症する可能性があるため，核酸アナログの予防投与について肝臓専門医にコンサルトする．パルス療法終了後も，6ヵ月間は肝機能検査を継続する．

⑥ステロイドパルス療法の後療法については，有効であるというエビデンスはない．むしろ，ステロイド内服を長期間続行することが，骨粗鬆症，糖尿病，精神

障害などの合併症悪化のリスク要因となり得るため，我々の施設では行っていない．ただし，前医ですでにステロイドの長期内服投与が行われている症例では，副腎抑制を考慮し，少量のステロイド内服を継続した後に中止に向かうよう配慮している．

⑦ステロイドパルス療法および外照射療法は，炎症を鎮静化し症状の進行を抑制するのに有効であるが，消炎後にも，瞼裂開大，眼球運動障害，眼球突出は残存し得る．これらに対しては，症状が安定した後に機能回復手術を行う．

✸ 専門医にコンサルトする段階

①甲状腺眼症に関連した視神経症および角膜潰瘍は，甲状腺眼症の2.5〜5％に発症する．これらが生じた場合，外科的治療のタイミングを逸すると失明につながるため，専門の施設に可及的速やかに紹介する必要がある．

・視神経症は，急激な視力低下や色覚異常，視神経乳頭腫脹を特徴とする．ステロイドパルス療法を行っても視力および中心フリッカー値の改善がみられない場合，緊急で眼窩減圧術を行う．

・重度の眼球突出や眼瞼後退，眼球の上転障害により，上眼瞼を閉じても角膜が見える場合，角膜潰瘍発症のリスクが上昇する．角膜潰瘍に対しては，角膜に対する治療と並行して，眼窩減圧術や上下の眼瞼延長術により閉瞼障害の改善を図る．

②上眼瞼挙筋に炎症があり，上眼瞼後退がある場合，ステロイド局所注射の適応としてもよい．また，外眼筋に炎症があり，複視によって日常生活に支障を生じている場合，ステロイドパルス療法の適応となる．このような症例では，数週間以内に専門医にコンサルトする．

・自覚的・他覚的指標の項目でCASが7点満点中3点以上ある，すなわち眼窩の炎症がある場合，または，症状が3ヵ月の間に悪化した場合も（CASにおける臨床経過指標の悪化），専門医と連携する．

✸ 提示症例への対応

体重が46 kgであったため，メチルプレドニゾロン460 mg/日×3を，3クール点滴投与した．ステロイドパルス療法と並行して放射線治療20 Gyを行い，第21病日に退院となった．退院時には，視力，中心フリッカー値は正常範囲まで改善しており，上眼瞼の発赤と浮腫，結膜充血，涙丘充血，眼窩部の違和感も改善してい

た．眼球運動は治療前と比較して改善し，融像できる領域も広がったが（図3B），正面視における複視が残存しているため，斜視角が安定した後に斜視手術を行う予定である．

参考文献 ────

1) Mourits M, et al. Clin Endocrinol. 1997；47：9-14.
2) Bartalena L, et al. Eur J Endocrinol. 2008；158：273-285.
3) 臨床重要課題「バセドウ病悪性眼球突出症（甲状腺眼症）の診断基準と治療指針」（第1次案）．日本甲状腺学会　臨床重要課題．http://www.japanthyroid.jp/doctor/img/basedou.pdf
4) Ohnishi T, et al. Radiology. 1994；190：857-862.
5) 柿﨑裕彦．甲状腺眼症がよくわかる本，改訂2版，ブイツーソリューション，pp 79-88，2011.

180   B. 甲状腺疾患

コンサルト 20 甲状腺未分化癌の診断と化学療法の進歩について教えてください.

71歳の男性. 2ヵ月前に前頚部の母指頭大腫瘤に気づいたが放置していた. その後腫瘤は増大し, 手拳大となり, また呼吸困難, 嚥下困難を認めるようになった. 受診時, 左前頚部を中心に可動性不良の腫瘤を認めた. CT検査では, 気管内腔へ浸潤する7cm大の腫瘤が甲状腺左葉を中心に描出され, また両肺野に腫瘤が多発していた. この腫瘤に対し穿刺吸引細胞診を施行したが炎症細胞しか認められなかった.

この患者に今後どのように対応し, 治療はどうするか.

回答 甲状腺未分化癌は, 甲状腺癌のなかで占める割合は低いが極めて予後が不良である. 未分化癌には特異的な腫瘍マーカーはなく, 確定診断には穿刺吸引細胞診や組織学的診断が必要である. 穿刺吸引細胞診で診断されなくても未分化癌を疑えば専門医に組織生検を依頼する. 治療法は現状では確立されていないが, 化学療法としてはパクリタキセルや分子標的薬としてはレンバチニブの有効性が報告されている.

✳ 判断のよりどころ

①**急速な前頚部腫瘤増大**:甲状腺未分化癌は新生物のなかでも増大スピードは極めて速く, 月単位どころか週単位で増大することが多い. 1年生存率が5〜20%程度, 生存期間中央値は約半年と極めて予後は不良である. 前頚部に固くて可動性が悪い, 急速に増大した腫瘤を見たときにはまずは甲状腺未分化癌を想定する. 鑑別診断としては念頭におくものとしては局所進行した通常の甲状腺分化癌(乳頭癌や濾胞癌), 髄様癌, 悪性リンパ腫, 急性化膿性甲状腺炎等である. なお甲状腺未分化癌は従来存在していた甲状腺分化癌の一部が未分化転化にすることにより発症することが言われている.

②**画像診断**：頚部超音波検査では全体像が捉えられきれないほど増大していること
が多く，せいぜい腫瘍の一部が観察されるのみである．CT では甲状腺正常実質
に比べ腫瘍部分が占める割合が高く，周囲組織への高度な圧排所見を示す．また
胸部まで撮影範囲を拡大するとすでに肺転移・胸膜転移による胸水が観察される
ことが少なくない．

③**血液検査**：特異的な腫瘍マーカーは存在しない．分化癌では進行するとそれに伴
い甲状腺特異タンパクである血中サイログロブリン値が高値になることがある
が，未分化癌の場合は当てはまらない．一方，白血球増多や CRP 上昇等，炎症
反応を認めることが多く診断の参考所見となる．

④**病理学的診断**：通常の甲状腺腫瘍と同様にまずは穿刺吸引細胞診を施行する．細
胞診で高度な核・細胞異型を認めて，診断される場合もあるが，悪性リンパ腫，
髄様癌，甲状腺低分化癌，扁平上皮癌等との鑑別が時々難しい場合がある．よっ
て細胞異型のみならず組織異型を観察するために太針生検や開放生検による組織
診が確定診断により有効である．ただし，先述のように分化癌からの未分化転化
という点で腫瘍の構成分布は一律でないことがあるため，細胞診や組織診で採取
した標本が未分化癌成分でない場合があることや，また，急速な増大により腫瘍
内には壊死に陥った部分も少なからずあるので，診断に難渋することがある．

⑤2009 年 1 月にわが国で甲状腺未分化癌の治療成績改善を目的とする多施設共同
研究機構未分化癌研究コンソーシアム（ATCCJ：Anaplastic Thyroid. Carcinoma
Consortium of Japan）が設立され，多施設が収集した未分化癌症例のデータを収
集し解析し，エビデンスに基づく診療指針や新しい治療法の確立が試みられてい
る．それによる「甲状腺未分化癌に対する weekly Paclitaxel による化学療法の認
容性，安全性に関する前向き研究」の結果では奏功率は 21 ％，臨床的有用性は
73 ％に認め，また同化学療法後に外科的に根治切除が可能であった群は，不可
能であった群に比べ有意に生存期間が延長した（7.6 ヵ月 vs 5.4 ヵ月）と報告し
ている．

⑥現在のところ，切除不能な甲状腺未分化癌に対し，保険適応があり有効性を認め
られている抗癌剤は分子標的治療薬であるレンバチニブのみである．国内におい
て進行性甲状腺癌を対象とした安全性，有効性を検証した第 2 相試験では，未分
化癌への奏功率は 24 ％，臨床的有用性は 71 ％と報告している．有害事象として
は，手足症候群，高血圧，蛋白尿等である．

182   B. 甲状腺疾患

● 実際の対応

①上述のように穿刺吸引細胞診でも診断が困難な場合もあるので，細胞診では未分化癌と示唆されなくても臨床的に疑った場合には専門医にコンサルトし，太針生検や開放生検による組織診を行うことが望ましい．甲状腺未分化癌に対する根治切除例では，統計学的に有意に予後が改善することが報告されているので，専門医にコンサルトするタイミングを遅らせてはいけない．

②ただし根治手術は周囲組織の合併切除が必要なことが多く，術後の QOL を著しく損ねる結果になることが懸念される．個々の患者においてはその予後不良因子を検討し（**表1**），外科医は，腫瘍減量手術を含め手術適応については十分なインフォームドコンセントの上，決定することが求められる．

③一方，甲状腺未分化癌が発見された時点では，ほとんどのケースで根治切除が不可能，減量手術も無意味な状態となっているため，化学療法，放射線療法等を用いた集約的治療を行うことになる．

④進行が速く，生命予後は月単位であるので，診断された段階で緩和医療の介入を行う必要がある．なお気道狭窄が認められた場合の予防的気管切開術は QOL や感染の可能性の観点から推奨されない．

● 専門医にコンサルトする段階

　急激に増大する固く可動性の悪い腫瘍に遭遇した時は，未分化癌を念頭に診断にあたらなければならない．CT 等の画像診断を直ちにオーダーし，腫瘍の状況を確認するとともに，可能なら穿刺吸引細胞診をまず行い，無理であれば速やかに内分泌内科・外科医，耳鼻科医にコンサルトする．

表1　甲状腺未分化癌の予後不良因子

年齢：70 歳以上
急性増悪症状*の有無
腫瘍径が 5 cm を超える
腫瘍が甲状腺被膜を超える
遠隔転移あり
白血球 10,000 /mm^2 以上

*発声障害，嚥下障害，1ヵ月未満の急激な
腫瘍増大．　　　　　　　　　　　（文献 2）

提示症例への対応

　細胞診では確定診断に至らなかったが，臨床的には甲状腺未分化癌が強く疑われたので直ちに外科医にコンサルトし開放生検が施行され，組織診により未分化癌の診断が確定された．本症例では予後不良因子を多く満たしており，気管浸潤も著しいため，根治手術は期待できないと判断された．未分化癌と診断されたのち緩和医療チームにコンサルトされ，病名が告知されると直ちに精神的サポートが開始された．また呼吸困難感や不安等に対する緩和医療が施行された．さらに患者と相談の上，腫瘍内科にてレンバチニブの投与が開始された．投与後は有害事象である重度の手足症候群を発症したためレンバチニブは減量されたが，その後は安定して投与できている．投与後1ヵ月の時点ではまだ腫瘍の増悪傾向は認められていない．

参考文献

1) 伊藤研一，他．内分泌甲状腺外会誌．2013；30：168-174.
2) Sugitani I, et al. World J Surg. 2012；36：1247-1254.
3) 小野田尚佳，他．内分泌甲状腺外会誌．2013；30：175-178.
4) Onoda N, et al. Thyroid. 2016；26：1293-1299.
5) 岡野　晋，他．内分泌甲状腺外会誌．2016；33：151-154.

C

副甲状腺疾患・カルシウム代謝異常

コンサルト 21 高カルシウム血症の患者が受診しました. どのように検査を進めますか?

> 78歳の女性. 整形外科通院中, 骨粗鬆症に対してアルファカルシドール 0.75 μg/日を内服していた. 自覚症状は特に認めなかったが, 健診で高Ca血症を指摘され近医内科を受診. 精査目的で内分泌内科へ紹介受診となった. 現症:身長153 cm, 体重44 kg. アルブミン4.2 g/dL, 蛋白7.6 g/dL, Ca 12.0 mg/dL, P 3.7 mg/dL, BUN 10.5 mg/dL, クレアチニン0.56 mg/dL, eGFR 77.7 mL/分/1.73 m^2, インタクトPTH 76 pg/mL.

重篤な高Ca血症や意識障害等の症状を伴う場合は, 脱水の補正を行い薬物治療も検討する. 本症例はCa値の上昇は軽度で臨床症状も伴っていないため, まず薬剤性の高Ca血症を鑑別するためアルファカルシドールの内服を中止し, その後にCa・P値の再検を行った.

● 判断のよりどころ

① Ca値の評価については血清Caの約40%が主にアルブミンなどの蛋白に結合しているため, 血清アルブミンが4 mg/dL以下の低アルブミン血症が存在している場合は見かけ上Ca値が低値となる. このためイオン化CaをよりER反映するように換算式:補正Ca値(mg/dL) = 実測Ca(mg/dL) + [4 - 血清アルブミン(g/dL)] を用いて補正Ca値を求める.
② Ca値の上昇は軽度で無症候または軽微な症状の場合は必ずしも治療の対象とならないが, 急激あるいは重度の高Ca血症では意識障害を呈し, 生命の危険を伴う高Ca血症クリーゼ(hypercalcemic crisis)と呼ばれ緊急治療を要する病態となるため, 原因疾患によらず生理食塩水での脱水の補正と薬物治療による高Ca血症の補正を行い, 可能であれば原疾患の治療を緊急で行う(☞コンサルト22).
・緊急性がなければ, 高Ca血症鑑別診断のフローチャート(図1)に沿って鑑別

診断を進める. 高 Ca 血症をきたす主な原因疾患を**表1**に示した. 基本的には原疾患が治療可能であれば, その疾患の治療が優先される. それに加えて必要に応じて対症療法として脱水と高 Ca 血症の補正を行う.

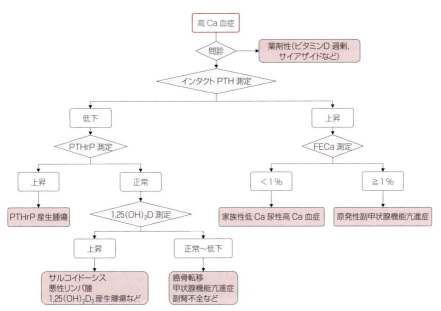

図1 高 Ca 血症診断のフローチャート

表1 高 Ca 血症の原因疾患

内分泌疾患	原発性副甲状腺機能亢進症 甲状腺機能亢進症 副腎不全	肉芽腫性疾患	サルコイドーシス 結節性肉芽腫
悪性腫瘍に伴うもの	悪性体液性高 Ca 血症：HHM 局所骨融解性高 Ca 血症：LOH 1,25(OH)$_2$D 産生腫瘍	その他	家族性低 Ca 尿性高 Ca 血症 ミルク・アルカリ症候群 長期臥床 腎不全
薬剤性	ビタミン D, ビタミン A サイアザイド リチウム		

✳ 実際の対応

① 14 mg/dL 以上の重篤な高 Ca 血症は口渇・多飲，食欲低下，嘔吐，易疲労感などが起こり，さらに高度になると意識障害，不整脈，急性腎不全などの症状をきたし生命に危険が及ぶことがあるが，日常臨床では症状がなくスクリーニングで行われた血液検査で偶然高 Ca 血症が指摘される場合も少なくない．無症状あるいは便秘などの軽微な症状のみで高 Ca 血症による治療が緊急に必要とされない場合は，生理食塩水での脱水の補正，ビスホスホネート薬の点滴静注，カルシトニン，ループ利尿薬などを用いた緊急治療（**表 2 上**）は行わない．

② 高 Ca 血症は原発性副甲状腺機能亢進症と悪性腫瘍に伴うものを合わせると約 90 ％を占めている．しかし薬剤性，特にビタミン D 製剤による高 Ca 血症も少なくないため，薬剤服用歴の確認は重要である．代表的な活性型ビタミン製剤であるアルファカルシドール・カルシトリオールなどは休薬により 2 ～ 3 日後には高 Ca 血症の改善傾向が認められるため，薬剤性を疑った場合は，原因薬剤を中止し Ca 値の再検を行うべきである．

③ 高 Ca 血症鑑別診断のフローチャート（**図 1**）のとおり，まず薬剤性の高 Ca 血症の除外を行い，次にインタクト PTH を測定する．高 Ca 血症にもかかわらずインタクト PTH が抑制されていない場合は，原発性副甲状腺機能亢進症または家族性低 Ca 尿性高 Ca 血症の鑑別診断を行う．家族性低 Ca 尿性高 Ca 血症の診断には尿中 Ca 排泄率（fraction excretion of calcium：FECa）を求める必要があるが，

表 2　高 Ca 血症の治療

1) 緊急時の高 Ca 血症に対する治療	
腎からの Ca 排泄促進	生理食塩水負荷 ループ利尿薬 血液透析療法
骨吸収抑制	ビスホスホネート薬（注射製剤） カルシトニン製剤
ビタミン D 活性化抑制	ステロイド

2) 無症候性原発性副甲状腺機能亢進症に対する治療	
骨吸収抑制	ビスホスホネート（内服薬） エストロゲン，選択的エストロゲン受容体修飾薬
PTH 分泌抑制	シナカルセト

FECa の測定には 24 時間蓄尿を行う必要があること，またクレアチニンクリア
ランスが 40 mL/ 分以下の腎機能低下例では評価できないとされているため注意
が必要である．
・インタクト PTH が上昇していない場合には PTH 関連蛋白（PTHrP）や 1, 25
（OH）$_2$ D を測定し，悪性腫瘍に伴うものや肉芽腫性疾患などの診断を進める．悪
性腫瘍に伴う高 Ca 血症では PTHrP 高値となる悪性腫瘍による体液性高 Ca 血症
（humoral hypercalcemia of malignancy：HHM）と骨転移に伴う局所骨融解性高 Ca
血症（local osteolytic hypercalcemia：LOH）があり HHM が 80 ％程度の頻度とさ
れている．
④本症例はアルファカルシドール中止後の補正 Ca 値は 10. 9 mg/dL と軽度高値で，
薬剤中止後も高 Ca 血症が持続しインタクト PTH の上昇も認めた．FECa≧1 ％
であり原発性副甲状腺機能亢進症と考えられた．原発性副甲状腺機能亢進症と診
断した場合は部位診断として超音波検査や ^{99m}Tc-methoxyisobutylisonitrile（MIBI）
シンチグラフィを施行し，腫大した副甲状腺の検索を行うことになる．画像診断
の注意点として，副甲状腺の腫大が多腺性であった場合は多発性内分泌腺腫症
（multiple endocrine neoplasia：MEN）の可能性を考慮する必要があり，家族歴と
他の腫瘍性病変の確認が必要となる．
⑤原発性副甲状腺機能亢進症の治療の第一選択は手術により原因となっている副甲
状腺を切除することではあるが，本症例のように無症候性で Ca 値の上昇が軽度
な場合は，無症候性原発性副甲状腺機能亢進症に対する手術適応に関するガイド
ライン（Part 1 表 C- 1）に照らし合わせて手術適応に関して判断する．今回は
大腿骨頚部の T-score＜－2. 5 SD のみ条件を満たしていたが，Ca 値の上昇も軽
度で手術を希望されなかったこともあり，内服薬による内科的治療を選択した．
内服治療としてはビスホスホネート薬，エストロゲンおよび SERM，シナカルセ
トが選択肢としてある（表 2 下）．
・シナカルセトは PTH の分泌を抑制する薬物であり，本邦では以前から腎不全に
よる透析患者の 2 次性副甲状腺機能亢進症の治療に用いられてきた．2014 年に
は副甲状腺癌ならびに副甲状腺摘出術不能，または術後再発の副甲状腺機能亢進
症における高 Ca 血症に対する適応が追加された．シナカルセトは軽度の副甲状
腺機能亢進症に投与することで PTH・Ca 値が正常化したとの報告があるが，そ
の一方で骨密度には変化がないとされる．逆にビスホスホネート薬は高 Ca 血症
の改善は期待できないが，骨密度の改善が期待できる．

190   C. 副甲状腺疾患・カルシウム代謝異常

⑥原発性副甲状腺機能亢進症に対して手術を行わない症例での経過観察の指標とし
　ては，毎年の血清 Ca 値，血清クレアチニン，eGFR の測定を行う．骨密度の測
　定は，DXA（Dual Energy X-Ray Absorptiometry）法で，前腕，腰椎正面，大腿骨
　頚部（もしくはトータル）が望ましいが，保険適応について留意が必要である．
・また，身長低下や腰痛など臨床所見がみられる場合は腰椎単純 X 線・椎体骨折
　評価法（VFA）が推奨され，腎結石が疑われる場合は単純 X 線・超音波検査・
　CT による腎臓の評価，高 Ca 尿症の確認が推奨されている．

✴ 専門医にコンサルトする段階

①高 Ca 血症クリーゼの場合は，緊急治療を要するためすぐにコンサルトすべきで
　ある．
②緊急治療を要さない無症候性・軽微な症状の場合でも，薬剤性が否定したのちは
　手術適応の判断も必要となることがあるためコンサルトしたほうがよい．

✴ 提示症例への対応

　原発性副甲状腺機能亢進症の診断確定後，骨粗鬆症に対する治療としてアレンド
ロネート 35 mg/ 週，インタクト PTH の抑制と高 Ca 血症の是正を期待してシナカ
ルセト 25 mg/ 日の内服を開始した．

参考文献 ─────

1)　Bilezikian JP, et al. J Clin Endocrinol Metab. 2014；99：3561-3569.
2)　Rossini M, et al. J Bone Miner Res. 2001；16：113-119.
3)　Peacock M, et al. Clin Endocrinol Metab. 2005；90：135-141.
4)　Guidelines for the management of asymptomatic primary hyperparathyroidism in 2008.

コンサルト 22 高カルシウム血症クリーゼの治療はどのように行いますか？

48歳の女性．末期卵巣癌で入院中である．今朝より傾眠傾向あり，産婦人科医師よりコンサルトを受けた．現症：身長161 cm，体重45 kg，体温37.5℃，血圧112 / 47 mmHg，脈拍76 /分．意識レベルJCS Ⅰ-3，血液検査にてCa 15.3 mg/dL（アルブミン補正値）を認めた．
まず行う治療は何か？

回答 高Ca血症クリーゼの治療の基本は，脱水に対する補液と，利尿薬により尿中にCaを排泄させること，骨吸収抑制薬であるカルシトニン製剤やビスホスホネート薬の使用である．

✴ 判断のよりどころ：

　高Ca血症クリーゼは決して稀な病態ではない．原発性副甲状腺機能亢進症（PHPT）やMAH（malignancy-associated hypercalcinoma，悪性腫瘍に伴う高Ca血症）が多く，その他薬剤性（ビタミンD中毒症，Ca製剤，サイアザイド系利尿薬など）のこともある．高Ca血症の原因はコンサルト**21**を参照されたい．

　病態としては，高Ca血症により尿濃縮能が低下し続発性尿崩症の状態となり，多尿を引き起こし脱水状態となる．脱水と腎へのCaの負荷により急性腎不全も生じやすく，Ca値がさらに上昇する悪循環となる．

　重症度は血清（補正）Ca濃度が基準となる．血中のCaの約50％はアルブミンを主体とした蛋白質と結合しているため，低アルブミン血症（血清アルブミン値4 g/dL以下）では補正Ca式を用いて必ず補正する．一般的にはPayneの補正式：血清Ca値（mg/dL）＋4－血清アルブミン値（g/dL）が用いられ，補正Ca値が12 mg/dL以下を軽症，12〜14 mg/dLを中等度，＞14 mg/dLを重症とする．しかし，クリーゼの発症には血清Caの絶対値だけではなく，病態の進行の速さも関与

する．血清 Ca 値 14 mg/dL 以下でも，急速に病態が進行しクリーゼに陥ることがあり，高 Ca 血症のクリーゼに準じて治療が必要な場合があるので注意する．

血清 Ca 値が 12 mg/dL 以上となると思考力・集中力の低下，神経・筋障害により易疲労感や脱力や悪心・嘔吐，腹痛などの消化器症状を認める．また腎尿細管での尿濃縮能の低下により多尿，口渇が出現，急性腎不全へと進む．血清 Ca 値がさらに上昇すると意識障害が出現し昏睡に陥る．また心筋伝導に障害も生じ不整脈や心停止を引き起こす（表1）．

① PHPT に関してはコンサルト 21 を参照のこと．

② MAH は腫瘍随伴症候群として担癌患者の 20 ～ 30 ％に認め，末期患者に起こりやすい．腫瘍細胞から産生される全身性液性因子による humoral hypercalcemia of malignancy（HHM）（約 80 ％）と，骨局所における腫瘍細胞が骨吸収を促進し骨融解による local osteolytic hypercalcinoma（LOH）（約 20 ％）に大きく分類され

表1 クリーゼに準じると考える症状・所見

①検査所見
血清 Ca 14 mg/dL 以上（低 Alb 血症の場合は要補正）
心電図変化：徐脈，AV ブロック，QT 短縮
急性腎不全
②自覚症状，身体所見
筋力低下・弛緩性麻痺
多飲多尿など脱水症状
不整脈，高血圧
神経症状および精神症状，認知機能低下
意識障害，昏睡

表2 高 Ca 血症を引き起こす悪性腫瘍

①腫瘍随伴体液性高 Ca 血症（HHM）	扁平上皮癌，腎細胞癌，膀胱癌，乳癌，卵巣癌，非ホジキンリンパ腫，悪性リンパ腫，慢性骨髄性白血病など
②骨融解型転移（LOH）	多発性骨髄腫，悪性リンパ腫，白血病など
③腫瘍による 1,25（OH）ビタミン D_3 産生	悪性リンパ腫，卵巣未分化胚細胞腫瘍など
④異所性 PTH 産生	卵巣癌，肺癌，神経外胚葉性腫瘍，甲状腺乳頭癌，横紋筋肉腫，膵臓癌など

HHM: humoral hypercalcemia of malignancy, LOH: local osteolytic hypercalcinoma,
PTH: parathyroid hormone

るが，両者が合併することもある（**表2**）．

・HHM の 80 ％は PTHrP（副甲状腺ホルモン関連蛋白）産生によるものであり，PTHrP は肺癌，頭頚部癌，食道癌などの扁平上皮癌，腎臓・膀胱癌，卵巣癌などの腺癌などに併発することが多い．成人型 T 細胞型白血病では MIP-1α（macrophage inflammatory protein-1α）を介した高 Ca 血症が知られている．

・LOH は固形腫瘍（最多は乳癌）の骨転移や多発性骨髄腫によくみられる．

・その他，腫瘍による 1,25 水酸化ビタミン D_3 の産生や，PTH 産生が高 Ca 血症を引き起こすこともある．

③高齢者における高 Ca 血症で PHPT がなく，intact PTH が低値～正常範囲の場合，第一に考えるのは MAH であり，PTHrP の測定と腫瘍の検索が必要となる．HHM は PTHrP が高値であることで確定できる．またクリーゼを発症している場合，クリーゼに対する治療をまず行い，クリーゼ状態からの脱出をはかりながら，根本的な原因である原疾患の治療を計画していく．

✤ 実際の対応

①前述のように，急速に重症化することがあるので注意が必要である．心不全の既往や既存に留意しつつ，輸液・利尿薬，骨吸収抑制薬の治療を開始すると共に，原因を検索する．

②原因検索においてはまず既存症，治療薬の確認をする．また PHPT や癌と診断されていないことがあるため，筋力低下や意識障害がある場合はもちろんのこと，高齢者においては不定愁訴や原因がはっきりしない消化器症状，腎機能障害が併発している場合などの際も血清 Ca 値を測定しておくとよい．悪性腫瘍の末期では MAH 以外でも多彩な症状を示すが，MAH は見逃されがちであるので，定期的な Ca 値の測定，またクリーゼを疑った際も測定することが薦められる．

③補液，利尿薬に関しては基本的には浮腫などがなければ 0.9 ％生理食塩水の経静脈投与を開始する．0.9 ％生理食塩水を 200 ～ 300 mL/ 時で開始し，利尿を確認，100 ～ 150 mL/ 時の利尿を維持する．生理食塩水の投与は患者のモニタリングが必要である．心機能低下例，低 Mg 血症や低 K 血症にも注意する．補液だけで利尿がつかない場合や，心不全や腎不全がある場合，浮腫の出現や輸液の過剰投与などが見られる場合はループ利尿薬を併用する．補液をしても腎不全が改善せず，高 Na 血症となる場合には低張液に変更することが望ましい（**表3**）．

④骨吸収抑制薬に関しては，カルシトニン製剤とビスホスホネート薬を併用するの

194　C. 副甲状腺疾患・カルシウム代謝異常

表3　高 Ca 血症クリーゼの初期治療手順

治療	注意点
①脱水の補正 　0.9％生理食塩水点滴 　200〜500 / 時で開始，4 L/日前後 　（2〜6 L/日程度）	心不全の既往歴：既存症，心機能低下例，腎不全例． また心不全の既往歴・既存症がなくても，過剰投与による 心不全，高 Na 血症に注意．投与量はその症例により適宜 増減．
②尿中 Ca 排泄の促進 　ループ利尿薬 　20〜40 mg/A．1〜2回 / 日　静注	必要に応じて併用．生理食塩水の点滴で利尿が得られない 場合，心不全，腎不全，浮腫合併例．高 Na 血症，利尿の 確認，電解質の変化に注意．
③骨吸収抑制薬 ・カルシトニン製剤： 　エルカトニン　40 単位　1〜2回 / 日 　筋注 ・ビスホスホネート薬 　1例）ゾレドロン酸 4 mg を生食または 　5％ブドウ糖液 100 mL に溶かし，15 分 　以上かけて投与	・カルシトニン製剤は即効性があるが効果が数日間程度． ・腎毒性があり希釈濃度や投与速度は厳守する．

　が望ましい．カルシトニン製剤は破骨細胞の受容体に作用し，骨吸収を抑制する．即効性があり 4〜6 時間後には血清 Ca 値にして最大 1〜2 mg/dL の低下が期待できるが，反復投与で効果は減弱するため 3〜4 日間程度の投与とする．

・ビスホスホネート製剤は破骨細胞機能を抑制し骨吸収を低下させる．効果発現までに 2〜4 日間程度必要であり，カルシトニン製剤の効果が低下してくる頃，ビスホスホネート薬の効果が出てくるため，両者の併用を勧める．

・ビスホスホネート薬はゾレドロン酸の有効性が高く，頻用されている．ビスホスホネート薬は腎毒性があるため，希釈や投与時間は厳守すべきである．腎機能障害状態についてはクリーゼの病態によるものの場合，原則として減量は不要であるが，投与速度には特に留意する．

・ビスホスホネート薬の静注投与後，副作用として発熱することがあるが，2〜3日程度で自然軽快する．また低 Ca 血症にも注意する．またビスホスホネート薬の投与時には顎骨壊死の発症率の上昇が懸念されているが，クリーゼの状態では救命が最優先である．ただし，今後継続的投与となることや，担癌患者の場合は通常より顎骨壊死のリスクが高いとされているため，可能な限り歯科・口腔外科に併診してもらうのが望ましい．ビスホスホネート薬は効果を見ながら 2〜4 週間毎（最低 1 週間以上あける）に投与する．もちろんビスホスホネート薬でも高 Ca 血症のコントロールが困難なこともあり，例えば PTHrP による HHM の場

合，血清 PTHrP 値が 12 pmol/L 以上だと有効性は低いとされている．

⑤デノスマブは抗 RANKL モノクロール抗体である．デノスマブは MAH による高Ca 血症には保険適用外であるが，ビスホスホネート薬ではコントロール困難な高 Ca 血症に対し有効であったとの報告がある．また多発性骨髄腫と固形癌骨転移による骨病変や骨巨細胞腫には保険適応となっているため，明らかな骨転移のあるクリーゼには使用可能である．

・シナカルセトは副甲状腺癌や術後または切除不能な PTHP に対して保険適応があるため，これらの PTH 高値によるクリーゼには投与可能である．

・ステロイドはビタミン D の注射や活性型ビタミン D_3〔$1, 25(OH)_2 D_3$〕製剤，リンパ腫，骨髄腫，サルコイドーシスなどによる高 Ca 血症の際に特に有効である．プレドニゾロン 20 〜 40 mg/ 日の内服または点滴により 2 〜 5 日で高 Ca 血症は改善する．

・透析による治療は血清 Ca 値 18 mg/dL 以上で心不全や腎不全のため生理食塩水の大量点滴が安全に施行できない場合や，数時間の経過をみても利尿が得られない場合に考慮する．その際は Ca 含有量の少ない透析液を使用する．

✴ 専門医にコンサルトする段階

①高 Ca 血症の治療に慣れている場合：初期治療の後，高 Ca 血症が改善しない場合，原因不明のとき．

②高 Ca 血症の治療に慣れていない場合：クリーゼの状態を認めたとき，またはクリーゼの傾向にあると判断したとき．

③心不全合併症例，重度の腎機能障害，慢性腎不全を伴っているときは，透析を考慮し腎内科にも依頼する．

高 Ca 血症クリーゼの明確な診断基準は策定されていないが，14 mg/dL 以上の場合は重症高 Ca 血症であり，クリーゼと考え症状の有無に限らず，早急に治療を開始する．

また 12 〜 14 mg/dL で腎障害を合併している場合，また中等度以上の症状（表3）が複数認める場合，脱水により悪循環となり急速に進行する可能性があるので，全身状態や症状に注意しつつ，クリーゼに準じて治療を早急に介入する必要がある．

196 C. 副甲状腺疾患・カルシウム代謝異常

✴ 提示症例への対応

心機能低下の既往がないことを確認し，0.9％生理食塩水の輸液を 300 mL/ 時で開始した．当初利尿を認めなかったためフロセミド 20 mg/A を静脈内投与し利尿を確認．続いてエルシトニン 40 単位を筋注し，ゾレドロン酸 4 mg を 0.9 ％生理食塩水 100 mL に溶かし 15 分かけて点滴静脈投与．顎骨壊死発生のリスクについては口腔外科にコンサルトをした．

また初日は電解質のバランスが崩れることが予測されるため，4 時間毎程度の血液・尿検査を施行．エルシトニンの投与は 3 日間継続し，またゾレドロン酸は 2 週間後に再投与し，全身状態の安定がはかられた．

参考文献 ————

1) Bilezikian JP. J Clin Endocrinol Metab. 1993；77：1445.
2) Major P, et al. J Clin Oncol. 2001；19：558.
3) Adhikaree J, et al. BMJ Case Rep. 2014. pii:bcr 2013202861.doi: 10. 1136 /bcr- 2013−202861.
4) Gurney H, et al. Lancet. 1993；341：1611.
5) Tanvetyanon T, Stiff PJ. Ann Oncol. 2006；17：897.

23 低カルシウム血症の対処と鑑別診断はどのように行うのでしょうか？　*197*

| コンサルト **23** | **低カルシウム血症の対処と鑑別診断はどのように行うのでしょうか？** |

10歳の女児．手足および口周囲のしびれ感を訴えて来院．身長135 cm（− 0.4 SD），体重32 kg（− 0.2 SD）．血清 Ca 値 7.2 mg/dL，血清 IP 値 7.0 mg/dL，血清総蛋白値 6.6 g/dL，血清アルブミン（Alb）値 3.9 g/dL，血清 Cr 値 0.4 mg/dL であった．また，副甲状腺ホルモン（intact PTH）値は 320 pg/mL，25 水酸化ビタミン D（25 OHD）値は 27 ng/dL であった．低 Ca 血症に対して，どのように対処すればよいか？

回答 　必要に応じ補正 Ca 値を計算し，見かけ上の低 Ca 血症を除外する．緊急時を除き原則的には原因疾患の鑑別が優先される．Intact PTH 値や 25 OHD 値，Mg 値，Cr 値，尿中 Ca 排泄などを測定する．くる病や Albright 遺伝性骨ジストロフィー（AHO）徴候などの症状の有無についても検索する．日本内分泌学会ホームページなどに掲載されている「低 Ca 血症診断の手引き」が鑑別診断に有用である．

✳ 判断のよりどころ

①血中に存在する Ca の約半分は蛋白質（主として Alb）と結合しており，残りのイオン化 Ca のみが生理活性を有する．低 Ca 血症を診断するにはイオン化 Ca の測定が望ましいが，血清総 Ca 値から判断する際，低 Alb 血症（< 4.0 g/dL）が存在すれば下記の補正式を用いて補正を行う．

補正 Ca 値（mg/dL）＝血清総 Ca 値（mg/dL）＋ ［4 − 血清 Alb 値（g/dL）］

補正 Ca 値 < 8.5 mg/dL を低 Ca 血症と定義する．低 Alb 血症が存在しない場合は補正の必要はない．

②低 Ca 血症は様々な病態に伴う．低 Ca 血症に対する治療は重症度および病態により異なるので，原因疾患の鑑別が重要である．厚生労働科学研究費補助金難治

C
副甲状腺疾患・カルシウム代謝異常

性疾患研究事業「ホルモン受容機構異常症に関する調査研究班」により作成された「低 Ca 血症の鑑別診断の手引き」が有用であり，日本内分泌学会のホームページでも閲覧可能である．補正 Ca 値が＜8.5 mg/dL であればこの手引きに従って鑑別診断を進める．

③原則的には原因疾患の鑑別を優先するが，著明な低 Ca 血症を伴う重度の痙攣・テタニー発作などの緊急時には 8.5 w/v ％グルコン酸 Ca 注射液（カルチコール注；Ca 濃度 0.39 mEq/mL）を投与する．心悸亢進や徐脈を来す場合があるので，Ca として 1.83 ～ 9.17 mEq（カルチコール注 4.7 ～ 23.5 mL）を心電図モニター下で 10 ～ 20 分かけて緩徐に静注する．年齢や症状により投与量を増減する．鑑別診断後は病態に応じて治療を行う．

✹ 実際の対応

①補正 Ca 値＜8.5 mg/dL を確認し，「低 Ca 血症の鑑別診断のためのフローチャート」（図 1）に従って鑑別を進める．まず，血清 IP 値により大きく 2 つに分けて考える．血清 IP 値は年齢により変動するため，成人では 3.5 mg/dL，小児では 4.5 mg/dL，乳児では 5.5 mg/dL を基準とする．

②血清 IP 値が上述の基準値以上（高値～正常高値）の場合，頻度が高いのは慢性腎不全であるため，推定糸球体濾過量（estimated glomerular filtration rate；eGFR）を計算する．腎不全が除外されれば PTH 作用不全が考えられ，intact PTH＜30 pg/mL であれば PTH 分泌不全による副甲状腺機能低下症（PTH 不足性副甲状腺機能低下症）と診断される．一方，intact PTH≧30 pg/mL であれば PTH に対する反応性の低下であり，偽性副甲状腺機能低下症が考えられる．

・PTH 不足性副甲状腺機能低下症は副甲状腺の発生異常や破壊，PTH の生合成や分泌の障害など，遺伝性疾患を含めさまざまな病態に伴う．「低 Ca 血症の鑑別診断の手引き」には「PTH 不足性副甲状腺機能低下症の鑑別フローチャート」も掲載されているが，Kenny-Caffey 症候群の原因となる *FAM 111 A* など，現在では責任遺伝子がさらに増加しているので注意が必要である．発生異常による副甲状腺機能低下症の中で頻度が高いのは 22 q 11.2 欠失症候群で，特異的顔貌・口蓋裂・心奇形・胸腺低形成・副甲状腺機能低下症などの症状を呈し，新生児期に診断されることが多いが，青年期になって診断される症例も存在する．

・一方，成人における副甲状腺機能低下症の主たる原因は頚部手術に伴う副甲状腺の摘出や障害であり，甲状腺手術に伴う場合が多い．頚部や縦郭部への放射線照

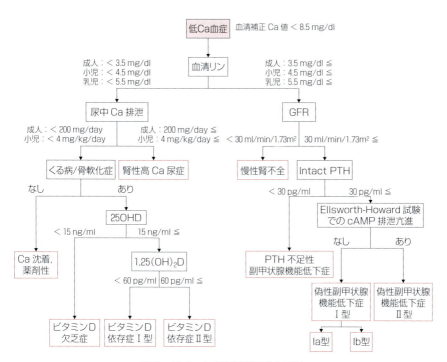

図1 低Ca血症の鑑別診断の手順
(「低Ca血症の鑑別診断の手引き」より改変)

射や腫瘍の浸潤，ヘモクロマトーシスにおける鉄の蓄積，Wilson病における銅の蓄積も副甲状腺機能低下症の原因となる．また，常染色体優性低Ca血症1型（autosomal dominant hypocalcemia 1；ADH 1）はCa感知受容体（CASR）の機能獲得型変異に基づく疾患で，PTH分泌を抑制する血中Ca濃度のセットポイントが低下するためにPTH分泌が不足し，一方，腎臓では尿中Ca排泄が増加する．本疾患では不用意な治療は高Ca尿症を増悪させて腎石灰化や腎機能低下をもたらしうるので，疑われる場合には遺伝子診断を考慮する．まれだがG蛋白質α11サブユニット（Gα11）の変異が同様の病態を引き起こす場合があり，ADH 2と分類されている．CASRに対する活性化型自己抗体により後天性に自己免疫性副甲状腺機能低下症が引き起こされる病態もある．そのほか，ミトコンドリア病や低Mg血症に伴う副甲状腺機能低下症などが知られている．

・PTH不応性に基づく偽性副甲状腺機能低下症（pseudohypoparathyroidism；PHP）については，PTH負荷（Ellsworth-Howard試験）によりcyclic AMP（cAMP）排

泄増加を認めない場合を I 型，認める場合を II 型とするが，II 型の存在については疑問視されている．I 型はさらに Ia 型，Ib 型，Ic 型に分類され，PHP-Ia ではゲノムインプリンティングを受ける *GNAS* 遺伝子の母性アレルの機能喪失型変異により Gs 蛋白質 α サブユニット（Gsα）の量または活性が低下し，PTH 不応性を生じる．甲状腺刺激ホルモン（TSH）など他のホルモンに対する反応性も低下する場合がある．また，PHP-Ia では Albright's hereditary osteodystrophy（AHO）と呼ばれる低身長，肥満，円形顔貌，皮下石灰化，短指症などの症状を呈する．一方，PHP-Ib は *GNAS* 発現調節領域のメチル化異常による組織特異的な Gsα の発現低下に基づき，PTH 不応性を示すが典型的な AHO は伴わない．まれに PHP-Ia と同様に PTH 不応性と AHO を呈するが赤血球における Gsα 活性の低下を認めない症例があり，PHP-Ic と呼ばれている．

・また，著明な短指症や鼻・顔面中央部低形成などの骨症状，多様なレベルの知的障害を示す acrodysostosis（先端異骨症）もしばしば PTH や TSH などのホルモンに対する不応性を伴う．この疾患は *PRKAR 1 A*（*cAMP-dependent protein kinase type I-α regulatory subunit*）や *PDE 4 D*（*cAMP-specific phosphodiestrase 4 D*）のヘテロ接合性変異によって引き起こされる．

③血清 IP 値が基準値未満（低値〜正常値）の場合は，尿中 Ca 排泄増加，ビタミン D 作用不全，あるいは骨や軟部組織への Ca の蓄積が考えられる．尿中 Ca 排泄が成人で 200 mg/ 日以上，小児で 4 mg/kg/ 日以上であれば，腎性高 Ca 尿症が考えられる．尿中 Ca 排泄の増加がなく，くる病や骨軟化症が存在すればビタミン D 作用不全である．食事として摂取あるいは皮膚で合成されたビタミン D は肝臓で 25 位の，腎臓で 1α 位の水酸化を受けて活性型の 1, 25 水酸化ビタミン D〔1, 25(OH)$_2$D〕に代謝され，ビタミン D 受容体を介して作用を発揮する．ビタミン D 摂取不足や日光曝露不足に起因するビタミン D 欠乏症は，血清 25 OHD 値の低下により診断される．血清 25 OHD の測定は 2016 年に保険収載された．遺伝性の疾患として，ビタミン D の活性化障害であるビタミン D 依存症 I 型と，ビタミン D 受容体の異常であるビタミン D 依存症 II 型が存在する．

④骨や軟部組織への Ca の蓄積により低 Ca 血症を呈する病態としては，副甲状腺手術後の hungry bone syndrome や骨形成性骨転移，ビスホスホネートや抗 RANKL 抗体などの骨吸収阻害薬の投与，急性膵炎などが挙げられる．副甲状腺手術の際や骨吸収阻害薬の投与の際などは，低 Ca 血症が起こる可能性を念頭において対応すべきである．

23　低カルシウム血症の対処と鑑別診断はどのように行うのでしょうか？　*201*

⑤鑑別診断後は病態に応じた治療を行う．副甲状腺機能低下症やビタミン D 依存症に対する維持治療としては活性型ビタミン D を投与する．本邦では処方薬としての天然型ビタミン D がないために，ビタミン D 欠乏症に対しても活性型ビタミン D が用いられる．低 Mg 血症に対しては Mg 塩の投与を行う．

⑥提示した症例では血清 Alb 値が低いので，まず補正 Ca 値を計算する（7.3 mg/dL）．血清 IP 値が基準値以上で腎機能低下はないので，PTH 作用不全である．Intact PTH 値が著明に上昇していることから，偽性副甲状腺機能低下症と診断される．低身長や肥満はなく，また，AHO 徴候を認めなかったことから，PHP-Ib の可能性が高い．この症例では頭部 CT を施行したところ，皮質下および大脳基底核に対称性の石灰化を認めた．

・臨床の場では PHP-Ib とビタミン D 欠乏症の鑑別が問題となる．ビタミン D 欠乏症の中には血清 IP 値が低下していない症例があり，また続発性副甲状腺機能亢進症のため血清 intact PTH 値が上昇して PTH 負荷を行っても尿中リン酸排泄が増加しないため，PHP-Ib と誤診されやすい．提示した症例においては血清 25 OHD 値からビタミン D は充足していると考えられ，また，脳の異所性石灰化の存在から，ビタミン D 欠乏症は考えにくい．

※　提示症例への対応

　Ellsworth-Howard 試験を行い，cAMP 排泄反応やリン利尿反応の低下を確認した．アルファカルシドール（1 α OHD₃）0.05 μg/kg/ 日の経口投与を開始し，症状が出ない最低レベルの血清 Ca 値（8.0 ～ 8.5 mg/dL 程度）を目標値としてコントロールした．また，*GNAS* 遺伝子母性アレルのメチル化異常を確認し，PHP-Ib と確定診断した．

参考文献

1)　Fukumoto S, et al. Endocr J. 2008；55：787-794.
2)　日本内分泌学会ホームページ「低 Ca 血症の鑑別診断の手引き」(https://square.umin.ac.jp/endocrine/tebiki/ 003 / 003001.pdf)
3)　Al-Azem H and Khan AA. Best Pract Res Clin Endocrinol Metab. 2012；26：517-522.
4)　Mantovani G, et al. Nat Rev Endocrinol. 2016；212：347-356.
5)　Nesbit MA, et al. N Engl J Med. 2013；368：2476-2486.

202   C. 副甲状腺疾患・カルシウム代謝異常

コンサルト 24

低リン血症の精査と治療はどのように行いますか？

---

45 歳の男性．1 年前より背部痛や股関節痛を自覚していた．疼痛のため徐々に歩行が難しくなった．かかりつけ医や整形外科を受診したが診断がつかず，大学病院の神経内科を受診した．来院時，意識清明で，身長 166 cm，体重 63.2 kg，体温 36.3℃，血圧 118 / 78 mmHg，脈は整で 69 回 / 分であった．採血では，低リン血症と血清アルカリホスファターゼ（ALP）濃度の上昇を認めた．

本症例の病態および低リン血症の原因はなにか？

回答 　低リン血症による骨軟化症が疑われる症例である．骨軟化症の診断に必要な各種検査を追加するとともに，低リン血症性骨軟化症の代表的な原因である尿中リン排泄の亢進とビタミン D 欠乏症の有無を確認する．

❋ 判断のよりどころ

①慢性的な低リン血症の合併症として，小児では低身長や O 脚・X 脚が認められるが，成人では筋力低下，腰背部痛，股関節痛などの非特異的な自覚症状が認められる．当初は神経・筋疾患を疑われた症例が，後に骨軟化症と診断されることがある．骨軟化症の診断にあたっては，日本内分泌学会と日本骨代謝学会が合同で作成した「くる病・骨軟化症の診断マニュアル」の診断指針を参考にする（**表 1**）．

②低リン血症性骨軟化症の代表的な原因は，尿中リン排泄の亢進とビタミン D 作用の低下である．骨軟化症の鑑別では，尿中リン排泄の指標である尿細管リン再吸収閾値（TmP/GFR，成人基準値 2.3 〜 4.3 mg/dL）の計算と，ビタミン D 欠乏症の指標である血清 25-水酸化ビタミン D [25(OH)D] 濃度の測定が必須である．

24 低リン血症の精査と治療はどのように行いますか？ *203*

表1 骨軟化症の診断基準

大項目	a) 低リン血症，または低カルシウム血症 b) 高骨型アルカリホスファターゼ血症
小項目	c) 臨床症状 　筋力低下，または骨痛 d) 骨密度 　若年成人平均値（YAM）の 80％未満 e) 画像所見 　骨シンチグラフィーでの肋軟骨などへの多発取り込み，または単純 X 線像での 　Looser's zone（偽骨折像）

1）骨軟化症：大項目 2 つと小項目の 3 つをみたすもの．
2）骨軟化症の疑い：大項目 2 つと小項目の 2 つをみたすもの．

✴ 実際の対応

1）骨軟化症の診断

　筋力低下や骨痛を主訴とする患者で，低リン血症あるいは低 Ca 血症があり，血清 ALP 濃度が高値であれば，骨軟化症の可能性が高いと考えられる．そのような症例では，血清の骨型 ALP（BAP）濃度，骨の単純 X 線検査，骨密度検査，骨シンチグラフィーを実施する．一般的な骨密度測定法である二重エネルギー X 線吸収測定法（DXA）は，骨のカルシウム含量を測定する検査法である．したがって，骨の石灰化障害による骨軟化症においても，骨粗鬆症と同様に骨密度は低下する．DXA の結果から骨軟化症と骨粗鬆症を区別できないことに注意する．典型的な骨軟化症患者の単純 X 線像では，脊椎の骨折や鳩胸などの胸郭変形に加え，骨盤や大腿骨内側の低石灰化部位に Looser's zone（偽骨折像）が認められる．骨シンチグラフィーでは，肋骨・肋軟骨接合部などに多発性の集積が認められる（図1）．

2）低リン血症の鑑別

①病歴聴取：内服薬，日光に当たらない生活や偏った食生活，腸管吸収障害をきたす腹部手術歴について確認する．特に，骨石灰化を障害する薬剤，ビタミン D 代謝を障害する薬剤，近位尿細管障害をきたす薬剤の内服歴に注意する（表2）．

②尿中リン排泄の評価：血中，尿中のリン，クレアチニン濃度を測定し，TmP/GFR を計算する．TmP/GFR が低下，すなわち尿中リン排泄が亢進している場合には，線維芽細胞増殖因子 23（FGF 23）の作用過剰，あるいはその他の原因による近位尿細管障害（薬剤性，多発性骨髄腫，アミロイドーシスなど）を考える．TmP/GFR が基準値内あるいは基準値を超える，すなわち尿中リン排泄の亢

C

副甲状腺疾患・カルシウム代謝異常

進を伴わない場合には，リン摂取量の低下や腸管からの吸収不良を考える．
③ビタミンD充足度の評価：血清25(OH)D濃度を測定する．血清25(OH)D濃度が20 ng/mL未満であればビタミンD欠乏症と考えられる．

3) FGF 23関連低リン血症性疾患の鑑別

FGF 23は主に骨細胞から分泌されるリン調節ホルモンである．FGF 23の作用が

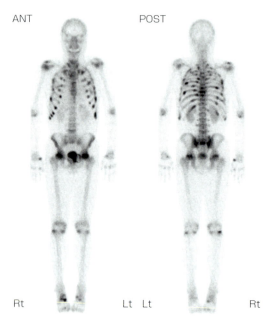

図1 骨軟化症患者の骨シンチグラフィーの所見
肋骨・肋軟骨接合部などに多発性の集積が認められる．

表2 骨軟化症の原因となる薬剤

骨石灰化障害		アルミニウム，エチドロネートなど
ビタミンD代謝障害	抗けいれん薬	フェニトイン，フェノバルビタール，カルバマゼピン，イソニアジドなど
	抗結核薬	リファンピシンなど
近位尿細管障害	抗菌薬	ゲンタマイシン，アミカシンなど
	抗ウイルス薬	テノホビル，アデホビルなど
	抗癌剤	シスプラチン，カルボプラチン，イホスファミドなど
	分子標的薬	イマチニブなど
	抗けいれん薬	バルプロ酸など

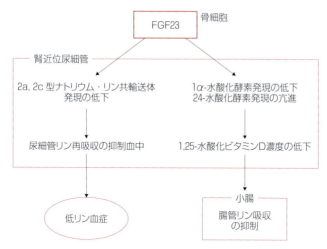

図2　FGF 23 の作用機序

FGF 23 は，腎近位尿細管においてリンの再吸収を抑制（リン利尿）するとともに，活性型ビタミン D である血中 1,25(OH)₂D 濃度の低下を介して腸管からのリン吸収を抑制する．

過剰になると，尿中リン排泄亢進とビタミン D 作用の低下を介した腸管からのリン吸収低下の二重の機序により，血中リン濃度が低下する（**図2**）．血清 FGF 23 濃度の基準値は 10 ～ 50 pg/mL であるが，低リン血症の存在下で FGF 23 が 30 pg/mL 以上あれば FGF 23 関連低リン血症が疑われる．FGF 23 の作用過剰による低リン血症は，遺伝性疾患とその他の疾患に分けられるが，成人の FGF 23 関連骨軟化症の多くは，腫瘍からの FGF 23 過剰産生による腫瘍性骨軟化症である．また，鉄欠乏性貧血に対する注射薬である含糖酸化鉄は，機序は不明であるが血清 FGF 23 濃度を上昇させることから，後天性の低リン血症性骨軟化症の原因となる．

4）治療

腸管からのリン吸収を増加させるために，活性型ビタミン D₃ 製剤を投与する．重症例では，活性型ビタミン D₃ 製剤に加えて経口リン製剤を 1 日 3 ～ 4 回に分けて投与する．ビタミン D 欠乏症が原因の骨軟化症では，市販されている天然型ビタミン D サプリメントも治療選択肢となる．腫瘍性骨軟化症では，原因腫瘍の外科的切除が根治的な治療となる．

206　C. 副甲状腺疾患・カルシウム代謝異常

❋ 専門医にコンサルトする段階

　尿中リン排泄の亢進を伴う低リン血症では，FGF 23 作用過剰による疾患を鑑別する必要があるため，専門医にコンサルトする．特に腫瘍性骨軟化症が疑われる症例では，全身静脈からの FGF 23 サンプリング検査やソマトスタチン受容体シンチグラフィーが局在診断に有用であり，検査の適応について専門医にコンサルトする．

❋ 提示症例への対応

　本症例は，低リン血症に加え，血清 BAP が高値で，骨密度の低下と骨シンチグラフィーの多発性集積亢進を認めたことから，骨軟化症の診断となった．血清 25 (OH) D 濃度は 21 ng/mL と保たれていたが，尿中リン排泄が亢進し，血清 FGF 23 濃度は 150 pg/mL と高値であった．これまでに含糖酸化鉄による治療歴はないことから，腫瘍性骨軟化症が疑われた．全身静脈 FGF 23 サンプリング検査と MRI 検査により右大腿骨に腫瘍が同定された．腫瘍の外科的切除により，低リン血症と骨軟化症は改善した．

参考文献 ────

1) Shimada T, et al. J Bone Miner Res. 2004 ; 19 : 429-35.
2) Ito N, et al. J Intern Med. 2010 ; 268 : 390-4.
3) くる病・骨軟化症の診断マニュアル（日本内分泌学会，日本骨代謝学会，厚生労働省難治性疾患克服研究事業ホルモン受容体機構異常に関する調査研究班）
4) ビタミン D 不足・欠乏の判定指針（厚生労働省難治性疾患克服研究事業ホルモン受容体機構異常に関する調査研究班，日本骨代謝学会，日本内分泌学会）

25 グルココルチコイド誘発性骨粗鬆症の管理方法は，どうするのが適切でしょうか？　*207*

| コンサルト **25** | グルココルチコイド誘発性骨粗鬆症の管理方法は，どうするのが適切でしょうか？ |

45歳の男性．3年前から，2型糖尿病で内科へ通院していた．既往歴に慢性蕁麻疹があり，35歳の時，約半年間のステロイド内服治療歴がある．

数日前より，全身に水疱を生じ，皮膚科を受診したところ，類天疱瘡と診断された．皮膚症状に対して，プレドニゾロン30 mg/日の経口投与が開始され，今後は少なくとも3ヵ月以上にわたり，プレドニゾロンを漸減しながら治療を継続予定とのことである．

中年男性に対して，比較的限定された期間でのプレドニゾロン内服治療が予定されているが，グルココルチコイド誘発性骨粗鬆症についてどのような管理をしたらよいのか？

C
副甲状腺疾患・カルシウム代謝異常

回答　グルココルチコイド誘発性骨粗鬆症の管理は，「ステロイド性骨粗鬆症の管理と治療ガイドライン」（日本骨代謝学会 2014年改訂版）[1,2]に基づいて行う．グルココルチコイドは，投与開始後速やかな骨密度低下と骨折リスク上昇を生じさせる．そのため，グルココルチコイド治療による骨折リスクが高い症例をガイドラインに基づいて同定し，速やかに治療介入を行うことが重要である．

❋ **判断のよりどころ**

①ステロイド性骨粗鬆症は続発性骨粗鬆症の中で最も高頻度に遭遇する．原発性骨粗鬆症と異なり，年齢，性別，人種に関わらず発症し，高骨密度であっても骨折を起こし得る．1996年，米国リウマチ学会がステロイド性骨粗鬆症による骨折予防のためのガイドラインを発表すると，各国でガイドラインが相次いで発表された．わが国でも，2004年に日本骨代謝学会から「ステロイド性骨粗鬆症の管理と治療ガイドライン」が初めて発表された．しかし，国内外を問わず，ステロイド性骨粗鬆症管理に関するガイドラインの遵守率は低いことが明らかとなり，2004年度版のガイドラインの検証が行われた．そして，日常臨床の中で骨密度

測定を行わなくても骨折リスクを評価できるよう，複数のリスク因子を組み合わせたスコア方式を取り入れた「ステロイド性骨粗鬆症の管理と治療ガイドライン」（日本骨代謝学会 2014 年改訂版）が策定され，より多くの医療関係者に利用されつつある．

②改訂版ガイドラインでは，その策定にあたり，5つの国内コホートスタディを解析し，骨折予測因子がスコア化されている．各骨折リスク因子の合計スコアで個人の骨折リスクを総合的に評価し，スコア3以上で薬物の治療開始基準となる．

✹ 実際の対応

わが国では，約200万人が副腎皮質ステロイドを3ヵ月以上使用し，120万人以上のステロイド性骨粗鬆症患者が存在するとされている．ステロイド性骨粗鬆症は原発性骨粗鬆症と比較して，骨密度からみた骨折閾値が明らかに高い．HR-QCT（high-resolution quantitative computed tomography）を用いた解析で，ステロイド内服患者の三次元的骨微細構造を解析すると，海綿骨密度の減少，皮質骨の菲薄化，多孔化がみられ，このような微細構造の変化が，易骨折性の原因と推定される．したがって，ステロイド治療開始後早期に起こる急激な骨量減少を予防し，骨微細構造の変化を予防することにより，骨折を予防することが重要である．実際の対応としては，ステロイド使用中または使用予定患者の骨折リスクについてガイドラインに沿ったスコア法（図1）であらかじめ評価し，スコア3以上であれば，推奨薬剤で薬物療法を迅速に開始することが求められている．

✹ 専門医にコンサルトする段階

治療開始時にスコア3未満であれば，定期的に骨密度や胸腰椎X線撮影を行い，スコアを評価しながら経過観察することが必要となるが，このような場合，画像検査目的に専門医を受診してもらうのも一手である．

また，ステロイド治療を行っている，あるいは行う予定の患者に対して，原発性骨粗鬆症に準じた食事栄養指導や運動療法といった一般的指導も重要であり，患者の骨粗鬆症予防についての認知度を上げることにもつながる．骨粗鬆症についての専門的な患者指導は限られた診療時間内では困難であることから，骨粗鬆症リエゾンサービスを提供している施設や骨粗鬆症学会認定医を受診するよう勧めることも有意義である．

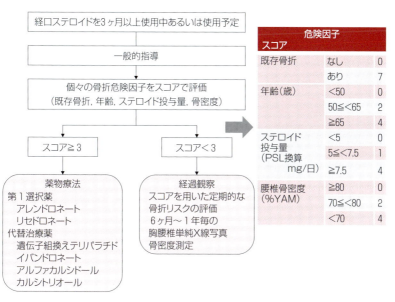

図1 ステロイド性骨粗鬆症の管理と治療ガイドライン
(文献1および2)

● 提示症例への対応

　本症例について，ガイドライン（日本骨代謝学会2014年改訂版）に提示されているスコア法（**図1**）を用いて判定すると，年齢45歳（スコア0），ステロイド投与量（プレドニゾロン換算mg/日）7.5 mg以上（スコア4）で，スコア3以上となり，治療開始基準を満たす．第1選択薬の1つであるアレンドロネートを選択し，35 mg/回を週1回内服投与とした．類天疱瘡発症から1年後となる46歳（スコア0）までに，皮膚症状はほぼ治癒し，再燃に注意しながら，経口ステロイドはプレドニン5 mg/日（スコア1）まで減量可能となった．皮膚症状発症から約6ヵ月後の検査で，既存骨折なし（スコア0），腰椎骨密度（% YAM）78%（スコア2）と判明しており，プレドニン内服量とあわせて，スコア3以上となるため，現在もアレンドロネートの内服治療を継続中である．ステロイド治療開始後速やかにアレンドロネート治療を開始したにもかかわらず，YAM値がやや低値で，併存する糖尿病などが影響することも懸念されるため，今後も続発性骨粗鬆症について経過観察を継続していくこととした．

210 C. 副甲状腺疾患・カルシウム代謝異常

参考文献 ————

1) Suzuki Y, et al. J Bone Metab. 2014；32：337-50.
2) ステロイド性骨粗鬆症の管理と治療のガイドライン 2014 年度版（日本骨代謝学会　ステロイド性骨粗鬆症の管理と治療ガイドライン改訂委員会編）

コンサルト 26 続発性骨粗鬆症のスクリーニングと治療はどのように行いますか？

68歳の女性．2ヵ月前にバセドウ病と診断され，治療を開始している．市町村の健康診断で身長が若いころと比べて4 cm縮んでいることがわかったと定期受診時に訴えた．現症：身長152 cm（若いころは156 cm），体重42 kg，体温36.3℃，血圧124/76 mmHg，脈拍76/分，甲状腺腫Ⅲ度，びまん性腫大，採血上TSH＜0.0006 μIU/mL，FT_3 9.56 pg/mL，FT_4 3.25 ng/mL．どう対処すべきか？

- 若いころと比較して4 cmの身長低下は椎体骨折を起こした可能性が高い．
- 椎体骨折は骨折をしていても痛みを伴わない場合もある．
- バセドウ病（甲状腺機能亢進症）は続発性骨粗鬆症の一因となりうる．
- 続発性骨粗鬆症の治療の原則は原疾患の治療である．
- 治癒もしくはコントロールが困難な疾患の場合もあるので，併発した骨粗鬆症に対する治療も併せて行っていくことが必要である．

判断のよりどころ

　続発性骨粗鬆症とは遺伝的な素因や生活習慣，閉経，加齢以外にこのような病態を惹起する特定の場合と称されている．このことより続発性骨粗鬆症では原因疾患の治療を行うことで骨粗鬆症の悪化を防ぐことが可能と考えられている．骨粗鬆症を診断する際に続発性骨粗鬆症をスクリーニングする上で重要なことは，病歴の聴取や身体診察，一般採血の結果を確認することである．

　続発性骨粗鬆症をきたす原因を表1に挙げ，骨折リスク上昇をきたす内分泌疾患を表2に示す．骨粗鬆症を診断する際には表1，表2に挙げる疾患を念頭に置き診察を行う．

212　C. 副甲状腺疾患・カルシウム代謝異常

表1　続発性骨粗鬆症の原因

内分泌性	副甲状腺機能亢進症，クッシング症候群，甲状腺機能亢進症，性腺機能不全など
栄養性	胃切除後，神経性食思不振症，吸収不良症候群，ビタミンC欠乏症，ビタミンAまたはD過剰
薬物	ステロイド薬，抗けいれん薬，ワルファリン，性ホルモン低下治療薬，SSRI，ヘパリンなど
不動性	全身性（臥床安静，対麻痺，廃用症候群，宇宙旅行），局所性（骨折後など）
先天性	骨形成不全症，マルファン症候群
その他	糖尿病，関節リウマチ，アルコール多飲（依存症），慢性腎臓病（CKD），慢性閉塞性肺疾患（COPD）など

(骨粗鬆症の予防と治療ガイドライン2015年版)

表2　骨折リスクを上昇をきたす内分泌疾患

原発性副甲状腺機能亢進症
性腺機能低下症
・視床下部性（カルマン症候群）
・下垂体性（プロラクチノーマ，シーハン症候群など）
・卵巣・精巣性（両側卵巣・精巣切除後など）
・染色体異常（クラインフェルター症候群，ターナー症候群など）
クッシング症候群
甲状腺中毒症
・甲状腺機能亢進症（バセドウ病など）
・甲状腺ホルモンの慢性過剰治療
糖尿病
・1型糖尿病
・2型糖尿病

(骨粗鬆症の予防と治療ガイドライン2015年版)

✸ 実際の対応

①続発性骨粗鬆症では原因疾患の治療を行うことが骨粗鬆症治療に結び付く．

②原因疾患の完治が難しい，あるいはコントロールが困難である場合は骨粗鬆症治療薬の開始を検討する．

③臨床的骨折危険因子により骨折絶対リスクを推計するWHO骨折リスク評価ツールFRAX®（オンラインで計算可能）がある．FRAX®では，大腿骨近位部骨折と主要骨粗鬆症性骨折の10年間の発生確率が算出できる．

〔項目〕年齢，性，体重・身長，両親の大腿骨近位部骨折歴，現在の喫煙，ステロイド薬の使用，関節リウマチ，続発性骨粗鬆症の有無，アルコール摂取（1日3単位．1単位＝アルコール8〜10g）以上，大腿骨近位部骨密度．

この結果を参考に治療を開始する.
④2型糖尿病ではFRAX®に基づく骨折のリスク判定では過小評価されることが報告されており,骨粗鬆症の予防と治療ガイドライン2015年版では図1のように薬物治療開始基準案が示されている.

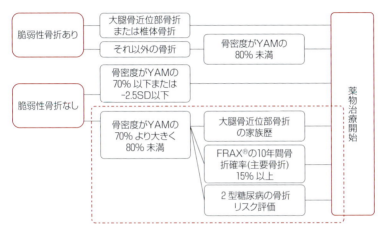

図1 2型糖尿病の骨折リスクに対する薬物療法（薬物治療開始基準試案）
（骨粗鬆症の予防と治療ガイドライン2015年版より改変）

表3 骨代謝マーカーに対する腎機能の影響

	腎機能低下の影響あり	腎機能低下の影響なし
骨形成マーカー	オステオカルシン（OC）	アルカリホスファターゼ（ALP） 骨型アルカリホスファターゼ（BAP） Ⅰ型プロコラーゲン-C-ペプチド（P1CP） Ⅰ型プロコラーゲン-N-ペプチド（P1NP）
骨吸収マーカー	ピリジノリン（PYD） デオキシピリジノリン（DPD） Ⅰ型プロコラーゲン-C-テロペプチド（1CTP） Ⅰ型プロコラーゲン架橋C-テロペプチド（CTX） Ⅰ型プロコラーゲン架橋N-テロペプチド（NTX）	酒石酸抵抗性酸ホスファターゼ（TRACP） 骨特異的酒石酸抵抗性酸ホスファターゼ（TRACP-5b）

（骨粗鬆症の予防と治療ガイドライン2015年版）

⑤COPD も骨密度を介さずに骨折リスクを上昇させるため，FRAX® では過小評価となる．

⑥続発性骨粗鬆症の原因として慢性腎臓病（CKD）が挙げられるが，骨粗鬆症を有する患者層は高齢者が多く腎機能の低下を伴っている場合もあり，骨代謝マーカーや薬剤選択の上で注意が必要である（表3, 4）．

表 4 骨粗鬆症治療薬の CKD 患者への投与上の注意

薬 剤		保存期腎不全		透析 (CKD 5D)
		eGFR≧35 mL/ 分	eGFR＜35 mL/ 分	
L－アスパラギン酸カルシウム		使用回避	使用回避	慎重投与 （要 Ca 濃度 チェック）
アルファカルシドール カルシトリオール		病態に応じて使用量を変更		
エルデカルシトール		血清 Ca 濃度上昇に特に注意		
SERM （ラロキシフェン，バゼドキシフェン）		慎重投与		
ビスホスホネート薬	アレンドロネート	慎重投与	使用回避	慎重投与 （eGFR＜35 mL/ 分は使用回避）
	リセドロネート	慎重投与	慎重投与 （eGFR＜30 mL/ 分は使用回避）	使用回避
	ミノドロン酸・ イバンドロネート	慎重投与		
	エチドロネート	使用回避		
エルカトニン		通常投与量可能		
デノスマブ		慎重投与 （重度の腎障害患者は低 Ca 血症を起こす恐れが強い）		
副甲状腺ホルモン薬		慎重投与		

（骨粗鬆症の予防と治療ガイドライン 2015 年版）

提示症例への対応

すでにバセドウ病の治療を開始しており，バセドウ病については現在治療している内容を継続した．腰椎の単純写真，腰椎と大腿骨頚部の骨密度の検査を行った．腰椎単純写真では第2腰椎に圧迫骨折を認め，腰椎の骨密度は第2腰椎を除いた各腰椎の平均値はYAM 76 ％であった．本症例においては閉経後女性であることより甲状腺機能の改善に伴う骨密度の改善が十分に見込めないこと，圧迫骨折も認められることからビスホスホネート製剤の内服治療も開始した．

参考文献

・骨粗鬆症の予防と治療ガイドライン作成委員会編．骨粗鬆症の予防と治療ガイドライン 2015年版．2015, 207 p.

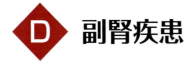

D 副腎疾患

218　D. 副腎疾患

コンサルト 27　副腎偶発腫瘍を見つけたらどのような追加検査を行い，どう管理していくのが適切でしょうか？

45歳の男性．急性腹症で救急外来を受診し，急性虫垂炎と診断された．虫垂切除術を受け，術後7日で退院となった．今回，術前検査目的で受けた腹部CT検査で，左副腎に直径2cm大の腫瘍を偶然指摘されている．
左副腎偶発腫瘍について，どのような追加検査を行うのがよいでしょうか？
また，今後はどうフォローアップをしていけばよいでしょうか？

回答　初めて副腎偶発腫瘍と診断されたら，画像所見とホルモン産生能についての各種検査所見をもとに，悪性を疑うものや機能性副腎腫瘍か否かを検討し，外科的治療を行うのか，経過観察とするかを決定する．

✳ 判断のよりどころ

①副腎疾患の検索以外の目的で実施した画像検査（CT，MRI，腹部超音波など）で，偶然，副腎腫瘍が発見されることがある．このような副腎腫瘍を副腎偶発腫瘍（adrenal incidentaloma）[1]と総称し，病態としては複数の疾患を含んでいる．各種画像検査の普及に伴い，副腎偶発腫瘍の頻度は増加しており，健康診断だけでなく，様々な診療科で多様な疾患の精査過程において診断されている．

②厚生労働省副腎ホルモン産生異常に関する調査研究班による副腎偶発腫瘍3,678例の疫学調査[2]では，性差なし，左右差なし（左48.9%，右44.0%，両側性7.1%），平均58 ± 13.0歳で，50歳代後半の例が最多である．腫瘍径は平均3.0 ± 2.2cmで，多くは1.1〜3.0cmである．病因別では，**図1**に示したとおり，ホルモン非産生腺腫が約半数（50.8%）を占め，次いでコルチゾール産生腺腫（10.5%），褐色細胞腫（8.5%），アルドステロン産生腺腫（5.1%）であった．また，発症率が非常にまれ（発症率0.5〜2人/100万人）な副腎皮質癌も，対象を副腎偶発腫瘍に限定すると，その頻度は1.4%と比較的高率である．本調査

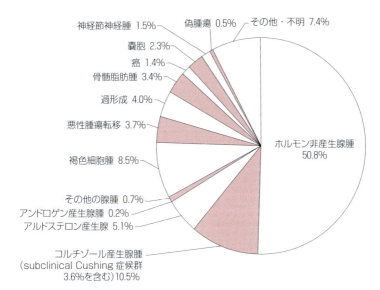

図1 わが国における副腎偶発腫瘍の病因別頻度 (文献2より作成)

では，腫瘍径≧3 cm の副腎偶発腫瘍の約 4% が副腎癌であり，腫瘍径が 3 cm 未満の場合は 99.7% の確率で副腎癌が否定できるとされ，副腎癌のカットオフ値として，腫瘍径 3 cm が推奨されている[2]．

- 一方，手術適応か否かを決める腫瘍径のカットオフ値には様々な意見や報告があり，腫瘍径のみで方針を決めるべきではないことにも留意すべきである．欧州で最近発表されたガイドラインでも，腫瘍径≦4 cm の非機能性副腎腫瘍で，画像上，悪性を疑う所見を認めない場合，手術ではなく，保存的に経過観察となることについてはコンセンサスを得ているとしているものの，特定のカットオフ値のみで手術適応を決めることについては否定的見解である[3]．しかし，副腎癌である可能性は腫瘍径が大きいほど高くなり，特に腫瘍径≧5 cm では無症候であっても副腎癌である確率が高くなるため手術を考慮すべきとされている[4]．

③副腎偶発腫瘍は診断前無症状であることが最も多い（31.6%）が，機能性腫瘍や悪性のものが含まれており，初めて副腎偶発腫瘍と診断された際，その取り扱いには注意を要する．問診や身体的所見によりホルモン過剰徴候の有無を確認し，各種ホルモンの自律的分泌の有無をスクリーニングする．機能性副腎腫瘍または副腎癌を疑う場合，手術適応とされる．また，腫瘍径にかかわらず，一定期間内に増大傾向を認める場合，非機能性副腎腫瘍であったとしても手術について検討

220 D. 副腎疾患

する必要がある.

④経過観察の期間や時期に関して定まったものはないが,画像検査は初回診断時から6, 12ヵ月後に行い,以後は1年ごとに最低3年（副腎癌を疑う場合は3年以上）という期間が推奨される[5].内分泌学的検査についても6, 12ヵ月後に行い,その後は1年ごとに行うが,推奨される期間は,5年（米国のガイドライン）〜10年[5]とされている.

✸ 実際の対応

①副腎偶発腫瘍は,明らかなホルモン産生を認めない非機能性副腎腫瘍が半数を占めており,診断後,保存的に経過観察となることが多い.しかし一方で,副腎偶発腫瘍の精査を契機に,機能性副腎腫瘍であることが偶然診断され,高血圧症や糖尿病といった生活習慣病,原因不明の低K血症の背景要因であることが明らかとなることもある.したがって,副腎偶発腫瘍の診断時,無症状であったとしても,副腎偶発腫瘍のホルモン産生能について丁寧にスクリーニング検査を実施することは大変重要である.

②機能性副腎腫瘍で見られるホルモン過剰の徴候,すなわち,高血圧症（発作性高血圧を含む）,糖尿病,肥満や痩せ,低K血症,男性化,中心性肥満,満月様顔貌などの有無を確認後,血糖や電解質といった一般的な生化学的検査の他に,ホルモン基礎値として,コルチゾール,ACTH (adrenocortical hormone),アルドステロン,レニン活性,また,随時尿中メタネフリン濃度及びノルメタネフリン濃度（いずれもクレアチニン濃度補正）を測定する.

・血漿アルドステロン (PAC) (pg/mL) / 血漿レニン (PRA) (ng/mL/時) 比200以上であれば,原発性アルドステロン症について検証する.クッシング症候群やプレクリニカルクッシング症候群については,デキサメサゾン抑制試験などのスクリーニング検査を行い検証する（☞コンサルト**30**クッシング症候群,コンサルト**32**プレクリニカルクッシング症候群）.また,画像上腫瘍径3 cm以上で内部構造不均一な症例は,褐色細胞腫や副腎癌などの可能性があるため慎重な対応が求められる.褐色細胞腫のスクリーニング検査として,随時尿中メタネフリン濃度及びノルメタネフリン濃度の増加 ($0.5\,\mu g/mg \cdot Cr$ 以上) が有用である.副腎癌の診断的マーカーはないが,副腎癌ではDHEA-Sが高値を呈する場合があり,適宜検査項目に追加しておくとよい.悪性腫瘍の既往がある場合には,転移性副腎腫瘍も鑑別に挙げる必要があり,既往歴についても注意深く問診し,既往の悪

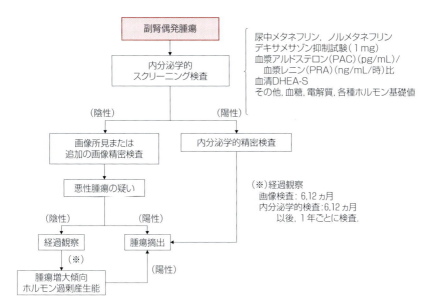

図2 副腎偶発腫瘍の診断と取り扱い
(文献2より改変)

性腫瘍に対する精査についても適宜検討する．なお，各疾患の確定検査に関しては該当の項を参照されたい．

③以上のようにホルモン産生能についてのスクリーニング検査に加え，画像所見から得られる腫瘍径や良性所見や悪性所見を参考に，経過観察か副腎摘除術の適応かを決定する（図2）．

● 専門医にコンサルトする段階

①腫瘍径が3 cmを超える充実性副腎腫瘍であれば悪性腫瘍についても疑う必要がある．腫瘍内部が不均一で出血や壊死を伴う像，辺縁の毛羽立ちや不整像は，癌を積極的に疑う所見であり，迅速に内分泌学的精査を進める必要がある．そのため，専門医への紹介を優先し，ホルモン基礎値の測定などスクリーニング段階から，専門医で精査を行うとよい．

②血漿アルドステロン（PAC）/血漿レニン（PRA）>200を認める副腎偶発腫瘍である場合，アルドステロン症診断のための各種負荷試験や選択的副腎静脈サンプリングが必要となり，専門医での精査が必要となる（☞コンサルト29）．

222   D. 副腎疾患

③スクリーニング検査より，コルチゾール産生腫瘍や褐色細胞腫を疑う場合にも，
専門医による各種内分泌学的検査，画像検査追加による確定診断が必要となる．

④両側性副腎病変を認めた場合には，MEN に伴う家族性両側褐色細胞腫や悪性リ
ンパ腫，癌転移，両側副腎過形成など，専門的な種々の内分泌学的疾患について
検証が必要なため，専門医での精査が望ましい[4]．

✴ 提示症例への対応

　本症例は腫瘍径 2 cm（＜3 cm）の左副腎偶発腫瘍であり，画像上，辺縁整かつ
内部均一であり，副腎癌を疑うような所見は認めなかった．問診や診察および各種
ホルモン基礎値など，上記の項目について外来で検査を実施したが，明らかなホル
モン過剰産生を疑う内分泌学的所見を認めなかった．そのため，腫瘍径 2 cm
（＜3 cm）の非機能性左副腎偶発腫瘍と診断し，6, 12 ヵ月後の定期検査を実施し
た．12 ヵ月後までの定期検査で，画像所見および内分泌学的検査値に変化は認め
なかった．今後は年 1 回の画像検査を行い，5 年間のフォローアップを予定してい
る．

参考文献 ————

1)　高柳涼一，他．日内会誌．2012；101：941-948．

2)　一城貴政，上芝 元：本邦における 5 年間の継続的副腎 偶発腫疫学調査—最終報告—，
厚生労働科学研究補助金 難治性疾患克服事業 副腎ホルモン産生異常に関する研究．平
成 16 年度研究報告書．121-129，2005．

3)　Fassnacht M, et al. Eur J Endocrinol. 2016；175：G 1-G 34.

4)　柳瀬敏彦．日内会誌．2013；103：650-656．

5)　一城貴政，他．副腎偶発腫長期予後調査最終報告．厚生労働科学研究費補助金 難治性
疾患克服研究事業 副腎ホルモン産生異常に関する調査研究班　平成 26 年度総括・分担
研究報告書．51-59，2015．

コンサルト 28 二次性高血圧はどのような症例で疑えばよいですか？

55歳の男性．近医で高血圧症のため Ca 拮抗薬の内服治療をしていた．ある日背部痛が出現したため当院救急外来で腹部 CT を撮ったところ，左尿管結石と左副腎に直径 9 mm の腫瘍を認めた．身長 174 cm，体重 84 kg，血圧 179 / 99 mmHg，脈拍 96 / 分，一般採血で血清 K 3.6 mEq/L と正常下限であった．尿管結石の治療をしている泌尿器科担当医から本症例の高血圧と副腎腫瘍の関係についてコンサルトがあった．
今後どのような検索を進めればよいか？

回答 副腎由来のホルモンであるアルドステロン，コルチゾール，カテコールアミンとその関連ホルモンを血液あるいは尿で検索する．偶然見つかった副腎腫瘍を伴う高血圧は内分泌疾患に伴う高血圧を疑う．根治可能なケースもあるため積極的に検査・治療を進めるべきである．

✴ 判断のよりどころ

　ある特定の原因による高血圧を二次性高血圧といい，その原因には腎実質性，内分泌疾患，睡眠時無呼吸症候群，血管性，脳幹部血管圧迫，薬剤性などが挙げられる（表1）．二次性高血圧のなかで最も頻度が高いのは腎実質性高血圧である．一方，原発性アルドステロン症の頻度が高血圧全体の約5％（1.6〜11.2％）[1] と従来考えられたよりも高頻度であると報告されており，内分泌性高血圧の重要性が指摘されている．

　内分泌性高血圧とは内分泌臓器からホルモンが過剰分泌されて高血圧を呈する疾患群であり，原発性アルドステロン症，クッシング症候群，褐色細胞腫が代表的であり，他には先端巨大症や甲状腺疾患などがある．原疾患の治療により治癒可能な症例もあることから積極的に疑い，スクリーニングをする必要がある．

224　D. 副腎疾患

表1　主な二次性高血圧を示唆する所見と鑑別に重要な検査

原因疾患	示唆する所見	鑑別に必要な検査
二次性高血圧一般	重症高血圧，治療抵抗性高血圧，急激な高血圧発症，若年発症の高血圧	
腎血管性高血圧	レニンアンジオテンシン-アルドステロン系阻害薬投与後の急激な腎機能悪化，腎サイズの左右差，低 K 血症，腹部血管雑音	腎動脈超音波，腹部 CT アンジオグラフィー，腹部 MRA，レノグラム，PRA，PAC
腎実質性高血圧	血清クレアチニン上昇，蛋白尿，血尿，腎疾患の既往	血清免疫学的検査，腹部 CT，超音波，腎生検
原発性アルドステロン症	低 K 血症，副腎偶発腫瘍	PRA，PAC，負荷試験，副腎 CT，副腎静脈採血
褐色細胞腫	発作性・動揺性高血圧，動悸，頭痛，発汗	血液・尿カテコールアミンおよびカテコールアミン代謝産物，腹部超音波・CT，MIBG シンチグラフィー
クッシング症候群	中心性肥満，満月様顔貌，皮膚線状，高血糖	コルチゾール，ACTH，腹部 CT，頭部 MRI，デキサメサゾン抑制試験
サブクリニカルクッシング症候群	副腎偶発腫瘍	コルチゾール，ACTH，腹部 CT，デキサメサゾン抑制試験
睡眠時無呼吸症候群	いびき，肥満，昼間の眠気，早朝・夜間高血圧	睡眠ポリグラフィー
薬物誘発性高血圧	薬物使用歴，低 K 血症	薬物使用歴の確認
大動脈縮窄症	血圧上下肢差，血管雑音	胸腹部 CT，MRI・MRA，血管造影
甲状腺機能低下症	徐脈，浮腫，活動性減少，脂質・CPK・LDH 高値	甲状腺ホルモン，TSH，抗甲状腺自己抗体，甲状腺超音波
甲状腺機能亢進症	頻脈，発汗，体重減少，コレステロール低値	甲状腺ホルモン，TSH，抗甲状腺自己抗体，甲状腺超音波
副甲状腺機能亢進症	高 Ca 血症	副甲状腺ホルモン
脳幹部血管圧迫	顔面けいれん，三叉神経痛	頭部 MRI・MRA

（高血圧治療ガイドライン 2014，p. 116，表 13-1 より一部改変）

PRA：血漿レニン活性　PAC：血漿アルドステロン濃度　MIBG：metaiodobenzylguanidine　MRA：磁気共鳴血管造影　CPK：クレアチニンホスフォキナーゼ　LDH：乳酸脱水素酵素

実際の対応および専門医にコンサルトする段階

内分泌性高血圧の各疾患に対するスクリーニング方法を示す.

1）原発性アルドステロン症

a）どのような場合に疑うか

典型例では高血圧, 低 K 血症, 低 Mg 血症を呈するが, 約 60 ～ 90 ％が正常 K 血症と報告されていることから血清 K 値では鑑別は困難である.

アルドステロン症を疑う高血圧の特徴を以下に挙げる[1].

- 低 K 血症（利尿薬誘発も含む）合併高血圧
- 若年者の高血圧
- II 度以上（中等度・重症）の高血圧
- 治療抵抗性高血圧
- 副腎偶発腫瘍を伴う高血圧
- 40 歳以下で脳血管障害合併例

b）スクリーニングの方法

早朝 9 時ころに安静臥床での採血とする. 使用している降圧薬の中で, 可能な限り β 遮断薬, 利尿薬, ミネラルコルチコイド受容体拮抗薬は中止し, Ca 拮抗薬, α 遮断薬に変更する. 降圧薬は少なくとも 2 週間の休薬が望ましいが, 血圧管理の観点から Ca 拮抗薬, α 遮断薬の単独あるいは併用は可能である. 血圧管理が困難な場合はアンジオテンシン変換酵素阻害薬・アンジオテンシン II 受容体拮抗薬も適宜併用可能であるが, 内分泌学的検査の結果の解釈には注意を要する.

①血漿アルドステロン濃度（PAC pg/mL）と血漿レニン活性（PRA ng/mL/ 時）の比である ARR（PAC/PRA）>200 かつ PAC>120 pg/mL を陽性とする. ただし, PAC<120 pg/mL でも PA を完全には否定できない.

②陽性症例にはアルドステロンの自律性分泌を証明するために機能確認検査を行う. 機能確認検査にはカプトプリル試験, 生理食塩水負荷試験, フロセミド立位試験, 経口食塩負荷試験の 4 種類が実施されており, その中から少なくとも 1 種類の陽性確認がアルドステロン症を疑う根拠となる. 実施の容易さ, 安全性の面からまずはカプトプリル試験が推奨される.

c）専門医にコンサルトするタイミング

①が確認された段階が第一の専門医へコンサルトするタイミングである. ②を確

認した段階でコンサルトすることも可能である.

2016年に日本内分泌学会より診療に関するコンセンサス・ステートメントが示された[2].

2) クッシング症候群

a) どのような場合に疑うか

中心性肥満, 満月様顔貌, 野牛様脂肪沈着, 赤色皮膚線条, 皮膚の菲薄化, 多毛, 痤瘡などクッシング徴候が認められる. 高血圧以外に糖尿病, 脂質異常症, 骨粗鬆症, 尿路結石, 爪白癬などを合併していることもある. 血液検査では好酸球の減少, 低K血症に注意する. 腹部CTまたはMRIで副腎腫瘍が認められた場合は症状がなくてもサブクリニカルクッシング症候群の可能性があるためスクリーニングを行うべきである.

b) スクリーニングの方法

①安静早朝時に空腹で血中コルチゾール, ACTHを同時測定する. 血中コルチゾール値が20 μg/dL以上の場合は過剰分泌を疑う.

②蓄尿での尿中遊離コルチゾールを測定する. 安静時で100 μg/日以上, 活動時で200 μg/dL以上の時は過剰分泌を疑う.

③デキサメサゾン抑制試験:前夜23〜24時にデキサメサゾン1 mgを内服し, 翌朝8〜9時に血中コルチゾールを測定する. 血中コルチゾール値が5 μg/dL以上の時, 自律性分泌ありと判断する. 3 μg/dL以上の場合はサブクリニカルクッシング症候群の可能性を考慮する.

④血中コルチゾールの日内変動をみる. 頂値の午前6〜9時, 底値の23〜24時の2回測定する. 夜間の血中コルチゾールが5 μg/dL以上の場合, コルチゾールの過剰分泌を疑う.

c) 専門医にコンサルトするタイミング

①を参考とし②, ③, ④のいずれかが確認された段階で専門医にコンサルトする.

Colum 　　唾液中コルチゾール濃度 ……………………………………………………

唾液中コルチゾール濃度は血中コルチゾールと相関することから米国内分泌学会では夜間の唾液中コルチゾール濃度測定がスクリーニングとして推奨されている[3]. 長所は入院しなくても外来で行えること, 採取時にストレスの影響が少ないことである. 本邦での保険適用が待たれる.

3) 褐色細胞腫・パラガングリオーマ

副腎髄質由来の褐色細胞腫と傍神経節由来のパラガングリオーマがある.

a) どのような場合に疑うか

頭痛，動悸，発汗，顔面蒼白などの症状や発作性高血圧がある時に疑う．高血圧発作は運動，ストレス，排便などで誘発される．高血圧，高血糖，代謝亢進を伴う場合は強く疑う．必ずしも臨床症状は明らかではないため，副腎偶発腫瘍を認めた場合は疑う．

b) スクリーニングの方法

影響する薬剤として三環系抗うつ薬，レボドパ，アセトアミノフェン，メトクロプラミドなどは中止して採血する.

①随時尿中メタネフリン，ノルメタネフリンを測定．クレアチニン補正値で正常上限の3倍以上なら陽性として精査をすすめる.

②24時間尿中カテコールアミン，24時間尿中メタネフリン分画を測定する．正常上限の3倍以上ならば陽性とする．ノルアドレナリンからアドレナリンへの変換酵素は副腎髄質のみ存在するため，アドレナリン優位の場合は副腎原発の可能性が高いが，ノルアドレナリン優位の場合は副腎外原発の可能性も高いと考えられている.

③副腎腫瘍の局在診断にはCTあるいはMRIを用いる．特にMRIではT1強調画像では低信号を呈し，T2強調画像では高信号を呈する.

④血中カテコールアミンは変動幅が大きく，基準値内でも褐色細胞腫を否定できない．血中遊離メタネフリン分画は安定しており測定は欧米では多く用いられており，その有用性が報告されている[4]．本邦においてまだ保険適応はないが，臨床試験においてその有用性が検討されている[5]．

c) 専門医にコンサルトするタイミング

①，②のいずれかを認めた場合は③を確認した上で専門医へコンサルトする.

4) その他の内分泌性高血圧

a) 先端巨大症

顔貌や四肢先端の肥大など特徴的な身体所見から疑い，血中GH，IGF-1を測定する.

b) 甲状腺機能亢進症

動悸，振戦，体重減少，眼球突出などから疑い，FT$_4$，FT$_3$，TSH，抗TSH受容

228   D. 副腎疾患

体抗体などの自己抗体を測定する.

c) 甲状腺機能低下症

倦怠感, 浮腫, 甲状腺腫から疑い, FT_4, FT_3, TSH, 抗サイログロブリン抗体, 抗甲状腺ペルオキシダーゼ抗体などの自己抗体を測定する.

✷ 提示症例への対応

副腎由来ホルモンに関する血液検査を行ったところ, PAC 205 pg/mL, PRA 0.3 ng/mL/時, ARR 683 と原発性アルドステロン症が疑われた. カプトプリル負荷試験が陽性であり, 副腎静脈サンプリングを施行したところ, 左副腎からアルドステロンの過剰分泌が証明された. 当院泌尿器科で左副腎切除術が施行され, 術後はPAC 89.3 pg/mL, PRA 0.7 ng/mL/時と改善し, 降圧薬も不要となった.

参考文献 ────

1) 日本高血圧学会高血圧治療ガイドライン作成委員会編集. 二次性高血圧. 高血圧治療ガイドライン 2014. p. 115-30.
2) わが国の原発性アルドステロン症の診療に関するコンセンサス・ステートメント. 日本内分泌学会誌. 2016；92（Suppl）.
3) Nieman LK, et al. J Clin Endcrinol Metab. 2008：93：1526-40.
4) Procopiou M, et al. Eur J Endocrinol. 2009：161：131-40.
5) 磯部和正, 他. 内分泌甲状腺外会誌. 2012；29：101-3.

29 原発性アルドステロン症はどのように診断しますか？　*229*

コンサルト
29 原発性アルドステロン症はどのように診断しますか？

32 歳の男性．ここ 1 週間ほど続く頭重感にて，会社帰りに受診した．身長 170 cm，体重 68 kg．既往歴：特記すべきことなし．喫煙，飲酒習慣なし．家族歴：高血圧なし．診察を行ったところ，172 / 102 mmHg と高血圧を認めた．再度，血圧測定を行うも，162 / 90 mmHg であった．
今後，行うべきことはなにか．

回答　・家族歴の無い若年高血圧であるので，原発性アルドステロン症（以下，PA）をはじめとした二次性高血圧の鑑別が必要である．→まずは夕方で良いので，レニン活性（PRA）・アルドステロン（PAC）の採血を行う．
・II 度高血圧であり，明らかなリスク因子を認めないので，本来であれば家庭血圧測定を行い白衣高血圧の除外や 1 ヵ月程度の生活習慣の改善などが必要であるが，頭重感といった自覚症状を認めるので降圧薬の開始も考慮される．→必要であれば Ca 拮抗薬の開始を考慮する．

D
副腎疾患

❋ 判断のよりどころ

① PA は，もっとも頻度の高い内分泌性高血圧であり，高血圧の数〜 10 ％程度を占めるとされている．また本態性高血圧と比較して臓器障害の頻度が高いとされている．適切な治療により治癒が望めることより，早期に適切な診断を行うことが重要である．

② PA では低 K 血症の合併が特徴的と考えられていたが，わが国の報告では低 K 血症を示す PA は約 1 / 4 のみであると報告されている．したがって，カリウム値のみでは，PA の 3 / 4 の症例を本態性高血圧と鑑別することが出来ない．しかし，全高血圧でのスクリーニングを行うべきかについては，費用対効果のエビデンスが未確立なため，PA 高頻度と考えられる高血圧患者での積極的なスクリー

230   D. 副腎疾患

ニングが推奨されている.

・日本内分泌学会では,低 K 血症合併(利尿薬誘発例も含めて),若年者の高血圧,II 度以上の高血圧,治療抵抗性高血圧,副腎偶発種合併例,40 歳以下での脳血管障害発症例としており,米国内分泌学会では,睡眠時無呼吸を伴う高血圧,PA 患者の第一度近親者の高血圧(家族性高アルドステロン 2 型は,PA 全体の 7％程度を占めるとされている.)なども挙げられている.またスクリーニングの採血条件は,診断の特異度は低下するものの,まずは随時条件で測定し,適宜,標準的条件(早朝,空腹,安静臥床後)で再検査を行えばよいと考えられている.

・多くの降圧薬は,レニン・アルドステロン系に影響を与えるため,高血圧治療開始前にスクリーニングを行うことが望ましいが,治療開始後であっても全降圧薬を中止する必要はない.β遮断薬,利尿薬,ミネラルコルチコイド受容体(MR)拮抗薬などはレニン・アルドステロン系に対する影響が大きいため,それらの薬剤を内服している場合は中止をし,影響が少ないとされる Ca 拮抗薬,α遮断薬

表 1　スクリーニング基準

	日本内分泌学会	米国内分泌学会
スクリーニング対象	低 K 血症合併 (利尿薬誘発例も含めて) 若年者の高血圧 II 度以上の高血圧 治療抵抗性高血圧 副腎偶発種合併例 40 歳以下での脳血管障害発症例	150 / 100 mmHg 以上の高血圧 治療抵抗性高血圧 低 K 血症合併 (利尿薬誘発例も含めて) 若年者の高血圧 副腎偶発種合併例 睡眠時無呼吸合併例 若年発症の刻血圧の家族歴または 40 歳 　以下での脳血管障害発症例 PA 患者の第一度近親者の高血圧
スクリーニング方法	ARR＞200 かつ PAC＞120 pg/mL	ARR＞200 から 400
機能確認検査 陽性判断基準	カプトプリル試験 　負荷後(60 分または 90 分) 　ARR＞200 生食負荷試験 　負荷 4 時間後 PAC＞60 pg/mL フロセミド立位試験 　負荷後(2 時間)PRA＜2.0 経口食塩負荷試験 　尿中アルドステロン＞8μg/ 日 (尿中 Na＞170 mEq/ 日)	カプトプリル試験 　PAC 低下度＜30％ 生食負荷試験 　PAC≧100 pg/mL 経口食塩負荷試験 　尿中アルドステロン≧12μg/ 日 　尿中 Na≧200 mEq/ 日 フルドロコルチゾン抑制試験 　4 日目　PAC＞60 pg/mL

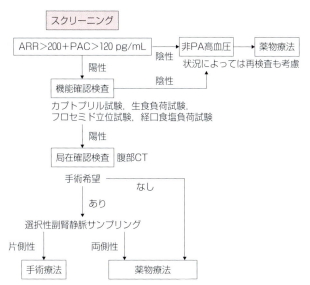

図1 原発性アルドステロン症（PA）診断のフローチャート
ARR：アルドステロン・レニン比

などに変更する．変更後，少なくとも2週間以降にスクリーニングを実施するが，血圧コントロールが優先されるため，アンジオテンシン転換酵素（ACE）阻害薬，アンジオテンシン受容体拮抗薬（ARB）も適宜併用可能とされている．

③日本内分泌学会は，スクリーニング基準として，アルドステロン・レニン比（ARR）>200とPAC>120 pg/mLの組み合わせとしている．米国内分泌学会ではARR>200～400をスクリーニング基準とし，ARR>200を用いるとスクリーニング陽性率は高血圧患者の10％（大半が両側性副腎過形成），ARR>400を用いると5％（大半が片側性腺腫）の可能性が高いことが付記されている．実臨床においては，PAC 120 pg/mL未満のPA患者もいるということを念頭に置いて，日本内分泌学会のスクリーニング基準を使用するのが良いと思われる（表1）．

・負荷試験を用いた判定としては，日本内分泌学会では，カプトプリル試験，生食負荷試験，フロセミド立位試験，経口食塩負荷試験の中から少なくとも1種類の陽性の確認が推奨されている．それぞれの検査が他のものと比較して，感度・特異度が優れているというエビデンスはないが，実施の容易さ，安全性の面からまずカプトプリル試験の実施が推奨されている（図1）．

・機能確認検査でPAと診断されたら，次に局在診断を行う．局在診断としては，

thin sliceでの副腎CTを実施し，副腎腫瘍の有無を確認する．この際に造影CTを行い右副腎静脈の解剖学的走行を確認することにより，選択的副腎静脈サンプリング（以下AVS）の成功率を高めることができる．また副腎腫瘍を認める場合は，コルチゾール産生腺腫を合併していることもあるので，その鑑別のため，1 mgデキサメサゾン抑制試験も施行すべきである．

- 手術を考慮する場合はAVSの実施が推奨される．AVSにおけるACTH負荷は，局在診断能を向上させるとのエビデンスは確立されていないが，成功率を向上させるため，ACTH負荷が行われている．AVSの手技に慣れておらず，採血に時間がかかると考えられる場合は静注法と点滴法の併用が推奨されている．AVSのカテーテル挿入の成否の判定には，副腎静脈と下大静脈の比（Selectivity Index：SI）や副腎静脈のコルチゾール濃度が用いられる．
- 局在判定の指標としてはACTH負荷後Lateralized ratio（LR）（A/C高値側/A/C低値側）とContralateral ratio（CR）（A/C低値側/A/C下大静脈）で手術適応を決定する（図2）．
- 若年者では副腎偶発種の可能性が低いと考えられているため，35歳以下の典型的なPA例では，AVSの省略も考慮するとされている．片側性病変では病側の副腎摘出術，両側性病変や患者が手術を希望しない場合，あるいは手術不能な場合は，MR拮抗薬を第一選択とする薬物治療を行う．また米国内分泌学会では機能確認検査などを希望しない症例に対しても，心血管リスクなどを考慮しMR拮抗薬の投与を推奨している．一般に手術予後は，女性，若年，BMI 25以下，術

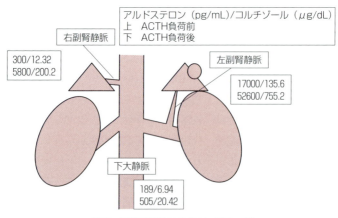

図2　副腎静脈サンプリングの一例

29 原発性アルドステロン症はどのように診断しますか？　*233*

前の血圧が低い，罹病期間が短い，術前の高圧薬の種類が少ない，血清カリウムが低い，腎機能障害の程度が軽いほど良好であるとされている．

✸ 実際の対応

受診時に行った採血で PA のスクリーニング基準である ARR>200 と PAC>120 pg/mL を共に満たしていたため，内分泌内科専門医のいる総合病院へ紹介した．

✸ 専門医にコンサルトする段階

随時条件でスクリーニング基準が陽性あるいは副腎偶発腫を認めた場合は，専門医の受診が必要と考える．

✸ 提示症例への対応

カプトプリル試験にて，陽性であったため，PA と診断した．局在診断のために腹部 CT を行ったところ左副腎に 1 cm の腫瘍を認めた．アルドステロン産生腫瘍であった場合，手術を希望されたため，造影 CT も行い右副腎静脈の確認も行った．その後 AVS を行い，図 2 の結果を得た．左優位ではあるものの両側性の診断にてエプレレノンを追加して経過をみることとなった．

【図 2 の解釈】ACTH 負荷後の右副腎静脈は SI が 9.8 と 3 以上であり，コルチゾール値も 200 以上であることより挿入は成功していると判断した．LR は 2.4 と 4 以下，CR は 1.2 と 1 以上であり，両側性と診断される．

D
副腎疾患

参考文献 ————

1)　日本内分泌学会．我が国の原発性アルドステロン症の診断に関するコンセンサス・ステートメント．
2)　Funder JW, et al. J Clin Endocrinol Metab. 2016 ; 101 : 1889-1916.

コンサルト 30 クッシング症候群を呈する巨大後腹膜腫瘍を認めたらどのように診断治療を進めますか？

38歳の女性．1年ほど前の検診で高血圧を指摘された．空腹を自覚するとともに食欲が増し，体重が5kg増加した．半年ほど前から痤瘡と顔が丸くなったことを自覚するようになり，腹部肥満を認めるようになったため，家族に勧められ近医内科を受診した．3ヵ月ほど前からは，気分の落ち込むことが多くなっていた．担当した医師は，満月様顔貌と中心性肥満を認めた．一般検査では，WBC 12800/μL（好酸球0％），随時血糖238mg/dL，HbA1c 7.1％であった．腹部エコーでは，左後腹膜領域に径8cmの腫瘤を認め，腎臓は下方へ圧排されていたため，総合病院内科へ紹介した．腹部CTでは副腎部に径8cmの腫瘤を認め，内部不均一であった．朝空腹安静後の血中ACTH＜2pg/mL，血中コルチゾール42.1μg/dLであった．
本症例はクッシング症候群と考えられるが，原因疾患の鑑別は必要か？　また，直ちに腹腔鏡下腫瘍摘出術を勧めるか？

回答 この症例は，副腎皮質癌が疑われ，腫瘍の良悪性の鑑別と全身検索が必要である．著明な高コルチゾール血症を認めるため，速やかなコルチゾール低下療法が必要である．副腎皮質癌が強く疑われる例では，開腹による腫瘍側副腎の摘出が望ましい．腎臓への浸潤を認める例では，腎臓摘出が必要な場合もある．副腎皮質癌の術後には，アジュバント治療が推奨される[1]．

☀ 判断のよりどころ

現在用いられているENSATステージ分類を表1に示す．WHO分類と異なり，転移を認めた時点で，リンパ節転移の有無に関わらずステージ4となる[2]．血中DHEA-Sが年齢性別の基準値に比して高値であれば，副腎皮質癌を強く疑う．

30 クッシング症候群を呈する巨大後腹膜腫瘍を認めたらどのように診断治療を進めますか？　*235*

表1　Stage 分類

Stage	UICC/WHO	ENSAT
I	T 1, N 0, M 0	T 1, N 0, M 0
II	T 2, N 0, M 0	T 2, N 0, M 0
III	T 3, N 0, M 0	T 3 - 4, N 0, M 0
	T 1 - 2, N 1, M 0	T 1 - 4, N 1, M 0
IV	T 3, N 1, M 0	Any M 1
	T 4, N 0 - 1, M 0	
	Any M 1	

T 1： tumor ≦ 5 cm
T 2： tumor ＞ 5 cm
T 3： tumor infiltration in surrounding tissue
T 4： tumor invasion in adjacent organs（ENSAT - also venous tumor thrombus in vena cava or renal vein）

N 0： no positive lymph nodes
M 0： no distance metastases
N 1： positive lymph nodes
M 1： presence of distant metastasis

❋ 実際の対応

①病歴を充分に聴取し，ステロイド内服がなければ，ACTH 非依存性クッシング症候群と考えられる．コルチゾールが極めて高値であるため治療を急ぐ必要はある．しかし，腫瘍径が大きく腫瘍内の構造も不均一であるため，副腎皮質癌の可能性が充分ある．その場合，手術治療に入る前に全身検索が必要である．血中コルチゾール著明高値の場合，免疫抑制による重症感染症などのリスクが極めて高いため，内分泌検査としては，尿中遊離コルチゾール排泄量，夜間血中コルチゾール，少量デキサメサゾン試験など最低限の検査を行い，できるだけ早期にコルチゾール低下療法を行う．画像検査としては CT，MRI，FDG-PET などを行い，転移の有無を検討する．この際，[131]I アドステロールシンチグラフィーの陽性率は低い．

②コルチゾール低下療法として現在最も効果的なものはメチラポンである．メチラポンを少量から開始し，コルチゾール値を参考に徐々に増量する方法と，内因性コルチゾールを充分に押さえ得る高用量メチラポンとヒドロコルチゾン補充を行う場合がある．急ぐ場合は，後者が簡便である．メチラポン 1.5 ～ 3 g/ 日を 1 日 3 分割して内服すると，ほぼコルチゾールは抑制されるため，ヒドロコルチゾン 10 ～ 20 mg/ 日を 1 日 2 回に分割して内服する．朝 10 ～夕 5 mg のように朝に比重を多くして内服する．コルチゾールを低下させつつ，画像診断を進める．副腎皮質癌では皮質腺腫と異なり，MRI では T2 強調画像で高信号となり，ケミカ

ルシフトイメージングでの信号強度低下は見られない．FDG-PET では，原発巣と転移巣に取り込みを認める．

③肝臓・肺・骨など転移しやすい部位については必ず精査する．^{131}I アドステロールシンチグラフィーは集積を認めない例もある．転移巣を認めれば，その時点でステージ 4 となる．手術療法はできるだけ開腹手術とし，腫瘍周囲への癒着や浸潤，リンパ節腫大などを確認する．ステージ 4 では全身化学療法が推奨される[3]．

✱ 専門医にコンサルトする段階

クッシング徴候を認め血中コルチゾール高値・ACTH 低値を認めた時点あるいは腫瘍径 3 cm 以上であれば専門医に紹介する．

✱ 提示症例への対応

副腎皮質癌の鑑別のため，各種画像検査が重要であるが，できるだけ速やかに高コルチゾール血症を是正する．手術は，腹腔鏡下ではなく開腹下の腫瘍摘出を優先する．

参考文献

1) Terzolo M, et al. N Engl J Med. 2007；356：2372-2380.

2) Fassnacht M, et al. Best Pract Res Clin Endocrinol Metab. 2009；23：273-289.

3) Fassnacht M, et al. N Engl J Med. 2012；366：2189-2197.

コンサルト 31 褐色細胞腫の診断と治療はどのように行いますか？

38歳の女性．半年前頃から発汗過多を自覚したが放置していた．頭痛，嘔気にて近医受診．症状は軽快するも，精査の過程で腹部CT上左副腎に径44×55 mmの充実性腫瘤を指摘され，精査加療目的に紹介受診した（図1）．既往歴，家族歴：特記すべきことなし．現症：身長160 cm，体重53.0 kg，体温36.8℃，BMI 20.7 kg/m^2，血圧166/96 mmHg，脈拍98/分整．身体所見：意識清明，胸腹部特記すべき異常なし，神経学的所見：特記すべきことなし，下腿浮腫なし．
この副腎腫瘤に対しどのように精査・治療を進めればよいか？

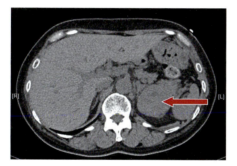

図1 腹部CT
左副腎に径44×55 mmの充実性腫瘤を認めた．

回答 腫瘤の大きさから褐色細胞腫はもちろん，副腎原発癌・転移性癌も鑑別に挙げ，悪性の可能性を考慮しながら診断を進める．またホルモン過剰産生の有無を調べることも必要である．褐色細胞腫であった場合，家族性多発性内分泌腺腫症（MEN）のⅡA型またはⅡB型の一部であることがあるので，他腺のスクリーニングも同時に行う必要がある．

238　D. 副腎疾患

● 判断のよりどころ

　褐色細胞腫はクロム親和性細胞からなるカテコールアミン産生腫瘍で副腎髄質，または傍神経節細胞から発生する腫瘍である．わが国では副腎偶発腫の 8 〜 10 ％程度を占め，ノルエピネフリン，エピネフリン，ドパミンなどカテコールアミンが過剰分泌されることで二次性高血圧の原因となる．これらホルモンの過剰分泌の結果，高血圧，頭痛，動悸，発汗，顔面蒼白等種々の症状が生じるが，偶発腫として発見されることも多く，必ずしも臨床症状は明らかではない場合も稀ならずあるため臨床所見を過信しないことが重要である．褐色細胞腫の約 90 ％は副腎髄質に認められるが，交感神経系の傍神経節など副腎外にも 10 ％程度認められるため積極的に疑う必要がある．褐色細胞腫の大きさは様々だが，平均では直径 5 〜 6 cm である．両側性，多発性，悪性例がそれぞれ約 10 ％ある．褐色細胞腫は副腎腫瘍の中で最も悪性度が高く，褐色細胞腫を放置したまま経過した場合，過労，感染，手術等のストレスを契機に，高血圧緊急症に陥りやすいため注意を要する．

● 実際の対応

1) 診断

　褐色細胞腫診断までの流れを図 2 に示す．厚生労働省研究班の褐色細胞腫診断基準案（Part 1 表 D-7）を参考に診断を進める．診断をすすめるにあたって以下に，そのポイント，注意点を概説する．

①スクリーニング：測定に影響する薬剤（三環系抗うつ薬，レボドパ等）などを少なくとも 2 週間以上休薬したうえで，随時尿中メタネフリン，ノルメタネフリン測定（スクリーニング）を測定し，Cr 補正値で基準値の 3 倍以上を陽性とする．

②カテコールアミンの分泌異常を確認する：血中カテコールアミン高値，24 時間蓄尿カテコールアミン，メタネフリン分画高値，それぞれ基準値の 2 倍以上を陽性とする．ノルアドレナリン高値例では，クロニジン試験で抑制欠如を確認できる．ここで注意すべき点は，血中カテコールアミンが情動ストレスの影響を受けることで，採血条件により不安定となりやすいことである．そのため最低でも30 分間の安静臥床後採血が望ましい．

・従来実施されてきた，グルカゴン負荷試験，メトクロプラミド負荷試験等は高血圧性クリーゼを誘発する危険があること，レギチン試験は特異性が低く，血圧低下を招くおそれがあることなどから現在では勧められていない．

31 褐色細胞腫の診断と治療はどのように行いますか？　239

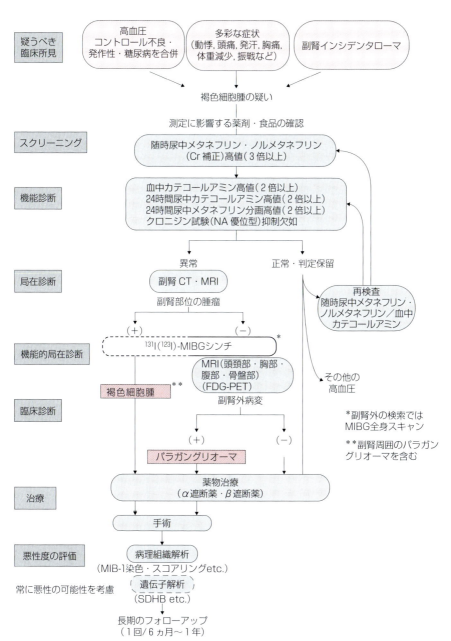

図2　褐色細胞腫．診断と治療のアルゴリズム（案）
（厚生労働省難治性疾患克服事業，褐色細胞腫の実態調査と診療指針の作成．研究班より改変）

③局在診断：副腎をターゲットとした CT/MRI 実施．副腎部位の腫瘍の有無を確認する．副腎に発生する褐色細胞腫は辺縁平滑な 3 cm 以上のものが多く（本症例，図1），単純 CT にて内部不均一で低〜高吸収域が混在するものが典型的である．なお，ヨード造影剤の褐色細胞腫症例での使用は高血圧性クリーゼ誘発の危険があることから原則禁忌である．やむをえず使用する場合は，静脈確保のうえ，フェントラミンやプロプラノロールを十分な量を準備する必要がある．MRI では T1 強調像で低信号，T2 強調像で高信号ないし低〜高信号の混在が多い．副腎腫瘍が褐色細胞腫としての性格を持っているかどうかを確認するために ^{131}I（^{123}I）-MIBG（metaiodobenzylguanidine）シンチ（全身スキャン）を行う（本症例，図3）．褐色細胞腫が強く疑われながら副腎に結節を認めない場合は，さらに全身の MRI，もしくは FDG-PET を実施する．

④合併症の検索：褐色細胞腫は MEN（多発性内分泌腫瘍）の一症候として発症することがあることから，下垂体腫瘍，副甲状腺腫瘍，甲状腺腫瘍，膵腫瘍等の合併の検索が必要である．

2）治療

①手術療法：術前にカテコールアミン作用を抑制したうえで，手術による腫瘍摘出することが治療の第一選択となる．手術術式に関しては，褐色細胞腫に対しても腹腔鏡下手術の適応が拡大しつつあり，6 cm 以上の大きな褐色細胞腫にも試みられている．術後管理に関して，24 時間以内で注意しなければならない重要な合併症は低血圧と低血糖である．厳格なモニタリングのもと輸液管理，十分な a

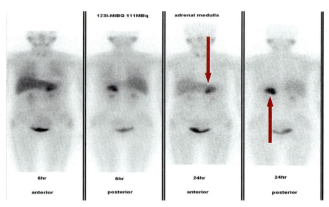

図3　^{123}I-MIBG シンチグラフィ　左副腎に強い集積亢進を認めた．

遮断薬の投与等により循環動態の安定化を図る．特に術後 24 時間は注意して経過を見る必要があり，必要に応じてカテコールアミンの補充を行う．低血糖の原因は腫瘍摘出後の急激なカテコールアミンの減少により，インスリン分泌が回復し反跳性に高インスリン血症になるためであり，術後は血糖を適宜確認し低血糖を早期に発見することが重要である．

②薬物療法：薬物治療としては選択的 α_1 遮断薬から開始し，次に β 遮断薬を追加する形で投与する．β 遮断薬の先行投与は高血圧性クリーゼをきたすため禁忌である．さらに血圧管理が困難な場合には Ca 拮抗薬，ACE 阻害薬，ARB 等を追加投与していく．

③その他の治療法：悪性例，手術困難例には CVD（シクロフォスファミド＋ビンクリスチン＋ダガルバシン）療法や，集積が高い場合 ^{131}I-MIBG 療法が実施されるケースがある（保険適用外）が，転移巣があるケースでも手術による腫瘍容積減少は予後改善に有用であり，腫瘍摘出を第一に考える．

3）長期にわたる管理

良性褐色細胞腫の予後は良好だが，悪性では 5 年生存率約 60 ％程度である．しかしながら，実際には褐色細胞腫は病理学的な良悪性の鑑別や，また転移巣がない段階での悪性の診断は極めて困難である．**Part 1 表 D- 8** に研究班の診断基準を示すが，長年フォローアップする間に，転移巣によって悪性であったことが明らかとなることもある．

術後，病理組織学的なスコアリング，MIB-1 免疫染色等の各種分子マーカー，SDHB（succinate dehydrogenase subunit B）遺伝子等の遺伝子変異等で悪性の診断が試みられているが，いずれも絶対的なものではなく，臨床経過とあわせて良性といったん診断されても数年後に転移巣が見つかる場合も稀ならずあり，術後も常に悪性を考慮して，1 回 / 6 ヵ月〜 1 年程度の頻度での長期の経過観察が必要である．フォローアップの方法としては，胸腹部の CT による再発，転移の有無のチェックなどがよいと思われる．

✴ 専門医にコンサルトする段階

臨床所見を過信せず，まず『疑う』ことが重要である．そのうえでスクリーニングを適切に実施し，褐色細胞腫の可能性が少しでもあると判断された時点で専門医へのコンサルトを考慮すべきである．

242   D. 副腎疾患

✳ 提示症例への対応

　腹部 CT，MIBG シンチ所見より褐色細胞腫と診断．全身 PET-CT にて明らかな転移を疑う所見なく，3 ヵ月後腹腔鏡下左副腎摘出術施行．術後，再発の所見なく，初診時高値を認めた血圧も投薬なしで正常化した．以後も悪性，再発の可能性を常に考慮し経過観察を続行している．

参考文献 ───

1)　厚生労働省難治性疾患克服事業，「褐色細胞腫の実態調査と診療指針の作成」研究班編．褐色細胞腫診療指針，2012.
2)　難波多挙，他．医学のあゆみ．2012；2：137–140.
3)　内分泌代謝専門医ガイドブック，改訂第 4 版，p. 269–273，2016，診断と治療社．
4)　竹原浩介，他．内分泌甲状腺外会誌．2014；31：175–179.

コンサルト 32　サブクリニカルクッシング症候群の診断と管理を教えてください.

48歳の女性．生来健康で，高血圧，糖尿病の指摘をされたことはなかった．人間ドックで行われた胸部CT検査で，23 mmの左副腎腫瘍を認めた．現症：身長154 cm，体重54.7 kg，血圧135/90 mmHg，脈拍88/分．満月様顔貌・中心性肥満などクッシング症候群に特徴的な身体徴候は認められなかった．採血検査の結果，ACTH感度以下，コルチゾール10.3 μg/dL，アルドステロン81.3 pg/mL，DHEA-S 5 μg/dL，レニン活性0.4 ng/mL/時，アドレナリン13 pg/mL，ノルアドレナリン141 pg/mL，ドーパミン<5 pg/mLであった．
サブクリニカルクッシング症候群を疑ったら何を検査するべきか？
また，治療方針はどうしたらよいのか？

回答 検査として，コルチゾール分泌の自律性を証明するデキサメサゾン1 mg抑制試験が必須である．そのほか，日内変動，副腎シンチグラフィーが診断基準の検査項目としてあげられる．保存的治療に比べ副腎腫瘍摘出術を施行することにより，高血圧・糖尿病・肥満・脂質異常症など心血管リスクファクターの改善や骨粗鬆症のリスク低下が多数報告されていることから，積極的に手術を検討する必要がある．

✽ 判断のよりどころ

①従来自律性にコルチゾール分泌があるもののコルチゾール基礎値が正常範囲内でクッシング徴候を有さない副腎腺腫を，顕性クッシング症候群の前段階という意味で，プレクリニカルクッシング症候群と呼んでいた．実際には顕性クッシング症候群に移行する症例は10％以下であるということが判明し，現在ではサブクリニカルクッシング症候群と名称を変更している．本邦での診断には，2017年

244   D. 副腎疾患

に厚生省特定疾患調査班が制定した診断基準（**Part 1 表 D-3**）[1]が用いられている．近年，コルチゾールの測定が non RIA 法に切り替わることによって低濃度領域のコルチゾールが安定して測定できるようになったことや，2008 年に発表された米国内分泌学会の広義のクッシング症候群の診断ガイドラインにおいてデキサメサゾン 1 mg 抑制試験における血中コルチゾールのカットオフ値が 1.8 μg/dL[2]とされたことから，本邦においてもデキサメサゾン抑制試験のカットオフ値の見直しが検討されている．

② サブクリニカルクッシング症候群では高頻度に高血圧・耐糖能異常・脂質異常症・骨粗鬆症が合併することが報告されている．これらはいずれも心血管リスクであり，正常人と比較して約 3 倍心血管イベントを起こしやすいとされている．また，前向き研究において手術群と非手術群で比較すると，非手術群では糖尿病・高血圧・脂質異常症の悪化例が認められたのに対し，手術群で有意に糖尿病・高血圧・脂質異常症・肥満の改善が認められている[3]．これらの因子が心血管イベントのリスクファクターであるため，生命予後改善の観点から手術を積極的に検討する必要がある．

✴ 実際の対応

① 本症例はすでに副腎腫瘍の存在，クッシング徴候の欠如という 2 項目は陽性であるため，デキサメサゾン 1 mg 抑制試験を施行し，必須項目を満たすことを確認することが必要である．前日の夜 11 時にデキサメサゾン 1 mg を内服し，翌早朝空腹時の採血でコルチゾール 1.8 μg/dL 以上あれば陽性となる．ACTH 分泌の抑制（基礎値 10 pg/mL 未満），血中 DHEA-S の低値は確認されているため，この時点で確定診断となるが，コルチゾール分泌の日内リズムの消失，副腎シンチグラフィ（[131]I- アドステロールシンチグラフィ）を施行すれば，診断はより確実なものとなる．

② 手術を進めるにあたって，合併症の有無を評価しておくため，血圧・耐糖能・脂質・骨密度などの検査を行う．合併症があった場合には，それらの治療も同時に行っていく必要がある．高血圧の治療としては，病態生理学的な観点から，利尿薬の投与は避けるべきで，逆にアンジオテンシン II 受容体拮抗薬やアンジオテンシン転換酵素（ACE）阻害薬が望ましいと考えられる．糖尿病・脂質異常症・骨粗鬆症を有した場合も，順次適した治療を行っていく必要がある．

・明快な手術適応基準というものは現在はないが，合併症の改善が期待でき，手

術・麻酔に対するリスクが少ない場合，手術を勧める根拠となる．その他，手術推奨基準として，DHEA-S が低値であること，ACTH 値が低値であること，デキサメサゾン 8 mg 抑制試験でコルチゾールが 5 μg/dL 未満に抑制されないこと，などがあげられることがあるが，現時点でのコンセンサスは得られていない．

③手術は基本的に腹腔鏡下片側副腎摘出術となる．術後，特に ACTH が抑制されている症例ではステロイド（ヒドロコルチゾン）の補充が必要となる．副腎不全症状の有無を確認しながら徐々に漸減していくが，平均約 6 ヵ月で離脱可能となることが多いとされている[4]．

✹ 専門医にコンサルトする段階

デキサメサゾン 1 mg 抑制試験でコルチゾールの抑制が認められない場合は手術適応の検討も含め，専門医への紹介が必要である．また腫瘍径が 3 cm 以上の場合は副腎癌の除外も必要なため，早めに専門医にコンサルトすべきである．

✹ 提示症例への対応

①本症例は日内リズムの消失，副腎シンチグラフィにて患側への集積と健側の集積抑制が認められた．合併症の評価としては，境界型糖尿病と軽度の高血圧が見つかったため，栄養指導とアンジオテンシン II 受容体拮抗薬が開始となった．

②腹腔鏡下片側副腎摘出術を施行し，直後よりヒドロコルチゾンによるステロイド補償を開始した．退院後，徐々にヒドロコルチゾンを減量し，5 ヵ月で内服を中止可能であった．術直後より，血圧の低下が認められたため，降圧薬を減量し，7 ヵ月で内服中止が可能であった．

参考文献 ───

1) 名和田新，他．副腎性 preclinical Cushing 症候群，厚生省特定疾患「副腎ホルモン産生異常症」調査研究班 平成 7 年度研究報告書，223–226，1996．
2) Nieman LK, et al. J Clin Endocrinol Metab. 2008；93：1526–1540.
3) Toniato A, et al. Ann Surg. 2009；249：388–391.
4) Prete A, et al. Endocrine. 2017；55：969–980.

246　D. 副腎疾患

コンサルト 33　副腎不全症のシックデイルールはどのように指導しますか？

68歳の女性．54歳時から原発性副腎不全症に対してヒドロコルチゾン（コートリル®1日20 mg）の服用を行っている．数日前から，悪心・嘔吐のため食事がとれず，ヒドロコルチゾンの内服も中断した．家人の問いかけに反応がないため救急搬送となった．現症：身長156 cm，体重46 kg，体温38.6℃，血圧92/46 mmHg，脈拍110/分，呼吸数24/分，意識レベルJCS Ⅱ-20，口腔粘膜に色素沈着を認める．副腎クリーゼ（急性副腎不全）として急性期治療を行った．
副腎不全症のシックデイルールはどのように指導するか？

回答　副腎クリーゼの急性期治療を行ったのち，内服継続が生命維持に必須であること，感染症などストレス時にはヒドロコルチゾンを増量することについて必ず患者教育を行う．また，病名，処置，連絡先を記載した緊急時カードを携帯させる．

✹ 判断のよりどころ

①副腎不全は原発性（副腎性）と続発性（視床下部・下垂体性）に分類され，その発症様式により急性と慢性に分類される（**Part 1 表D-9**）．副腎クリーゼとは，急激にグルココルチコイドの絶対的または相対的な欠乏が生じ，放置すると致命的な状況に陥る病態である．

・原因は多岐にわたるが，既知・未知の慢性副腎不全症患者に種々のストレス（感染，外傷等）が加わりステロイド需要が増加した場合と，治療目的で長期服用中のステロイド薬が不適切に減量・中止された場合の発症が多い．

・視床下部・下垂体・副腎系（hypothalamic-pituitary-adrenal axis：HPA axis）が抑制される副腎皮質ステロイドの使用量・使用期間は個人差が大きいが，①プレドニ

ゾロン換算で 20 mg/ 日のグルココルチコイドを 3 週間以上内服している場合，②夕方〜就寝時 5 mg 以上を数週間内服している場合，③クッシング徴候を認める場合は，HPA axis が抑制される可能性が高くなる．また，吸入薬や外用薬による副腎皮質ステロイドの投与は，通常用量でも潜在的な HPA axis の抑制が存在していることがある．

②急性副腎不全の初期症状は，悪心・嘔吐・下痢・腹痛，高熱，全身倦怠感，関節痛，呼吸困難などの非特異的な症状であり，副腎皮質ステロイドの補充がなされなければ，ショック，意識障害に至る．

・原発性副腎不全においては，グルココルチコイドに加えミネラルコルチコイドも欠乏しており，脱水や低 Na 血症，高 K 血症，高 Ca 血症などの電解質異常，低血圧などの症状を呈する．ACTH が分泌亢進しており，手指・手背，歯肉，口唇，口腔粘膜に色素沈着がみられる．

③急性副腎不全の診断において，問診はきわめて重要である．慢性副腎不全を疑う症状や罹病歴，ステロイドを含有している薬剤や，ステロイド合成に影響を及ぼしたり副腎皮質ステロイドと相互作用をもつ薬剤の内服歴，出産時の出血，授乳障害などの既往歴（Sheehan 症候群）などに注意する．

・急性副腎不全の採血検査では，低 Na 血症，炎症反応を高頻度に認める．また，低血糖，高 K 血症，好酸球の増加，正球性正色素性貧血などを認める．副腎機能の正確な評価には迅速 ACTH 負荷試験などの負荷試験が必要であるが，副腎クリーゼは緊急性のため，ACTH・コルチゾールの随時採血値を用いて判定せざるを得ない．副腎クリーゼと確実に診断できる基準値はないが，ストレス下の随時血中コルチゾール値を用いた判定の目安として，3 〜 5 μg/dL 未満なら副腎不全を強く疑い，20 μg/dL 以上の場合は副腎不全症を否定することができる．

✦ 実際の対応

①副腎クリーゼは診断・治療の遅れが致死的な転帰を招くため，疑った場合は確定診断よりも治療を優先する（図 1）．治療はヒドロコルチゾンを生理食塩水，ブドウ糖とともに投与する．また，クリーゼの誘因となった感染症など原疾患の治療を行う．具体的には，心機能監視下に 500 〜 1000 mL/ 時の速度で生理食塩水を点滴静注し，ヒドロコルチゾン 100 mg 静注後，5 ％ブドウ糖液中に 100 mg のヒドロコルチゾンを混注し 24 時間で点滴静注する．生理食塩水の投与量については，年齢や病態を考慮して判断する．発症後数日間，ヒドロコルチゾン

200 mg/日投与した後，症状をみながら1〜3日間隔で半量ずつ漸減し，12〜15 mg/m^2/日を維持量とする．経口投与が可能になればヒドロコルチゾン15〜20 mg/日を，朝2：夕1に分割し経口投与する．
②急性副腎不全の治療に使用されるヒドロコルチゾンは，ミネラルコルチコイド作用も有するため，50 mg/日以上の投与を行う場合ミネラルコルチコイドを補う必要はない．減量に伴い電解質異常や低血圧が生じた場合はフルドロコルチゾンを補うが，一般にレニン-アンジオテンシン系が維持されている続発性副腎不全では必要となることはなく，原発性副腎不全でも食塩摂取が多い日本人の場合は不要なことも多い．原発性副腎不全症で，コートリルの補充だけでは低Na血症・低血圧等の塩喪失症状が改善されない場合は，フロリネフ®1日0.02〜0.1 mgを2〜3回に分けて，併用補充する．血圧，浮腫の有無，血中Na，K，

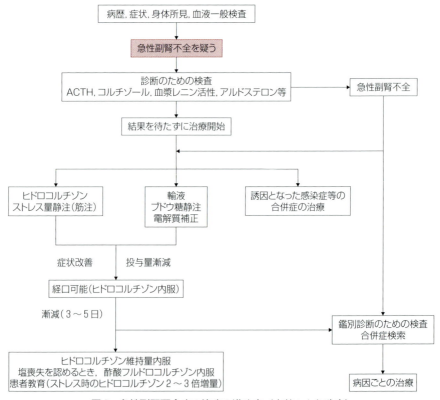

図1 急性副腎不全症の治療の進め方（文献1より改変）

尿中 Na 排泄量，血漿レニン活性（PRA）などを参照し適切な補充量を設定する．PRA を設定指標とする場合には，PRA の完全正常化を目標とすると高血圧，浮腫，低 K 血症が助長される場合があるため，正常範囲内の高めに設定する．

③自己免疫性多内分泌腺症候群 2 型（シュミット症候群）や間脳下垂体疾患等により生ずる副腎不全症の場合は，甲状腺機能低下症を合併することがある．その場合，まずヒドロコルチゾンを補充後，甲状腺ホルモンを補充する．甲状腺ホルモンはヒドロコルチゾンの代謝回転を亢進させるため，甲状腺ホルモンを先に補充すると副腎不全症の増悪をきたす可能性があるためである．

・視床下部−下垂体病変により，副腎不全症と中枢性尿崩症が合併している場合には尿崩症の病態が目立たず，グルココルチコイド補充を行うことで尿崩症が顕在化してくる（仮面尿崩症）．

④状態安定後，副腎不全症の診断フローチャート（**Part 1 図 D-1**）に沿って鑑別診断を進める．

・合成ステロイドはデキサメサゾン（デカドロン®）を除き，血中コルチゾール濃度に干渉するため，検査前日からデキサメサゾンへの変更（等価換算），あるいは投薬中止を要する．

⑤シックデイの指導

・既知の副腎不全症であっても，無視できない頻度で副腎クリーゼは発症し，死亡する例もある．ストレス時の対応や，内服継続が生命維持に必須であることを普段から患者に指導しておくことが予防につながる．

・患者指導のポイント

（1）自己判断でグルココルチコイドの内服を中断しない．

（2）身体的ストレス時，たとえば，インフルエンザ，発熱，抜歯，強めの運動の際には，ストレス対応のため，コートリルを通常服用量の 1.5 〜 3 倍の量を服用する．普段から追加投与に必要な量を処方しておく．

（3）ステロイド服用の自己中断やストレス時の不十分なステロイド服用量では副腎クリーゼ（急性副腎不全）と呼ばれる病態となり，著しい全身倦怠，吐き気，嘔吐，発熱，低血圧等の症状を認めること，さらに症状が重くなると，意識障害をきたし，ショックに至る場合があり得ることを認識する．

（4）万が一のときに備えて，緊急時カード（病名，処置，連絡先を記載）を携帯しておく．

⑥ストレス時の用量調節は**表 2** に示す．

250　D. 副腎疾患

❋ 専門医にコンサルトする段階

　急性副腎不全は重篤な疾患であるが，診断はきわめて困難なことが多い．可能であれば治療としての副腎皮質ステロイドを投与する前に検体採取（ACTH，コルチゾール，抗副腎自己抗体，抗甲状腺自己抗体などの測定のため）を行っておく．初期治療を開始するとともに，速やかに専門医へ連絡をとることが望ましい．

表2　副腎不全患者における各種ストレスに対する対応

外科的ストレス	補充量	疾患によるストレス	補充量
1時間以内の局所麻酔手術（例えば，通常歯科治療，皮膚生検など）	通常時の補充量で可．	発熱を伴わない上気道感染	通常時の補充量で可．
鼡径ヘルニア修復術 大腸内視鏡 1時間以上の局所麻酔下歯科手技（例えば，複数抜歯や歯周手術など）	処置開始時に経静脈的にヒドロコルチゾン25 mg投与，その後通常補充量を追加投与．当日通常補充量の2倍量を投与．翌日より通常量に戻す．	ウイルス性疾患 気管支炎 単純性尿路感染症 単純蜂窩織炎	回復するまで通常時補充量の2〜3倍量投与（ヒドロコルチゾン40〜60 mgを2分服）．
開腹胆嚢摘出術 部分的大腸摘出術 下肢血流再建術 関節置換術 子宮摘出術	手術日に経静脈的にヒドロコルチゾン75 mg/日を投与（8時間毎に25 mg投与）し，合併症がない場合には1〜2日で通常量に戻す．	胃腸炎 肺炎 腎盂腎炎	経静脈的に回復までヒドロコルチゾンを8時間毎に25 mg投与．
開胸術 膵十二指腸切除術 食道再切除術 直腸結腸切除術 肝切除術 下垂体腺腫摘出術 下顎矯正や高度顔面外傷などに伴う全身麻酔下歯科手術	経静脈的にヒドロコルチゾン150 mg/日を投与（8時間毎に50 mg投与）．合併症がない場合には2〜3日かけ漸減，常用量に戻す．	膵炎 心筋梗塞 出産	経静脈的にヒドロコルチゾン150 mg/日を投与（8時間毎に50 mg投与）．症状が落ち着いたら漸減．
高度外傷 生命を脅かす合併症	ヒドロコルチゾンを経静脈的に最大200 mg/日投与（50 mgを6時間毎あるいは持続点滴で）．	敗血症性ショック	ヒドロコルチゾンを経静脈的に最大200 mg/日投与（50 mgを6時間毎あるいは持続点滴で）．

（文献2より改変）

提示症例への対応

　発症数日間，ヒドロコルチゾン 200 mg/ 日を投与した後，状態の安定を確認しながら漸減し，4 〜 5 日後には経口投与可能となりヒドロコルチゾン 15 〜 20 mg/ 日を，朝 2 ：夕 1 に分割し投与した．また，患者教育を行い，緊急時カードを携帯させた．

参考文献 ————

1)　副腎クリーゼを含む副腎皮質機能低下症の診断と治療に関する指針．日本内分泌学会，日本小児内分泌学会，日本ステロイドホルモン学会，厚生労働科学研究費補助金政策研究事業「副腎ホルモン産生異常に関する調査研究」班合同作成．
2)　Jung C, et al. Med J Aust. 2008 ； 188 ； 409-13.

252   D. 副腎疾患

コンサルト
34

周期性四肢麻痺とギテルマン症候群はどのように診断・治療しますか？

25歳の男性，会社員．仕事は配送業で，軽トラックで荷物の運送をしている．特に既往歴はなく，現在全く投薬は受けていない．食事は1日3回，野菜や果物も偏りなく食べている．アルコールは機会飲酒．起床時に突然の四肢の脱力を自覚．手足に力が入らず，自力で立つことができなかった．何とか近くの携帯電話まで手を伸ばし，職場の同僚に電話し，救急車で地元の総合病院へ搬送された．来院時意識は清明．血圧104 / 72 mmHg，脈拍88 / 分整．緊急採血で，血清K値が2.5 mEq/Lと低下していた．血液ガスは代謝性アルカローシスを示していた．心電図では，低K血症による平低T波とU波の増高が認められたが，特に不整脈は認めなかった．低K血症による四肢脱力発作と考え，持続点滴内にカリウム製剤を混注し，補正を開始した．
鑑別疾患は何か．今後どのような検査をしていけばよいか．

回答　低K血症により，四肢脱力発作を来した若い男性患者である．緊急の対応が必要なため，まずはカリウムの補充を開始するべきである．内分泌疾患を含むいくつかの鑑別疾患が挙げられる．

✳ 判断のよりどころ

①血清カリウム値3.5 mEq/L以下を低K血症と定義する．低K血症を来しうる疾患は，**図1**に挙げるように多岐にわたっているが，薬剤服用歴のない，血圧正常の若い男性患者ということで，ある程度原因疾患の絞り込みが可能である．

②低K血症の原因は，非内分泌疾患の頻度が高く，中でも食生活や薬剤性（サプリメントを含む）が多いため，再度入念な聞き取りを行う．低K血症を来す薬剤としては，ループ系やサイアザイド系利尿薬，ステロイド，漢方薬に含まれる甘草などが代表的であるが，筆者の経験では，仁丹の大量服用（甘草による偽性

34 周期性四肢麻痺とギテルマン症候群はどのように診断・治療しますか？

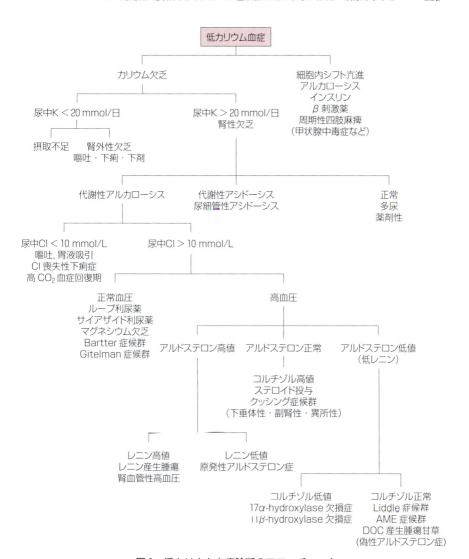

図1 低カリウム血症診断のフローチャート

アルドステロン症），シンナー中毒（トルエンによる尿細管アシドーシス），関節痛に対する頻回のステロイド関節注射など稀な例もあり，情報収集が不完全では正確な診断ができないため，しっかりと行いたい．アルコール多飲者は低K血症の頻度が高く，しばしば低Mg血症を合併している．この場合は，先にMgの

254　D．副腎疾患

補正をしないと十分な K の上昇が得られないことがある．食事摂取量自体の低下や果物・野菜をほとんど摂取しないといった偏った食生活も低 K 血症を来す可能性がある．尿中 K 排泄の低下は，K の摂取不足を示唆するため，鑑別診断に有用である．

③これらの生活歴・薬物歴由来の低 K 血症を否定し得た後に，内分泌疾患の鑑別に移る．本症例のような若い男性で臨床的に最もよく遭遇するのは，甲状腺機能亢進症である．東洋人に多いとされ，圧倒的に男性患者である．甲状腺機能の程度とは相関しない．原因の大部分はバセドウ病である．バセドウ病の場合，抗甲状腺薬による甲状腺機能の正常化には時間がかかるため，低 K 血症の再発に注意する．甲状腺機能が正常化すれば，低 K 血症は来さない．

④甲状腺機能（TSH，FT_3，FT_4）以外には，30 分以上の安静臥位でレニン活性（PRA）・アルドステロン濃度（PAC），ACTH・コルチゾールを測定する．PRAと PAC，ACTH とコルチゾールは必ずペアで測定する．早朝空腹時の採血が望ましいが，脱力発作を来しているのであれば，翌朝まで待つことなくホルモンの測定をしておく．

⑤高血圧を有する場合は，PRA・PAC の結果からアルドステロン症・クッシング症候群などを中心に診断の絞り込みを行う．本症例のように，血圧が正常の場合，PRA・PAC がともに高値であれば，バーター症候群やギテルマン症候群の可能性がある[1,2]．後者では，一部の例外は除き，血清 Mg 値の低下が特徴的である．Mg の測定はルチーンの採血検査に組み込まれていないことが多いが，積極的に測定することが望ましい．

⑥血液ガスの測定において，代謝性アシドーシスを認めた場合，尿細管性アシドーシス（I 型および II 型）の可能性がある．

⑦遺伝性の低 K 性の周期性四肢麻痺は鑑別に挙げる必要がある．近年，いくつかの原因遺伝子が同定されてきている[3]．疾患によっては，必ずしも小児期の発症ではないため注意が必要である．家族歴があれば診断の一助になる．

● 実際の対応

①ギテルマン症候群は，類縁疾患であるバーター症候群と同様，腎のチャネル異常症に属している[1,2]．4 万人に 1 人程度の稀な疾患であるが，低 Mg 血症を認める場合は必ず疑う必要がある．尿中 Ca 排泄の低下（0.2 mmol/mmol crea 以下）も特徴的である．他には，サイアザイド負荷試験〔FECl（fractional excretion of

34 周期性四肢麻痺とギテルマン症候群はどのように診断・治療しますか？ *255*

表1 遺伝性の低カリウム血症の原因疾患

サブタイプ	責任遺伝子	染色体	関与するチャネルなど	責任部位	症状・症候
Bartter type I	*SLC 12 A 1*	15 q 21.1	NKCC 2	TAL	多尿，腎石灰化
Bartter type II	*KCNJ 1*	11 q 24.3	ROMK	TAL	多尿，腎石灰化，一過性高 K 血症，アシドーシス
Bartter type III	*ClCNKB*	1 p 36.13	ClC-Kb	DCT	低 Mg 血症
Bartter type IV	*BSND* *CLCNKA/CLCNKB*	1 p 1 q 32.3	Bartin ClC-Kb/ClC-Kb	TAL DCT	感音性難聴
Bartter type V	*CaSR*	3 q 13	CaSR	TAL	低 Ca 血症 PTH 抑制
Gitelman	*SLC 12 A 3*	16 q 13	TSC	DCT	低 Mg 血症 低 Ca 尿症

CaSR: Ca 感知受容体　ClC-Kb: chloride channel Kb　DCT: distal convoluted tubule, 遠位集合管　NKCC 2 : Na^+ -K^+ - 2 Cl Transporter, Na-K-Cl 共輸送体　ROMK: renal outer medullary potassium channel　TAL: thick ascending limb of Loop of Henle, 太いヘンレの係蹄上行脚　TSC: サイアザイド感受性 Na-Cl 共輸送体

chloride）がサイアザイド投与後も無反応〕も診断に有用とされる．

②ギテルマン症候群は，遺伝性疾患で，*SLC12A3* 遺伝子にコードされているサイアザイド感受性 NaCl 共輸送体（TSC）の変異（常染色体劣性）によって発症する．サイアザイド系利尿薬の薬理作用に類似した病態であると考えると，電解質異常，PRA・PAC の亢進，正常血圧などの病態が理解しやすい．バーター症候群は，ほとんどが新生児期または小児期に発症し，脱水などの症状も強いことが多いが，ギテルマン症候群は，比較的軽症で学童期から成人になって診断されることが多い．低 K 血症は無症候性例が多いが，本症例のように，周期性四肢麻痺として発症する例もある[4,5]．両疾患の鑑別点について**表1**に示す．確定診断は遺伝子解析となる．

③K の補正については，来院時に脱力発作を来しており，経静脈的な投与を検討すべきである．ただし，心電図監視下で行い投与量に注意する．末梢点滴の場合は血管痛を防ぐため，濃度は 40 mmol/L 以下とする．速度としては 20 mmol/ 時以下で，一日量 80 〜 120 mmol/ 日を超えないようにする．低 Mg 血症を併発している場合は，Mg の補正も必要となる．硫酸 Mg 8 〜 16 mmol（1 〜 2 g）を 2 分以上かけて緩徐に静注する．

④本症例のような遺伝性疾患では，脱力発作が収まった後も，経口薬による K・

D
副腎疾患

Mg の補充が必要である．低 Mg 血症は，酸化 Mg などの Mg 製剤が使用されるが，軟便・下痢を来しうるため，忍容性が問題となる．スピロノラクトンやエプレレノンなどの抗アルドステロン薬の併用も有効である．スピロノラクトンは安価であるが，アルドステロン受容体以外に，性ホルモン受容体などにも結合し，女性化乳房，男性化などの副作用が起こり得る．抗アルドステロン薬は K 上昇と引き換えに低 Na 血症・血圧低下を来たし得るので，電解質・血圧のモニタリングは定期的に行う．

✴ 専門医にコンサルトする段階

一定の基準はないが，食生活や薬剤性などが否定でき，内分泌疾患が疑われる場合は，積極的に専門医にコンサルトすべきと考える．遺伝性の低 K 性の周期性四肢麻痺が疑われる場合は，神経内科専門医への紹介が望ましい．

✴ 提示症例への対応

脱力発作は，持続点滴による経静脈的な K の投与で改善された．翌朝の採血では，血清 K 値は 3.4 mEq/L へ改善していた．原因精査のためそのまま入院を継続．本症例の甲状腺機能は正常であり，血清 Mg 値は 1.2 mg/dL と低値であった．PRA・PAC の結果は後日判明したが，いずれも上昇していた．血液ガス検査で代謝性アルカローシスを示しており，尿細管アシドーシスも除外される．飲酒歴もなく食生活にも問題がなかったため，ギテルマン症候群と診断した．経口塩化カリウム 2400 mg（分 2），酸化 Mg 2.0 g（分 3），エプレレノン 100 mg（分 2）の内服で退院とした．今後は外来にて電解質のデータを見ながら補充量の調整を行うことにした．職業が配送業であり，車の運転機会も多いことから，脱力発作の再発には特に注意が必要と考え，薬の怠薬，通院の中断などは決してしないよう十分に説明した．

参考文献 ───

1) Knoers NV and Levtchenko EN. Orphanet J Rare Dis. 2008；3：22, doi: 10. 1186 / 1750-1172-3-22.
2) Koulouridis E and Koulouridis I. World J Pediatr. 2015；11：113-25.
3) Burge JA and Hanna MG. Curr Neurol Neurosci Rep. 2012；12：62-9.
4) Duman O, et al. J Child Neurol. 2006；21：255-6.
5) 斉木臣二，他．臨床神経．2002；42：317-319.

35 先天性副腎過形成の患者の成人期にはどのように管理しますか？ 257

> **コンサルト 35**
>
> # 先天性副腎過形成の患者の成人期にはどのように管理しますか？

27歳の女性．生下時の塩喪失に伴うショック状態と色素沈着をきっかけに，21-水酸化酵素欠損症，塩喪失型の診断を受けて以来，ヒドロコルチゾン（hydrocortisone, HC）の補充を受けており，年齢的に成人期に達したとのことで，近医小児科より紹介となった．紹介時はHC 50 mg（朝30 mg，夕20 mg）を内服．身長148 cm，体重48 kg，BMI 22 kg/m²．色素沈着は一部の関節に認めるのみである．

この患者の内科管理は，今後，いかにすべきか？

D
副腎疾患

回答 若年成人女性患者では，血中ACTH，17-OH progesterone（17 OHP）濃度や色素沈着を指標にHCの投与量が，適切か否かをチェックする．また，結婚や妊娠の可能性も考慮した糖質コルチコイド（GC）の種類を選択する．中・長期的には耐糖能の悪化，骨粗鬆症，QOLの悪化につながらないよう，必要最小限の量のGC投与を考慮し，現存量からの減量を試みる．

❋ 判断のよりどころ

①先天性副腎過形成の90％以上を占める21-水酸化酵素欠損症（21OHD）の長期管理における問題点を**図1**に示した[1]．最も問題となるのは，GC補充量の問題である．我が国の時期別のGC補充量の目安を**表1**に示す[2]．幼少時期に最も配慮すべき点は成長抑制の問題である．GC作用が強くACTH抑制が期待できる長時間作用型のステロイド，例えばデキサメサゾン（DEX）は成長抑制作用が強いため，成長期には推奨されず，HC投与が推奨される．また塩喪失型では少なくとも新生児期や幼少期にはフルドロコルチゾン（FC）やNaClの併用補充が勧められる．一方，HC投与量が不十分な場合，ACTHが抑制されず，アンドロゲン抑制が不十分なため，早期の骨端線閉鎖による低身長に繋がる．小児期の至適

D. 副腎疾患

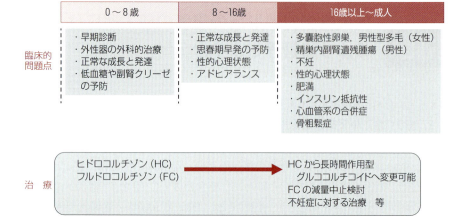

図1　21-水酸化酵素欠損症患者の小児期〜成人期までの問題点と治療
(文献1より改変)

HC投与量の設定は，相反する上記2つの問題の接点を探る難しい治療と言える．低身長に配慮するならば，HC補充量は17 mg/m^{2}を越えない方がよいとする報告もある．成長期にある小児ではHC 10〜15 mg/m^{2}が適当量と推奨されているが，アンドロゲン過剰のコントロールがつかない症例では，増量もやむを得ない．

②成人患者では，身長への配慮は不要となるが，若年成人では，美容的な意味での色素沈着の抑制や不妊への対応なども課題となるため，症例によってACTH分泌抑制に主眼を置いた治療も必要となってくる．ACTHのmorning riseの抑制のために，就寝前のHCやDEX投与の有効性も報告されている．

表1　ヒドロコルチゾン（HC）およびフルドロコルチゾン（FC）の維持療法の投与量目安

	HC (mg/m^2/日, 分3)	FC (mg/m^2/日, 分2〜3)	NaCl (g/kg/日, 分3〜8)
新生児・乳児期	10〜20	0.025〜0.2	0.1〜0.2
幼児〜思春期	10〜15	0.025〜0.2	
成人期	10〜15*	0.025〜0.2**	

*　成人期ではプレドニンまたはデキサメサゾンへの変更も可．
**　年齢とともにFCの必要量が減少，中止できることもある．

(文献2)

③未治療例の21OHD 女性患者の妊娠率は 50 ％程度であるが，GC 治療後，93 〜 100 ％に向上する．GC の補充は妊娠率の向上のみならず，流産予防の観点からも重要である．一方，21OHD の男性が成人期に初めて診断される症例では，多くは不妊である．不妊は持続的高アンドロゲン血症による低ゴナドトロピン性性腺機能低下症に伴う精巣萎縮や，精巣腫瘍（異所性副腎遺残腫瘍）による正常精巣組織の損傷が関与する．全例ではないが，GC 治療により高率に腫瘍の消失や縮小が認められ，妊孕性の回復も報告されている．

④成人 21OHD の GC 治療のモニタリングは，GC 服用前の早朝血清 17 -OHP が 4 〜 12 ng/mL の範囲が提唱されているが，個別化は必要である[1-3]．妊娠可能な女性患者の場合には早朝 GC 服用前の 17 -OHP＜8 ng/mL に，あるいは精巣の副腎遺残腫瘍のない男性患者では，早朝 GC 服用前の 17 -OHP を＜25 ng/mL とする報告もある[1,2]．男性のテストステロン値は生殖機能を反映するため，治療モニタリングには有用でない．精巣内に副腎遺残腫瘍がある男性で，テストステロン低値を認める場合にはライディッヒ細胞の機能不全を考える[3]．なお，現在，保険診療の範囲での 17 -OHP の測定の測定が困難な状況となっているが，自験の範囲では，血中 ACTH の正常化（正常高値の範囲）至適 GC 投与量の決定に有用な場合がある．

⑤一方，生理的血中コルチゾール濃度を超える過剰な GC 補充療法の長期継続は，代謝面で悪影響を及ぼし，心臓血管病の増加，骨粗鬆症の増加，また患者 QOL の悪化をきたす可能性がある．生殖面での治療希望がない患者や中高年以降の患者では，長期的な視点で GC 過剰投与に伴う代謝疾患（肥満，糖尿病，脂質異常症など）や骨粗鬆症の発症に配慮する視点も必要であり，病態に応じて GC 投与量の減量や生活習慣病治療薬の併用も考慮する．

⑥ステロイド性骨粗鬆症の予防，治療に関しては，骨代謝学会のステロイド性骨粗鬆症の診療ガイドラインに従えば，ビスホスホネート製剤が第一選択となるが，妊娠可能年齢の女性には，投薬は避ける方が無難である．次善の策としてビタミン D 製剤などが投薬候補になるが，添付文書上，妊婦への安全性が確立されているわけではない．なお，成長に伴いフルドロコルチゾンの補充が不要になる可能性があり，減量・中止は PRA と血圧をモニターしながら行う．

260　D. 副腎疾患

✦ 実際の対応＆提示症例への対応

①本患者は，HC 50 mg を服用遵守しているとのことであったが，紹介時の血中
ACTH は 834 pg/mL と高値であった．一方で，骨密度が低下していたことから，
ビタミン D 製剤の投与を開始した．患者と話し合い，トライアルとして，HC
10 mg の朝 1 回服用と DEX（0.5 mg）1 T 就寝前の投与に切り替えたところ，血
中 ACTH は 6.7 pg/mL，17 OHP は 2.7 ng/mL と正常化した．ただ，ボーイフレ
ンドもおり，今後，結婚，妊娠もあり得るため，当面，GC は HC に戻し，副腎
不全症に注意しながら，可能であれば HC 投与量を 30 ～ 40 mg（朝，就寝前
1/2 ずつ，もしくは，色素沈着が強ければ，朝 1，就寝前 2 の割合）まで減量す
る方向で，話し合っている．

・患者本人の結婚も含めた人生設計を考慮しながら，ビスホスホネート薬の導入時
期等を決定していく予定である．なお，合成フッ化ステロイドの DEX は，HC
と異なり，胎盤の 11β-HSD 2 で不活化を受けないため，胎盤透過性は高く，胎
児が母体由来の DEX に暴露される可能性があるため，妊娠の可能性のある状況
では使用は避ける方が望ましい[2]．

✦ 専門医にコンサルトする段階

投与すべき GC の種類や投薬量の判断が困難な場合，また，若年成人患者で結
婚，妊娠，出産などの個別的問題に対する対応が難しい場合，副腎不全症を頻回に
起こす場合などは，専門医へのコンサルトを考慮する．

参考文献 ───

1) Merke DP, Bornstein SR. Lancet. 2005；365：2125-2136.
2) 柳瀬敏彦，他．日本内分泌会誌．2015；91：1-78.
3) Speiser PW, et al. J Clin Endocrinol Metab. 2010；95：4133-60.

E 性腺
その他の内分泌疾患

性腺その他の内分泌疾患

262   E. 性腺その他の内分泌疾患

コンサルト 36 無月経に関わる内分泌疾患にはどのようなものがありますか？

22歳の女性，未婚，未経妊，未経産．主訴：無月経．既往歴：特記すべきことなし．家族歴：特記すべきことなし．月経歴：初経10歳．1年前まで月経は順調であった．就職活動を契機にダイエットを行った結果，58kgだった体重が4ヵ月間で13kg減少し45kgになった．その頃から月経が不順になり，最近では8ヵ月以上月経がないため心配になり来院した．食行動の異常は認めない．

初診時所見：身体所見：身長166cm，体重45kg，体温36.5℃，脈拍65/分，甲状腺腫大なし，乳汁分泌なし，多毛無し．

考えられる病態，治療は何か？

回答 　思春期，性成熟期女性の無月経として，まずは妊娠が挙げられる．以前，無月経と子宮体部腫瘍を理由に近医内科から紹介された際，妊娠であったという事例もある．妊娠反応検査で妊娠を否定した後，PRL，卵胞刺激ホルモン(FSH)，TSHの測定を行うことで，高PRL血症，卵巣機能全，甲状腺機能について評価ができる．

✴ 判断のよりどころ

　無月経は月経がない状態をいい，（1）生理的無月経：初経以前，閉経以後並びに妊娠，産褥，授乳期における無月経，（2）病的無月経：性成熟期における月経の異常な停止，（3）原発（性）無月経：満18歳になっても初経が起こらないもの，（4）続発（性）無月経：これまであった月経が3ヵ月以上停止したものをいう．ただし，生理的無月経の場合はこの期間にとらわれない[1]．

✹ 実際の対応

A. 無月経の分類：第1度無月経, 第2度無月経

内因性エストロゲン分泌の有無を臨床的に判断する分類.

①第1度無月経

〔診断〕第1度無月経はエストロゲンが分泌されているものである. 内膜が増殖しているので黄体ホルモン剤投与で消退出血が起こる.

〔治療〕ホルムストローム療法を行う. これは黄体ホルモン剤の周期的な投与であり, 消退出血後, 黄体ホルモン剤の内服を繰り返していくものである.

②第2度無月経

〔診断〕エストロゲンが分泌されていないものである. 内膜は増殖していないので黄体ホルモン剤投与では消退出血は認められず, エストロゲンと黄体ホルモン剤の投与で消退出血が起こる.

〔治療〕カウフマン療法を行う. 周期前半は子宮内膜を増殖させるエストロゲン剤を投与し, 周期後半からはエストロゲン剤と黄体ホルモン剤の両方を投与する. カウフマン療法を数ヵ月繰り返した後にホルモン補充を中止すると, リバウンド効果で体内のホルモン分泌が促され, 排卵が復活する可能性がある.

B. 病態, 原因による分類：無月経に関わる内分泌疾患

1）高 PRL 血症, 乳汁漏出性無月経

〔診断〕妊娠, 乳頭刺激, ストレス, PRL 産生腫瘍, 視床下部−下垂体疾患, 薬剤の副作用, 甲状腺機能低下症, 胸部損傷, 慢性腎不全, 特発性などがある.

・プロラクチン測定：正常範囲 5 〜 20 ng/mL, 軽微な上昇時（< 50 ng/mL）は最低2回測定. 100 ng/mL 以上なら PRL 産生腫瘍を考慮して下垂体 MRI 検査を行う.

〔治療〕原因疾患の特定と除去. ドパミン作動薬.

2）多嚢胞性卵巣症候群

〔診断〕生殖年齢女性の 5 〜 8 ％に認められ, 月経異常の中では比較的頻度の高い疾患である. 日本産科婦人科学会の診断基準は以下の①〜③のすべてを満たす場合を多嚢胞性卵巣症候群とする[2].

・診断基準は以下の 3 項目が必須である. ①月経異常, ②多嚢胞卵巣, ③血中男性ホルモン高値または LH 基礎値高値かつ FSH 基礎値正常（**表1**）.

〔治療〕挙児希望がない場合, 子宮内膜異常を予防する目的で, 第1度無月経には

264 E. 性腺その他の内分泌疾患

表 1 多囊胞卵巣性卵巣症候群の診断基準

以下の 1 ～ 3 のすべてを満たす場合を多囊胞卵巣性卵巣症候群とする.
1. 月経異常
2. 多囊胞卵巣
3. 血中男性ホルモン高値または LH 基礎値高値かつ FSH 基礎値正常

(日本産科婦人科学会 生殖・内分泌委員会, 2007)

ホルムストローム療法, 第 2 度無月経にはカウフマン療法を行う. 挙児希望がある場合には, 排卵誘発として, クロミフェン, メトホルミン, ゴナドトロピン療法などを行う. また, 卵巣表面に穴を開ける腹腔鏡下卵巣開孔術も有効である.

3) 早発卵巣不全

〔診断〕早発卵巣不全には統一された世界共通の基準は存在しないが, 40 歳未満の高ゴナドトロピン性無月経を意味し, ①40 歳未満の続発性無月経が 6 ヵ月以上, ②ゴナドトロピン高値, ③エストロゲン低値と一般的に定義されている[3].

〔治療〕ホルモン補充療法により, 長期的な冠動脈疾患や骨粗鬆症の予防を行う.

4) 副腎性器症候群

〔診断〕副腎性器症候群は原発性無月経の約 2 ％とされる. 副腎由来の性ステロイドの過剰分泌により性器の形態や性機能に異常をきたす. 病因として常染色体劣性遺伝の形式をとる. 先天性副腎皮質過形成 (大部分を占める) と後天性のアンドロゲン産生腫瘍 (数％) がある[3].

〔治療〕：副腎皮質ホルモンの早期からの適切な補充により男性化を抑制し, 原発性無月経を防ぐことができる.

5) 甲状腺疾患に伴う月経異常

〔診断〕女性に多く発症し, 男女比は 1:20 ～ 30 といわれている[3]. 甲状腺ホルモンの不足する状況としては, 分泌調節の段階から次のように分類できる.

・甲状腺自体が損なわれて起こる原発性機能低下症, TSH が低下している下垂体性甲状腺機能低下症, TRH が低下している視床下部性甲状腺機能低下症, 甲状腺ホルモン不応症に分類できる. 診断のために, まず甲状腺ホルモン FT_4 と TSH とを測定する.

〔治療〕不足した甲状腺ホルモンを補充する.

6) 体重減少性無月経および神経性食欲不振症

〔診断〕体重減少性無月経は「標準体重の - 15 ％以上のやせ, 食行動に異常がない, 病識がある」のに対し, 神経性食欲不振症は「標準体重の - 20 ％以上のや

せ，食行動に異常がある（不食，多食，隠れ食い），病識に乏しい」ことが特徴である．

〔発症機序〕無月経の程度は体重減少の程度と相関し，体重減少が著しいほど卵巣機能は低下し，第2度無月経に陥る．体重減少に伴う無月経は，①視床下部からのゴナドトロピン放出ホルモン（GnRH）の分泌低下，律動性分泌の低下または消失→②下垂体ゴナドトロピンであるLHとFSHが低下する．→③GnRH負荷試験に対してLHとFSHは無〜低反応となる，といった病態を示す．すなわち，体重減少による無月経は視床下部におけるGnRH分泌が低下し，二次的に下垂体機能低下生じたものである．

〔治療〕体重減少性無月経の治療アルゴリズムを図1に示す．体重減少が無月経の原因であることを認識し，体重回復に努めて正常月経周期を回復することが治療目的である．正常月経周期が回復しない場合には，性ステロイドホルモン治療を行い，将来的に妊娠や骨粗鬆症の予防が重要である．

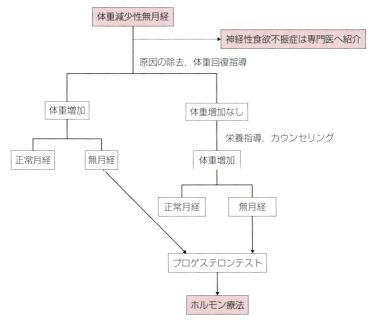

図1 体重減少性無月経の治療アルゴリズム

266　E. 性腺その他の内分泌疾患

専門医にコンサルトする段階

　無月経を放置すると将来的な不妊症のリスクや骨粗鬆症のリスクがあるため，原疾患治療開始と同時に産婦人科へコンサルトするのがよい．治療の中心はホルモン治療であるが，血栓症のリスクや婦人科癌の見落としのリスクを考慮し，産婦人科医へ任せるのが望ましい．神経性食欲不振症は若年女性の500人に1人の頻度ともいわれている．神経性食欲不振症の死亡率は6～10％と高く，死に直結する重篤な疾患であるため専門医へのコンサルトは必須である[4]．

提示症例への対応

　体重減少性無月経が考えられる．除外鑑別診断のためにPRL，FSH，TSHの測定を行った．体重回復の指導後，カウフマン療法を実施した．

参考文献

1)　産婦人科研修の必修知識 2013，日本産科婦人科学会，p 420.
2)　日本産科婦人科学会生殖内分泌委員会報告．日産婦誌．2007；59：868-886.
3)　女性医学ガイドブック　思春期・性成熟期編，2016年度版，日本女性医学学会編，p 50 -83.
4)　戸田稔子，河野美江．思春期学．2000；8：372-376.

37 性腺機能異常が疑われる小児をどのように診療・管理しますか？ *267*

> **コンサルト**
> # 37
> # 性腺機能異常が疑われる小児をどのように診療・管理しますか？

12歳0ヵ月女児．思春期発来不全のために近医より精査目的で紹介された．
現症：身長130.3 cm（－3.0 SD），体重29.3 kg（－1.5 SD）．明らかな外表奇形なし．乳房発育は認められない．出生歴・発達歴：在胎36週，体重2284 g，身長42.0 cm，正常経腟分娩で出生．Apgar score 8/9．発達の遅れを指摘されたことなし．家族歴：特記すべきことなし．父173 cm，母155 cm．現病歴：7歳7ヵ月時に低身長（108.7 cm，－2.7 SD）を主訴として近医を受診．成長ホルモン分泌刺激試験により成長ホルモン分泌不全性低身長症と診断され，成長ホルモン投与（0.175 mg/kg/週）が開始された．しかし，治療開始後の身長増加が不良であること，および思春期徴候がみられないことから，当院に紹介受診となった．
本症例について，どのように診断をすすめどのように管理していくとよいか？

回答 　思春期発来不全を呈する小児では，性腺機能低下症の鑑別診断を進めていく必要がある．重要な点として，性腺機能低下症では，適切な治療により思春期徴候を誘導することが可能であることを本人・両親に説明する．また，本人および家族に対する心理的なケアも重要である．

✳ 判断のよりどころ

①性腺機能低下を伴う先天性内分泌疾患は，原発性性腺機能低下症と中枢性性腺機能低下症に大別される（**表1**）．性腺機能低下症では，思春期年齢となっても性腺からの性ホルモンが分泌されないため，二次性徴が発現せず，成長のスパートもおきない．しかし，実際の臨床では，内分泌学的に異常の認められない，いわゆる「体質性思春期遅発症」が二次性徴の遅れを主訴とする症例のほとんどを占めている．体質性思春期遅発症では，小児期・思春期年齢において低身長を呈す

表1　思春期発来不全をきたす先天性疾患

原発性性腺機能低下症	中枢性性腺機能低下症
・**男性** 　性腺形成障害 　　クラインフェルター症候群 　その他 　　精巣ステロイド産生障害 　　LH 受容体遺伝子変異 ・**女性** 　性腺形成障害 　　ターナー症候群 　　混合性性腺異形成 　アロマターゼ欠損 　その他 　　ガラクトース血症 　　糖蛋白症候群Ⅰ型 　　FSH 受容体遺伝子変異 　　Noonan 症候群 　　など	・ゴナドトロピン単独欠損症 　　Kallmann 症候群 　　嗅覚異常を伴わない単一遺伝子異常 ・複合型下垂体機能低下症 　　PROP1 などの単一遺伝子異常 ・LHRH 受容体遺伝子変異 ・先天性副腎低形成症（DAX1変異） ・その他 　　Prader-Willi 症候群 　　Laurence-Moon 症候群 　　Bardet-Biedl 症候群 　　など

るることが多い．この場合は経過観察中に自然に思春期が発来する．

②男児で精巣容量が 4 mL に達したとき，女児で乳房腫大が開始したときを思春期発来と判断する．人種差や地域差があるが，思春期発来が同性健常人の 2.0 〜 2.5 SD より遅れるとき，思春期発来不全と診断される．日本人では男子 14 歳，女子 13 歳で思春期の発来が見られないとき，思春期遅発を考慮して精査を行う．

③思春期について評価する場合には，一般的には Tanner stage が用いられる．男児ではオーキドメーターを用いて精巣のサイズを測定し，触診で硬さの評価を行う．内分泌学的検査としては LH・FSH に加えて，男児であればテストステロン，女児であればエストラジオールの測定は必須である．

④性腺機能異常の可能性が考えられる場合は，以下のように鑑別診断をすすめる．

・LH・FSH が高値で，性ホルモン（テストステロン，エストラジオール）が低値である場合には原発性性腺機能低下症が疑われ，染色体検査は必須である．男児の精巣は，触診によりサイズや硬さなどをある程度評価できるが，女児では性腺・内性器を評価するためには，骨盤部の画像検査が必要となる．

・LH・FSH が低値で，性ホルモンも低値である場合は，中枢性の性腺機能低下症が疑われる．その場合は，LH・FSH 以外の下垂体ホルモンの評価に加えて，頭部 MRI による脳腫瘍の有無や下垂体の形態の評価を行う．また，嗅覚の異常が

ある場合には中枢性性腺機能低下症の中では比較的頻度の高い Kallmann 症候群が鑑別にあがるため,頭部 MRI による嗅球の検索を行う.

・軽度の中枢性性腺機能低下症と体質性思春期遅発症,すなわち「おくて」とは鑑別が難しい.どちらも前思春期では LH・FSH が低く,性ホルモンも低値である.中枢性性腺機能低下症と思春期遅発の鑑別において,小児期に前者では原則正常身長,後者では原則低身長傾向であり,またヒト絨毛性ゴナドトロピン(hCG)試験におけるテストステロン反応性が,前者では二次的な精巣機能不全を反映し原則低下するが,後者では原則正常であることが参考になる.

・また,性腺機能に異常がない小児の場合,成長パターンや思春期の発来の時期は両親に似る場合が多いので,父親の身長が伸び始めた年齢や,母親の初経年齢の聴取は有用な情報となる.

✴ 実際の対応

新生児期に発見される性分化疾患(DSD: Disorders of sex development)は,社会的緊急性が高く,迅速かつ適切に対応すべきである.しかし非専門医や後期研修医が,そのような症例への対応にせまられる機会は少ないと思われるため,本章では詳細を省く.小児内分泌学会の HP に「性分化疾患初期対応の手引き」が掲載されているため是非こちらを参照していただきたい.

ここでは先天性原発性性腺機能低下症のうち頻度の高いターナー症候群とクラインフェルター症候群,そして中枢性性腺機能低下症に対する対応について述べる.

①ターナー症候群

・低身長,性腺異形成,身体的特徴(外反肘や第 4 中手骨短縮などの骨格徴候,翼状頸やリンパ浮腫などの軟部組織徴候,大動脈縮窄や馬蹄腎などの内臓奇形)をともなう性染色体異常症である.45,X の他に,i(Xq),Xp-,Yp- などの構造異常および種々のモザイクが含まれる.発症頻度は出生女児の約 1000 人に 1 人程度と推定されている.

・低身長のみで,典型的な身体的特徴を示さないケースも比較的多く存在するため低身長の女児は全例染色体検査の対象となる.家族・患者へは発達段階に合わせた説明を行うが,女性ホルモン補充を行う際には治療を行わなければ二次性徴が発来しないことを説明し,その後段階的に卵巣機能不全,妊孕性についてなど理解度に応じて説明を行っていく.説明用のパンフレットも多く作成されており,疾患の説明に利用するとよい.また,患者会についての情報提供も有用である.

270 E. 性腺その他の内分泌疾患

・低身長に対しては，小児慢性特定疾病を使った成長ホルモン投与が行われる．具体的には，0.35 mg/kg/ 週，6 ～ 7 回 / 週で投与する．この投与量は，成長ホルモン分泌不全性低身長に対する投与量の倍量であることも知っておくべき事項である．

・性腺機能低下に対しては女性ホルモン補充を行う．12 ～ 15 歳の間におおよそ140 cm に達した時点をめやすとしてエストロゲン少量投与を開始すれば，比較的良好な身長予後（成人身長 150 cm 以上）を得ることが期待できる．身長が低い時期にエストロゲン投与を開始すると，骨年齢を促進させ，その結果骨端線の閉鎖が早まるので，身長予後を考えながらホルモン補充の開始時期を慎重に検討する．

・エストロゲン貼付剤（エストラーナテープ 0.09 mg/ 0.18 mg/ 0.36 mg/ 0.72 mg）を使用する場合，0.09 mg を 2 日毎に張り替えから開始し，6 ～ 12 ヵ月毎に 1回 0.18 mg → 0.36 mg → 0.72 mg と漸増する．結合型エストロゲン（プレマリン 0.625 mg/ 錠）を使用する場合，1/10 錠 1 日 1 回内服から開始し，6 ～ 12 ヵ月毎に 1 回量を 1/4 錠 → 1/2 錠 → 1 錠（0.625 mg）と漸増する．エストラジオール経口製剤（ジュリナ錠 0.5 mg）を使用する場合，1/4 錠 1 日 1 回内服から開始し，6 ～ 12 ヵ月毎に 1 回量を 1/2 錠 → 1 錠 → 2 錠と漸増する．上記のようにエストロゲンを漸増し約 2 年で最大量，すなわち成人量で 6 ヵ月を経過するか，途中で消退出血がおこるか，いずれか早い時点で Kaufmann 療法（エストロゲン・黄体ホルモン併用療法）へ移行する．

②クラインフェルター症候群

・典型的な徴候として，比較的高身長，上節／下節比低下，小頭囲，筋・骨組織発達不良などが知られている．外性器は，良好に発達していることが多いため，思春期前の発見は困難であるが，ときにミクロペニス，陰囊低形成，停留精巣，尿道下裂が認められる．また，臨床症状として矮小精巣が特徴的であり，精巣のサイズが小さいのみならず弾性を欠き硬い場合や，思春期において二次性徴と精巣サイズに不一致が認められる場合，また，精巣サイズの経時的変化が判然としない場合に矮小精巣と診断する．47,XXY がもっとも多い基本的な核型であるが，48,XXXY や 48,XXYY なども広義にはクラインフェルター症候群に含まれる．本症は男性 500 ～ 1000 人に 1 人の頻度とされているが，臨床症状が軽微である場合には医療機関を受診しないため，実際に診断されているのは 20 ～ 25 ％程度であるという報告もある．

・近年の生殖補助医療の進歩により，クラインフェルター症候群患者においても TESE（精巣精子回収術）などで子どもを持つことが可能となりつつあるが，まだ実験的な治療にとどまっており，原則的に妊孕性はほぼ期待できないと考えられる．患者および家族に対し妊孕性が期待できないことを説明するには十分な時間をかける必要がある．

・性腺機能低下に対しては，二次性徴や体型の男性化が十分認められなければデポ型テストステロン製剤を投与する．1回25 mg（3〜4週毎筋注）から開始し，段階的に1回200 mgまで漸増し，概ねこれを維持量とする．

③中枢性性腺機能低下症

・中枢性性腺機能低下症はゴナドトロピン分泌不全による．男子では出生時からミクロペニス・停留精巣・小精巣を認めることもあるが，通常は思春期遅発をきっかけに診断される．

・男児では二次性徴の発現のためにはデポ型テストステロン製剤の投与を行う．通常の思春期発来時（11.5歳頃）に治療開始することが理想的であると考えられるが，その場合，急速な二次性徴および骨年齢の成熟をきたし，骨端線を閉鎖させるため最終身長が低くなってしまう可能性を考慮し，骨年齢13.7〜14歳程度で治療開始するとよい．

・テストステロン製剤は50〜75 mg/回を4週毎投与で開始し，半年から1年後に1回量を50 mgずつ増量する．その後最終的には成人量として125 mg/回を2〜3週毎，あるいは250 mg/回を3〜4週毎投与とする．妊孕性を期待する場合には hCG- リコンビナント FSH（rFSH）併用療法や，hCG-rFSH 併用前に rFSH を先行投与する rFSH 先行療法が選択される．器質的な下垂体機能低下に対する hCG-rFSH 療法による精子形成は良好であるが，Kallmann 症候群のような先天性の二次性性腺機能低下症では通常の hCG-rFSH 療法では精巣容量が増大してこない症例もあるため，rFSH 先行療法の効果が期待されている．

・女児では，性ホルモンによる性腺補充を行い，二次性徴の発現を促す．一般的には小児科では性ホルモン補充にとどめ，妊孕性獲得のための治療は婦人科で行われることが多い．

272　E.　性腺その他の内分泌疾患

◉ 提示症例への対応

①理学的所見として，軽度ではあるが翼状頸と楯上胸が認められた．内分泌学的検査の結果は，エストラジオール測定感度以下，LH 27.1 mIU/mL（1.4-15.0），FSH 104.1 mIU/mL（3.0-10.0）であり，原発性性腺機能低下が認められた．骨盤部 MRI では子宮が確認された．染色体 G-banding の結果は 45,X［10］/46,XX［20］であり，モザイクターナー症候群の診断となった．

②患者本人と両親同席のもと，ターナー症候群であることを説明した．ターナー症候群の合併症について確認するため心臓エコー，腎臓エコーを行ったが特に異常はみられなかった．

③治療としては，成長ホルモン分泌不全性低身長の投与量である 0.175 mg/kg/ 週で投与されていた成長ホルモンを 0.35 mg/kg/ 週に増量した．身長が 140 cm に達する頃を目安に少量からエストロゲン補充を開始する予定である．

参考文献 ─────

1)　Matsuo N, et al. Clin Pediatr Endcrinol. 1993；2（Suppl 1）：1–4.
2)　http://jspe.umin.jp/medical/files/seibunkamanual_ 2011. 1.pdf
3)　http://jspe.umin.jp/medical/files/turner.guideline.pdf
4)　田中敏章．日生殖内分泌会誌．2014；19：11–14.

コンサルト 38 男性性腺機能低下症の長期管理はどのように行いますか？

65歳の男性．半年前から易疲労感，性欲低下，寝つきの悪さ，勃起障害，筋力の低下を自覚し受診．現症：身長166 cm，体重49 kg，血圧110 / 68 mmHg，AMS（aging males' symptoms）スコア58点，握力21 kg，補正四肢筋量SMI（skeletal muscle mass index）6.2 kg/m^2（DPX法），遊離型テストステロン値4.4 pg/mL，LH 28.3 mIU/mL，FSH 34.5 mIU/mL を認めた（血中DHEA及びコルチゾール濃度，甲状腺機能はいずれも正常範囲）．

本症例に対してLOH（late onset hypogonadisum）症候群と診断してよいか．

回答 男性において加齢に伴う性ホルモン低下は，うつ症状，性欲低下，勃起障害をはじめとする男性更年期障害とも関連し，Partial Androgen Deficiency in Aging Male（PADAM）あるいはLOHと理解されており，近年ではサルコペニア・フレイルとの関連も指摘されている．

✴ 判断のよりどころ

① 男性では，加齢に伴う性ホルモン低下と男性更年期障害との関連性が知られているが，その際運動機能や身体機能の低下を引き起こすことも指摘されている．加齢に伴う様々な機能変化の中でも，歩行能力，運動機能などの人間の身体機能，生理機能は年齢とともに低下していくことが知られている．また，生殖内分泌器官の機能低下により性ホルモンの動態も大きく変化し，性ホルモンの低下，アンドロゲン受容体（AR）をはじめとする性ホルモン受容体シグナルの減弱が考えられる．男性において，加齢による性ホルモン低下は，うつ症状，性欲低下，勃起障害をはじめとする男性更年期障害とも関連し，PADAM あるいは LOH という概念が提唱されている．

- また，加齢に伴い骨強度の低下，筋肉量の減少，筋力低下（サルコペニア）を認め，高齢者の身体機能は一層低下し，activities of daily life（ADL）の自立がより困難となり，結果的に転倒，骨折による要介護状態に陥る場合も多い．このように，骨粗鬆症に伴う脊椎圧迫骨折，大腿骨頚部骨折やサルコペニアなどは，運動機能，身体機能を低下させるばかりでなく，生命予後，ADL を規定し，高齢者本人，介護者の quality of life（QOL）を低下させてしまう場合が多く，その対策は重要である．

② LOH 症候群の症状，徴候としては，（1）リビドー（性欲）と勃起能の質と頻度の減退，（2）知的活動，認知機能の低下および気分変調（疲労感，抑うつ，短気など），（3）睡眠障害，（4）筋肉量や筋力低下に伴う除脂肪体重の減少，（5）内臓脂肪の増加，（6）体毛と皮膚の変化，（7）骨塩量の低下と骨折リスクの増大などが挙げられる[1]．

- LOH 症候群では，不定愁訴で受診する場合も少なくなく，質問紙を通じた問診，スクリーニング，他疾患との鑑別を実施し，血中テストステロン濃度の測定を始めとするホルモン学的検査を中心に，性腺機能を評価することが重要である．一般に，男性ではテストステロンは主として精巣 Leidig 細胞より分泌され加齢とともに低下する一方で，その程度には個人差を認める場合が多い．また，性ステロイドの前駆体である DHEA は，その硫酸抱合体である DHEA-sulfate（DHEA-S）

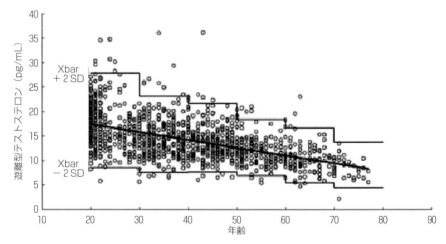

図1　遊離型テストステロン値と年齢との関係（文献 2 より改変）
$Y = -0.161 X + 20.7$ （$r = -0.521$）

とともにそのほとんどが副腎で産生され，それ自体が弱いアンドロゲン活性を有することから副腎アンドロゲンと言われている．

・DHEA，DHEA-S は 20 歳代以後加齢とともに直線的に減少することが明らかとなってきている．加齢に伴い，テストステロン血中濃度は徐々に低下する一方で，性ホルモン結合グロブリン（SHBG）の増加を認め，生理活性の強い遊離型ホルモンの加齢による低下はより顕著となる（図1）[2]．これらの結果として，男性におけるテストステロンの低下は，うつ症状，性欲低下，勃起障害といった男性更年期障害（PADAM or LOH）や，サルコペニア・フレイル，骨粗鬆症，肥満，脂質異常症，認知症をはじめとする老年疾患や生活習慣病と関係することが指摘されている．

✱ 実際の対応

① LOH 症候群の診断アルゴリズムによれば遊離型テストステロンを LOH の診断検査に用いることが推奨されている．また，LOH 症候群のスクリーニングとして質問紙も広く用いられており，その 1 つとして AMS（aging males' symptoms）スコアが知られている[3]（表1）．AMS スコアは自己記入式で，心理的，身体的，性機能の各因子から成る合計 17 の質問項目で構成されている．各項目について「非常に重い，重い，中程度，軽い，ない」の 5 段階で評価され，合計点で 50 点以上は重度，37 〜 49 点が中等度，27 〜 36 点が軽度と評価される．またうつ病との鑑別，うつ症状の重症度評価や ADL の評価も行われる．

② また，近年 LOH 症候群とサルコペニア・フレイル（虚弱）との関連性にも注目が集まっている．サルコペニアの定義については，「筋量と筋力の進行性かつ全身性の減少に特徴づけられる症候群で，身体機能障害，QOL 低下，死のリスクを伴うもの」と定められ，高齢者を対象に握力および歩行速度をまず測定し，握力低下（男性 26 kg 未満，女性 18 kg 未満），歩行速度低下（0.8 m/ 秒未満）の一方あるいは両方を認めた場合に筋量測定を行う手順が示されている．その際，筋量低下〔DXA 法にて男性 7.0 kg/m²，女性 5.4 kg/m² 未満；bioelectrical impedance analysis（BIA）法にて男性 7.0 kg/m²，女性 5.7 kg/m² 未満〕を認めた場合にサルコペニアの診断となる（図2）[4]．

③ LOH 症候群に対しては，アンドロゲン補充療法（ART）が考慮されることが多い一方で，その前提として，前立腺癌，PSA 高値，中等度以上の前立腺肥大症，乳癌，多血症，重度の肝・腎機能障害，うっ血性心不全，重度の高血圧，睡眠時

表1　AMSスコア

		なし (1点)	軽い (2点)	中等度 (3点)	重い (4点)	非常に重い (5点)
1	総合的に調子が思わしくない					
2	関節や筋肉の痛みがある					
3	ひどい発汗がある					
4	睡眠の悩みがある					
5	よく眠くなる					
6	いらいらする					
7	神経質になった					
8	不安感がある					
9	体の疲労や行動力の減退がある					
10	筋力の低下がある					
11	憂うつな気分だ					
12	「絶頂期は過ぎた」と感じる					
13	力尽きた，どん底にいると感じる					
14	ひげの伸びが遅くなった					
15	性的能力の低下がある					
16	早朝勃起（朝立ち）の回数の減少					
17	性欲の低下がある					

（文献3より改変）

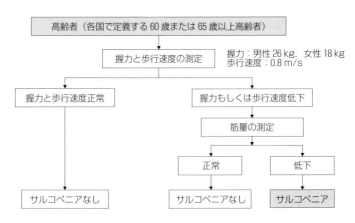

図2　サルコペニアの診断手順（文献4より改変）

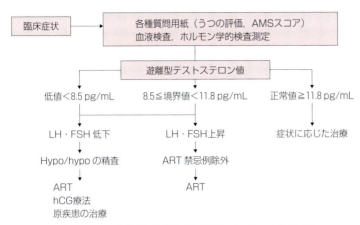

図3 LOH症候群の診断・治療手順 （文献1より改変）
AMS: aging male sympton's score　　hCG: human chronic gonadotropin
ART: androgen replacement therapy　Hypo/hypo: hypogonadotropic hypogonadism

無呼吸などの除外基準を評価することが重要である．その上でLOH症状および徴候を有する40歳以上男性に対して，血中遊離型テストステロン値が低下している場合にARTを考慮し，特に血中遊離型テストステロン値が8.5 pg/mL未満の場合にはARTが第一選択となる場合が多い（図3）[1]．
・また，テストステロン補充によって，筋肉量を含めた体組成変化，筋力増加ならびに転倒リスク低下が認められる可能性が示されている．米国において65歳以上の男性を対象にテストステロンパッチによる補充を3年間実施した研究では，筋肉量増加，脂肪量減少といった体組成の改善効果が認められた．また，前立腺癌患者に対してゴナドトロピン放出ホルモンアゴニスト投与などの抗アンドロゲン療法を行った群では，上述の結果とは逆に筋肉量減少，脂肪量増加という体組成変化が認められた[5]．ART開始後はPSAを含む定期的な血液検査を実施するとともに，排尿状態や睡眠時無呼吸などの臨床症状を定期的なフォローアップすることが重要である．
④ LOH症候群に対するARTとしては，主にエナント酸テストステロン筋注，胎盤性性腺刺激ホルモン筋注，男性ホルモン軟膏塗布の3種類が挙げられる．エナント酸テストステロンは2～4週毎に150～250 mgを患者の症状や血中ホルモン濃度を見ながら注射していく．男性ホルモン軟膏の場合は，1回3 gを1～2回/日陰嚢皮膚に塗布していくが，投与しやすい上に比較的安定した血中テストス

278   E. 性腺その他の内分泌疾患

テロン濃度が得られやすい.

✸ 提示症例への対応

　エナント酸テストステロン 250 mg を 3 週間毎に筋注し，定期的な血液検査，臨床症状の評価を実施したところ，LOH 症候群に伴う症状ならびに AMS スコアの改善が認められるようになった.

参考文献 ————

1)　日本泌尿器科学会・日本 Men's Health 医学会.「LOH 症候群診療ガイドライン」検討ワーキング委員会. 加齢男性性腺機能低下症候群（LOH 症候群）診療の手引き.
2)　岩本晃明, 他. 日泌会誌. 2005；95：751-760.
3)　Heinemann LA, et al. Aging Male. 1999；2：105-114.
4)　Chen LK, et al. J Am Med Dir Assoc. 2014；15：95-101.
5)　Synder PJ, et al. J Clin Endocrinol Metab. 1999；84：2647-53.

コンサルト 39 インスリノーマの診断と他の低血糖症との鑑別はどのように行うのですか？

50歳の女性．3年前から時々意識消失発作があり，解離性障害として経過観察されていた．症状が頻回となったため，近医を受診し，空腹時の低血糖を指摘され当科へ紹介受診となった．糖尿病の既往はない．現症：身長150 cm，体重52 kg，血圧122 / 60 mmHg，意識清明，空腹時血糖67 mg/dL，HbA1c 3.5％，血清インスリン値（IRI）16 μU/mL であった．
インスリノーマの診断と他の低血糖の鑑別はどのように行うのか？

回答 本症例は，疾患を有しない成人における高インスリン血症性低血糖を呈しており，インスリノーマを強く疑う．その診断は，歴史的には，Fajans の指標，Grunt の指標，Turner の指標が用いられてきたが，現在では，絶食試験が最も有用とされる．局在診断には，腹部超音波，腹部造影（ダイナミック）CT，腹部MRI，超音波内視鏡などが用いられる．機能検査として，選択的動脈内カルシウム注入法がある．

✸ 判断のよりどころ

　米国内分泌学会が2009年に発表した「成人低血糖症に関する臨床ガイドライン」においては，成人における低血糖症は，疾患を有する人と健康な人での原因別に分類されている．疾患を有する成人低血糖症としては，薬剤性が最も多く，他には，アルコール，肝不全や腎不全などがある．低血糖症を起こす薬剤として，血糖降下薬の他にシベンゾリン，ガチフロキサシン，ペンタミジンなどが挙げられている．一方，本症例のように疾患を有していない成人における低血糖症には，インスリノーマ，胃バイパス術後，まれではあるが，インスリン自己免疫症候群などが挙げられている（表1，2）．

280 E. 性腺その他の内分泌疾患

表1 成人における低血糖の原因

1) 疾患を有する場合	2) 疾患を有しない場合
1. 薬剤	5. 内因性高インスリン状態
インスリン，インスリン分泌促進薬	インスリノーマ
アルコール	β細胞機能異常（nesidioblastosis）
その他（表2参照）	インスリン自己免疫症候群
2. 重篤な疾患	インスリン分泌促進物質
肝不全，腎不全，心不全	6. その他
敗血症（マラリアを含む）	
栄養失調	
3. ホルモン欠乏	
コルチゾール	
グルカゴン，アドレナリン	
（インスリン分泌不全を伴う糖尿病にお	
いて）	
4. 非膵島細胞腫瘍（非膵島腫瘍）	

（文献1より改変）

表2 血糖降下薬及びアルコール以外の低血糖を起こしうる薬剤

【中等度のエビデンスのある薬剤】	【非常に低いエビデンスのある薬剤】
シベンゾリン	・25症例以上の低血糖症例の報告があるもの.
ガチフロキサシン	アンジオテンシン変換酵素阻害薬（ACEI）
ペンタミジン	アンジオテンシン受容体拮抗薬（ARB）
キニーネ	β遮断薬
インドメタシン	レボフロキサシン
グルカゴン（内視鏡の際に）	mifepristone
【低いエビデンスのある薬剤】	ジソピラミド
chloroquineoxaline sulfonamide	トリメトプリム
artesunate/artemisin/artemether	ヘパリン
IGF-1	6-MP（メルカプトプリン水和物）
リチウム	・さらに稀なものについては原著の参考文献を参
propoxyphene/dextropropoxyphene	照.

＊わが国で許可されている薬剤は和文，未許可薬は欧文で記載した.

（文献1より改変）

● 実際の対応

①低血糖症状は，中枢神経症状と自律神経症状の2つに分けられる．前者は，中枢神経におけるブドウ糖欠乏により生じる症状で，行動異常，人格変化，記銘力障害，意識障害，痙攣発作などを含む．後者は，血糖低下により自律神経系の興奮状態により生じる症状で，動悸，発汗，振戦などを含む（**表3**）．すべての症状がそろうことはまれであり，症状の現れ方には，個人差が大きい．また，慢性的な低血糖の発現は体重増加をきたしたり，異常行動，人格変化，記銘力障害などから精神疾患や認知症と間違われたりすることがある．低血糖症の古典的な診断基準として，Whippleの3徴（低血糖症状，血糖値≦50 mg/dL，ブドウ糖摂取による症状改善）がある．これら臨床症状から低血糖を疑うことが重要である．成人における低血糖の多くは薬剤性であり，低血糖を疑ったら，まず，疾患の有無や低血糖を起こしうる薬剤の服薬を確認することが重要である（**図1**）．また，空腹時に起こる低血糖なのか，何かを摂取した後に起こる反応性低血糖なのかが鑑別の要点である．

②インスリノーマは，空腹時低血糖をきたす代表的疾患であるが，食後低血糖もしばしばみられる．その診断には，高インスリン血症性低血糖（空腹時血糖値＜55 mg/dL，インスリン≧3 uU/mL）を証明することが重要である（**図1**）．インスリノーマの確定診断のためには，インスリンの不適切な自律性分泌の存在診断と腫瘍の局在診断が必要である．インスリンの自律性分泌を表す指標として，Fajansの指標：IRI / BS＞0.3，Gruntの指標：BS / IRI＜2.5，Turnerの指標：（IRI×100）/（BS－30）＞200がしばしば用いられるが，72時間絶食試験が感度・特異度とも高く，存在診断に有用である．インスリノーマでは，絶食後24時間以内に65%以上，48時間以内に90%以上，72時間以内にほぼ100%の症例で低

表3 低血糖の症状

	自律神経症状	中枢神経系の機能不全
自覚症状	不安，神経質，心悸亢進	頭痛，かすみ目，一過性複視，異常知覚，空腹感，悪心，倦怠感，眠気，被刺激性，眩暈
他覚所見	顔面蒼白，冷汗，低体温，振戦，頻脈，高血圧，不整脈，瞳孔拡大	錯乱，奇異行動，発語困難，興奮，譫妄，嘔吐，嗜眠，傾眠，失語，失調，眼振，麻痺，けいれん，昏睡，浅呼吸，徐脈

（糖尿病専門医研修ガイドブック，改訂6版）

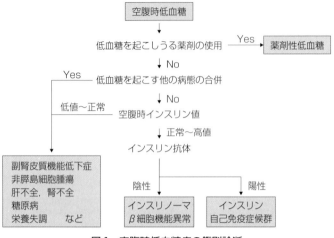

図1 空腹時低血糖症の鑑別診断

血糖症状が出現する．低血糖時に遊離脂肪酸やケトン体の上昇がみられないのが特徴であり，近年では，遊離脂肪酸やβヒドロキシ酢酸などの insulin surrogates を測定し，診断の一助とすることで絶食時間の短縮が可能であるという報告がある．一方，経口ブドウ糖負荷試験やグルカゴン負荷試験などのインスリン分泌刺激試験で，インスリン分泌の過剰反応が観察されることがある．

インスリノーマは，一般的に血流に富む腫瘍であり，腫瘍サイズは約 80 % が 20 mm 未満と小さいものが多い．局在診断には，腹部超音波，腹部造影（ダイナミック）CT，腹部 MRI，超音波内視鏡などが用いられる．選択的動脈内カルシウム注入法は，感度・特異度とも高く，90 % を越える．

③インスリノーマの治療は，腫瘍の外科的切除が第一選択である．手術ができない症例や局在診断がつかない症例などでは，薬物療法となる．治療薬として，オクトレオチドやジアゾキサイドが使われることが一般的である．オクトレオチドは，ソマトスタチンアナログであり，その有効性は，インスリノーマにおけるソマトスタチン受容体 SSTR 2 の発現と関連する．ジアゾキサイドは，膵β細胞の ATP 感受性カリウムチャネルに作用し，インスリン分泌を直接抑制するため，低血糖の予防に有効である．しかしながら，高齢者においては，浮腫や心不全などが高率に起こりうる．

④反応性低血糖は食後数時間以内に低血糖とその症状が起こるもので，血糖上昇とインスリン分泌のタイミングがずれることにより生じる．その原因には，胃切除

後のダンピング症候群や耐糖能異常が関係するもの，アルコールにより誘発されるものなどがある．多くの場合，食事摂取の時間を遅らせたり，分食を行ったり，αグルコシダーゼ阻害薬を使用することで予防が可能である．

✹ 専門医にコンサルトする段階

　成人における低血糖の多くは薬剤性であり，低血糖を起こしうる薬剤を服薬している場合は，その服薬を中止したり，薬剤を変更したりすることで低血糖の予防ができる．低血糖を起こしうる薬剤を服薬していない空腹時低血糖は，何らかの基礎疾患を有している場合があるので，専門医にコンサルトすべきである．

✹ 提示症例への対応

　精査のため入院し，絶食試験を施行した．試験開始6時間後に血糖値が82 mg/dL から 44 mg/dL に低下し，その時点での IRI 13.6 μU/mL，CPR 2.7 ng/mL と共に高値であった．Fajans の指標 0.31，Grunt の指標 3.2，Turner の指標 97 であった．本症例は，これらの指標をすべて満たすわけではないが，高インスリン血症性低血糖を認めている．局在診断のため，ダイナミック CT 検査を施行し，膵尾部に 10 × 12 mm 大の類円形結節を認め，動脈早期濃染像を示し，平衡相まで増強効果の遷延を認めた．確定診断のために選択的動脈内カルシウム注入法を考慮したが，侵襲的検査に同意が得られなかった．そのため，ジアゾキサイドやオクトレオチドを試みた．

参考文献

1)　Cryer PE, et al. J Clin Endocrinol Metab. 2009；94：709-728.
2)　Iglesias P and Díez JJ. Eur J Endocrinol. 2014；170：R 147-57.
3)　山口実菜，他．日本臨床．2011；69（増刊号）：581-584.
4)　上田圭二郎，他．胆と膵．2016；37：859-863.
5)　宗友厚．日本臨床．2008；66（増刊号）：589-593.

コンサルト 40 機能性神経内分泌腫瘍とカルチノイド症候群はどのように診断・治療しますか？

65歳の男性．下痢と体重減少を主訴に近医受診中，大量吐血があり，上部内視鏡検査にて多発する十二指腸潰瘍を認めた．同時に行われた腹部 CT 検査で，膵頭部の腫瘤と多発肝転移を示唆する所見を認めた．

膵酵素不活化による下痢と多発潰瘍より，膵原発ガストリノーマと多発肝転移を疑う．ホルモン過剰症状に対する対処と共に，原発巣・転移巣への治療を考える．

● 判断のよりどころ

神経内分泌腫瘍は大きく機能性と非機能性に分類される．機能性神経内分泌腫瘍は主に分泌するホルモン（ペプチドやアミン）によって症状が異なることから，そのホルモンの種類によって分類されている．機能性神経内分泌腫瘍の診断は主に内分泌症状によって疑われ，疑われるペプチドやアミン，もしくはその代謝産物を測定することによって行われる．内分泌細胞には，チロシンから甲状腺ホルモンを産生する甲状腺細胞，ステロイド骨格を有するホルモンを産生する細胞，アミンやペプチドを産生する神経内分泌細胞の3種類がある．神経内分泌腫瘍の病理分類は組織形と増殖細胞の割合で行われている（Part 1 E 参照）．

A. 機能性腫瘍と非機能性腫瘍

神経内分泌腫瘍はホルモンを産生して臨床症状を呈する機能性神経内分泌腫瘍と，産生しない非機能性神経内分泌腫瘍に分けられる．機能性神経内分泌腫瘍では，特徴的な症状によって診断が疑われることが多いので，以下にそれぞれの腫瘍の主要な症状を挙げる．神経内分泌腫瘍は多発性内分泌腫瘍症（MEN）1型の部分症であることがあり，MEN 1 の診断には，補正後 Ca 値とインタクト PTH の測定が必須である．補正後 Ca 値が正常上限でインタクト PTH が抑制されていない場合

もPTH分泌が不適切と考えてMEN 1を疑う必要がある．

1) インスリノーマ

インスリノーマは，低血糖を主訴に受診することが多く，若年発症ではMEN 1合併が多い．詳細はコンサルト39を参照のこと．

2) グルカゴノーマ

グルカゴンの生理的作用がアミノ酸からの糖新生であることから耐糖能異常，糖尿病が生じ，低アミノ酸血症，低アルブミン血症，体重減少，さらに低アミノ酸血症による壊死性遊走性紅斑が起こる（図1）．ときに静脈血栓症も認められる．消化器症状として腹痛，食欲低下，下痢，便秘などが多い．

3) ガストリノーマ

ゾリンジャー–エリソン症候群ともよばれ，高ガストリン血症による消化性潰瘍および合併症（穿孔，出血，閉塞など）が典型的症状である．しかしながら，診断時に潰瘍が認められず下痢が初発症状のこともある．ガストリノーマ患者の約40～60％にMENが認められる．

4) VIP産生腫瘍

特徴的な症状は，大量の分泌性下痢である．消化液の産生が亢進しそれによる高度の脱水とそれに伴う腎前性腎不全，電解質異常が生じる．その他の原因で説明できない激しい分泌性水様下痢・脱水，低K血症，低クロール血症，代謝性アシドーシスなどが認められる．また，低K血症や脱水による疲労感，筋力低下，息切れ，筋肉のけいれん，つり，吐き気，嘔吐，皮膚潮紅や高血糖，高Ca血症がある．

5) ソマトスタチノーマ

腹痛や黄疸，体重減少などの原因精査中に画像検査で膵，十二指腸に腫瘍が見つかり，三主徴の糖尿病，胆石，脂肪便の存在に気づかれ診断に至る場合と，ソマトスタチンの生理作用に関係する糖尿病，脂肪便，貧血，胆石症の精査中に膵や十二指腸の腫瘍が見つかって診断される場合がある．

6) カルチノイド症候群

多くの場合消化管由来の神経内分泌腫瘍によって生じる．発作性の皮膚紅潮（dry flush），下痢，腹

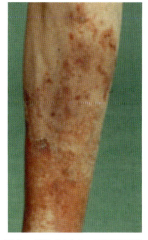

図1　グルカゴノーマでおこりうる壊死性遊走性紅斑

痛などの消化器症状，喘鳴，ペラグラ様皮疹，右心不全などが経過中に異時的あるいは同時に発症する．まれに，気管支や卵巣，膵神経内分泌腫瘍などの消化管以外の神経内分泌腫瘍でもおこる．カルチノイド症候群を呈する症例の約9割に肝転移が認められる．卵巣や気管支などの腸管外の神経内分泌腫瘍では肝転移なしで認められる．前腸（胃，気管支）由来腫瘍や後腸（大腸遠位，直腸，泌尿生殖系）由来腫瘍では症候群を示すことは少ない．鑑別診断と局在診断については膵・消化管神経内分泌腫瘍診療ガイドラインを参照されたい．

B. 局在診断

膵神経内分泌腫瘍の局在診断には，腹部造影X線CT検査（図2），MRI検査（図3）などのほか，超音波内視鏡が頻用される（図4）．神経内分泌腫瘍の機能性に着目したRIシンチグラフィー検査（図5）として^{111}In-pentetreotideが国内で用いられているが，海外では，^{68}Ga-DOTA（1,4,7,10-テトラアザシクロドデカン-1,4,7,10-四酢酸）-TOC（オクトレオチド）-PET（Positron emission tomography）/CTによる診断が増加している．

C. 治療の実際

神経内分泌腫瘍の治療の第一選択は外科処置による切除である．早期に診断し，切除を行うことが生命予後の改善に直結する．しかしながら，機能性，非機能性にかかわらず，初診時において遠隔転移のある症例が半数以上を占めている．

膵神経内分泌腫瘍の治療は，(1) ホルモン過剰症状に対する治療，(2) 原発腫瘍に対する治療，(3) 肝転移等に対する治療の3つに分かれる．

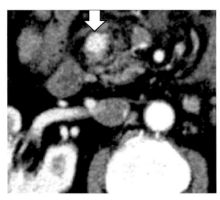 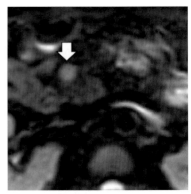

図2 膵神経内分泌腫瘍の造影CT像（動脈相早期）矢印の結節．

図3 膵神経内分泌腫瘍のMRI画像（T2強調画像）矢印の高信号の結節．

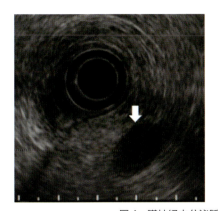
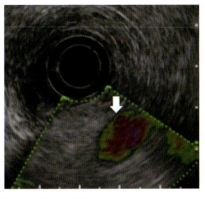

図4 膵神経内分泌腫瘍の超音波内視鏡像
A：矢印の low echo の結節．B：同結節に豊富な血流がみられる

1) ホルモン過剰症状に対する治療

ホルモン過剰症状治療の第一選択は，外科治療であるが，全摘出術が困難な場合，薬物治療が選択される．ホルモン過剰症状についてはそれぞれのホルモンに対して特異的な治療と，ソマトスタチンアナログによる治療が有効である．

a) 特異的治療

①インスリノーマについては糖質大量補液のほかにカリウムチャネルオープナーの diazoxide 等が用いられる．

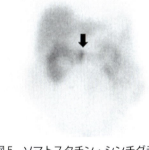

図5 ソマトスタチン・シンチグラムで取り込みの見られた膵神経内分泌腫瘍（矢印）

diazoxide は，少量から開始し副作用に注意しながら増量するが，浮腫，起立性低血圧，心不全などの副作用で使用困難になる場合も多い．これらでもコントロール困難で，後述のソマトスタチンアナログが無効の場合にプレドニゾロンがインスリン抵抗性増加を目的として用いられる．また，国内未承認であるが，mTOR（mammalian target of rapamycin）阻害薬のエベロリムスが，インスリノーマの低血糖に特効的に有効なことが報告されている．

②グルカゴノーマ：高血糖に対するインスリン療法などの特異的治療，遊走性壊死性紅斑に対してはアミノ酸輸液が有用である．

③ガストリノーマについてはプロトンポンプ阻害薬，H_2 受容体拮抗薬が用いら

れる.

b) ソマトスタチンアナログ

ソマトスタチンアナログは，機能性膵・消化管神経内分泌腫瘍のホルモン過剰症状治療の第一選択である（本邦ではオクトレオチドが機能性神経内分泌腫瘍の症状改善に対して保険収載）．有効例の頻度は高く，報告では 50 ～ 70 ％に有効である．作用機構はペプチドやアミンの分泌抑制の直接作用のほかに消化液の分泌抑制，消化管運動の抑制などの間接作用が想定されている．VIP 産生腫瘍，グルカゴノーマ，カルチノイド症候群を呈するセロトニン・キニン産生腫瘍（膵や消化管）で有効性が高いが，インスリノーマ，ガストリノーマでは有効性は限られる．

2) 原発腫瘍に対する治療

機能性腫瘍では原発病変の切除で症状の改善が得られると考えられる場合は，外科的切除が第一選択である．肝転移がある場合も治癒切除可能である場合は，原発病変を含め外科的切除を目指す．非機能性で転移病変がない場合，かつては長径が 2 cm 以上の場合に切除の対象となるとされていたが，1 cm 以上の腫瘍でも切除したほうが良いとの考えもある．

3) 肝転移に対する治療

肝転移の数が少なく，切除可能である場合は（状態が許せば）外科切除が第一選択である．

切除不能の場合は，肝動脈化学塞栓療法（TACE），ラジオ波焼灼術，化学療法やソマトスタチンアナログによる治療が行われている．

原発巣・転移巣を含めた内科的治療薬として mTOR 阻害薬エベロリムスやチロシンキナーゼ阻害薬スニチニブによる抗腫瘍効果が知られている．進行した神経内分泌腫瘍に対しては，ストレプトゾトシンが適応になっている．また，進行した低分化型腫瘍について，シスプラチンを中心にエトポシドやイリノテカンを組み合わせた（肺の小細胞癌の治療に準じた）治療法が行われている．今後の開発が期待されている化学療法薬として，カペシタビンや（脳腫瘍のグリオーマに適応のある）テモゾロミドなどが挙げられる．

D. 緊急症の治療

1) カルチノイドクリーゼ

カルチノイドクリーゼは，腫瘍への直接刺激（生検，TACE，ベッドサイドや手術中の触診，化学療法）や，麻酔導入，心理的，身体的ストレスによって誘発さ

れ，皮膚発赤，下痢，頻脈，不整脈，血圧変動，気管支攣縮，高体温，精神症状が主な症状である．直ちに治療しないと致命的となる．手術手技や麻酔や侵襲的検査や治療の際は，オクトレオチドを用意しておく．術前のオクトレオチド（300 µg 皮下注）でクリーゼの発症を減らせるため，標準的に行われる．

カルチノイドクリーゼが起こった場合は，カテコラミンや Ca 製剤の使用により症状が悪化することがある（これらが腫瘍からのホルモン分泌を刺激するため）．治療は，血圧低下に対し血漿を輸注し，オクトレオチド（300 µg 静注とそれに続いて時間 50 〜 150 µg 持続点滴）を用いる．

2）VIP 産生腫瘍によるショック

VIP 産生腫瘍で生じる水様下痢は分泌性下痢であり，1 日 10 L などの大量になることが多い．電解質濃度も高く，著しい脱水のためのショック，強い倦怠感，意識低下など緊急状態で来院する場合がある．大量の水分と電解質の喪失は通常の補液療法では補正が追い付かないことが多い．疑った場合は治療を優先させることが重要である．一般的な止痢薬は無効であるため，（治療前の血清，血漿を保存用に確保してから）直ちにソマトスタチンアナログによる治療と大量補液を開始し，腎前性腎不全の進行を食い止め，状態の改善を優先しつつ診断することが大切である．

✴ 専門医にコンサルトする段階

機能性・非機能性を問わず，膵神経内分泌腫瘍を疑う場合は，専門施設での診断治療が望ましい．

✴ 提示症例への対応

血清ガストリン濃度は，7800 pg/mL と著明高値（42 〜 200 pg/mL）を示し，ガストリノーマと診断した．プロトンポンプ阻害薬により消化管潰瘍に対して対症的治療を行うとともに，オクトレオチドとエベロリムスによる治療を開始した．

参考文献 ───

1) 日本神経内分泌腫瘍研究会（JNETS）膵・消化管内分泌腫瘍診療ガイドライン作成委員会編．膵・消化管神経内分泌腫瘍（NET）診療ガイドライン 2015 年版，金原出版，東京，2015．

290   E. 性腺その他の内分泌疾患

コンサルト 41   多発性内分泌腫瘍症を疑った場合はどうアプローチしますか？

31歳の女性．頸部腫瘤を自覚し来院した．触診にて左前頸部に固く可動性不良の腫瘤を触知した．頸部超音波検査で甲状腺左葉に腫瘍を認めた．また家族歴を聴取すると母親とその弟が甲状腺手術を施行され，いずれも甲状腺髄様癌であったと言われたとのことである．
今後どのよう対処すべきか

回答　多発性内分泌腫瘍症は1型と2型があり（MEN1型，MEN2型），それぞれ *MEN1* 遺伝子，*RET* 遺伝子の異常による遺伝疾患である．対処にはそれぞれどのような関連疾患がどのような頻度で発症するかをよく把握しておく必要がある．また当事者だけでなく血縁者に対するアプローチも検討する．

✽ 判断のよりどころ

①多発性内分泌腫瘍症1型は副甲状腺機能亢進症，消化管・膵神経内分泌腫瘍，下垂体腫瘍の他，副腎皮質腫瘍等を発症する．一方 MEN2型は MEN2A型と2B型に分けられ，甲状腺髄様癌，褐色細胞腫等を発症する．遺伝子異常保因者が生涯のうちこれらを発症する頻度は**表1，2**の通りである．
②現在，わが国では多発性内分泌腫瘍症診療ガイドブック[1]が刊行されており，そこに記載されている診断アルゴリズムを参考に対応することが勧められる．

✽ 実際の対応

① MEN1型，2型とも発症頻度は3万人に1人とされ稀であるが，家族性に発症すること，発見が遅れれば患者の不利益が著しいこと，発症した関連腫瘍は多発傾向にあることが問題となる．
② MEN1型は**表1**のように原発性副甲状腺機能亢進症の罹患率がもっとも高い．原発性副甲状腺機能亢進症の患者に遭遇した場合は，MEN1型が関係するケー

表1 MEN 1型の関連疾患の頻度

副甲状腺機能亢進症	95 %
膵消化管内分泌腫瘍	60 %
下垂体腫瘍	50 %
副腎皮質腫瘍	20 %
胸腺・気管支神経内分泌腫瘍	7 %
皮膚腫瘍	40 %

スは2〜5％であるが家族歴はしっかり聴取すべきである．MEN 1型が関係していれば副甲状腺は多腺腫大傾向にあるため，基本的に治療は手術であり，副甲状腺はまだ腫大していないものを含め，全摘し一部自家移植，あるいは亜全摘術が施行されることが多い．

③消化管・膵内分泌腫瘍は存在が診断されても多発性の小腫瘤が多いため，画像診断で検出されない場合も多いが，超音波内視鏡検査の有用性が高いと言われている．散発性症例に比べ肝転移の頻度が高いことに留意する．機能性の消化管・膵内分泌腫瘍では，そこから分泌されるガストリンやインスリンは原発性副甲状腺機能亢進症による高Ca血症による刺激により数値が影響されることに注意すべきであるが，これを利用し施行される選択的動脈Ca負荷試験は消化管・膵内分泌腫瘍の局在診断に必須とされる．

④下垂体腫瘍はMEN 1型の初発症状としての頻度は低いが，散発性症例に比べ，浸潤傾向のある大きめの腫瘍を呈する傾向があるとされる．プロラクチノーマ，非機能性腫瘍，成長ホルモン産生腫瘍の頻度が高く，ACTH産生腫瘍やTSH産生腫瘍はごく稀である．

⑤その他，MEN 1型の随伴病変の中では胸腺神経内分泌腫瘍は頻度が少ないものの悪性疾患で予後不良なため，注意を要する．

⑥MEN 2型は2A型と2B型に分類され，さらにそれとは別に今回の症例のように髄様癌の発症のみ認められる家族性甲状腺髄様癌（FMTC）と便宜上分類されることがあるが（**表2**），これも*RET*遺伝子異常が原因であるため，将来的に褐色細胞腫を発症する可能性がある．

⑦褐色細胞腫の頻度は30〜60％であり，悪性である頻度は散発症例に比べ低いものの，異常高血圧症をきたし脳出血による突然死の可能性があることを十分に念頭におかねばならない．MEN 2型で甲状腺髄様癌と褐色細胞腫を合併しているときは，術中の血行動態の安定させるために，まず褐色細胞腫の手術を先行させ

292   E. 性腺その他の内分泌疾患

表2　MEN 2型の関連疾患の浸透率

	MEN 2A	MEN 2B	FMTC
甲状腺髄様癌	90 %	90 %	90 %
褐色細胞腫	60 %	70 %	—
原発性副甲状腺機能亢進症	10 %	—	—
粘液神経腫	—	100 %	—
Marfan 様体型	—		—

る．MEN 2型の褐色細胞腫は両側発生することが多く，それに対し両側副腎全摘出後が施行された場合，生涯のステロイド補充を要し，厳重な服薬コンプライアンスを必要とする．

⑧ MEN 2型の甲状腺髄様癌は同様に多発傾向にあり，甲状腺全摘術および頸部郭清術を原則とする．予後は全体では10年生存率は80 ％に近いが後述のように*RET*遺伝子の変異の部位によりその予後に差がある．

⑨ MEN 2A型の原発性副甲状腺機能亢進症の罹患率はMEN 1型に比べ約10 ％と低い．甲状腺髄様癌の発見時に原発性副甲状腺機能亢進症の発症がないことが多く，その場合，甲状腺髄様癌手術時の副甲状腺の対応をどうするかは議論が残っている．

⑩ MEN 2B型では原発性副甲状腺機能亢進症の合併はなく，Marfan症候群様徴候，舌粘膜神経腫といった身体所見から診断される．MEN 2A型やFMTCに比べ頻度は少ないが（MEN 2型全体の5 ％），甲状腺髄様癌の発症年齢はMEN 2A型よりも低く，予後も不良である．

⑪ MEN 1型の臨床的診断基準は副甲状腺，下垂体，膵内分泌臓器のうち2臓器以上の病変である．一方遺伝子的検査はこのような臨床的に明白なケースでは必ずしも必要ではないが，家族性，多腺性あるいは若年性（30歳以下）原発性副甲状腺機能亢進症，ガストリノーマ（全ガストリノーマの50 ％がMEN 1型によるため），多発性，あるいは再発性消化管・膵内分泌腫瘍，若年性（20歳以下）のインスリノーマは行うことが推奨される．*MEN1*遺伝子検査で陽性となった非発症者を含め，まだ発症してないMEN 1型関連疾患に対し推奨されるサーベイランスを**表3**に示す．

⑫ MEN 2型での遺伝子診断はMEN 1型よりも "hot spot" が明瞭に存在し，その変異部位により，臨床像がおおよそ予測できる（甲状腺髄様癌の発症時期や予後，褐色細胞腫や副甲状腺機能亢進症が発症しやすいか否かなど）．海外では遺伝子

41 多発性内分泌腫瘍症を疑った場合はどうアプローチしますか？　*293*

表 3　未発症の MEN 1 型関連疾患へのサーベイランス

副甲状腺機能亢進症	血清 Ca 値，インタクト PTH 値の測定 （8 歳から年 1 回）
膵・消化管神経内分泌腫瘍	空腹時血糖，インスリン値（5 歳から年 1 回） ガストリン値（20 歳から年 1 回） MRI あるいは CT 検査（10 歳から 2〜3 年に 1 回）
下垂体腫瘍	プロラクチン値，IGF-1 値（5 歳から年 1 回） MRI 検査（3〜5 年に 1 回）
副腎腫瘍	MRI あるいは CT 検査（10 歳から 2〜3 年に 1 回）
胸腺神経内分泌腫瘍	MRI あるいは CT 検査（20 歳から 2〜3 年に 1 回）

検査の結果判明した *RET* 遺伝子変異保有未発症例には予防的甲状腺全摘術が検討され，その施行時期についてもその変異場所により指標が示されている（早いものは生後 6 ヵ月以内）．このように *RET* 遺伝子検査は *MEN1* 遺伝子検査に比べると，異常部位の発見が検査上容易で，診療上でより有用性のある情報を与えてくれる．よって現在 *MEN1* 遺伝子検査は保険未収載であるが，*RET* 遺伝子検査は 2016 年から保険収載となっている．

・これら遺伝子診断には上述のようなメリットがあるが，一方，受検者のなかには社会的にデリケートな問題が発生することも懸念されることから，医療者側は日本医学会による遺伝子診断に関するガイドライン等を遵守し，受検者側も遺伝カウンセリングを受け十分に理解を得てから検査を受けることが重要である．

⑬ *RET* 遺伝子検査で陽性となった非発症者を含め，まだ発症してない MEN 2 型関連疾患に対し推奨されるサーベイランスを**表 4** に示す．

表 4　未発症の MEN 2 型関連疾患へのサーベイランス

甲状腺髄様癌	カルシトニン刺激試験（年 1 回） 甲状腺超音波検査
褐色細胞腫	尿中メタネフリン測定 （年 1 回；8 歳*もしくは 20 歳から） CT あるいは MRI（20 歳から 3〜5 年に 1 回）
副甲状腺機能亢進症	血清 Ca 値，インタクト PTH 値測定 （8 歳から年 1 回**　もしくは 20 歳から 2〜3 年に 1 回）

*　MEN 2B 症例，もしくは MEN 2A のうちコドン 634 変異症例．
**　MEN 2A のうちコドン 634 変異症例．

294   E. 性腺その他の内分泌疾患

❋ 提示症例への対応

　採血検査で血中カルシトニンは 545 pg/mL と高値であり，甲状腺左葉腫瘍に対し穿刺吸引細胞診を施行され，母や兄と同様甲状腺髄様癌と診断された．褐色細胞腫のスクリーニングのため，腹部 CT を撮影すると左副腎に 4 cm 大の腫瘍を認めた．また 24 時間蓄尿による尿中総メタネフリンが 2.6 mg/ 日と高値，さらに ^{123}I-MIBG（メタヨードベンジルグアニジン）シンチで同部に強い集積を認めたことからこの腫瘍は左副腎褐色細胞腫と診断された．α 遮断薬の投与を開始し，まず腹腔鏡下左副腎摘出術が施行された．血縁者には母と兄の他に妹と弟がおり，全員遺伝カウンセリングを受けたのち RET 遺伝子検査を受検した．その結果，妹以外に RET 遺伝子のコドン 634 変異が同定された．また母，兄，弟を精査したところ，母に両側副腎褐色細胞腫が発見された．本人には褐色細胞腫手術の 2 ヵ月後に甲状腺全摘術および頚部郭清術が施行された．術前血中カルシウムや PTH は正常値であり，術中副甲状腺の腫大腺は認められなかったが，コドン 634 変異は副甲状腺機能亢進症を発症する率が他の変異よりも高いので，将来，原発性副甲状腺機能亢進症に対する頚部再手術をした場合の反回神経損傷のリスクが高くなることを考え，副甲状腺もこのとき 4 腺を全摘し，左前腕に自家移植された．

参考文献 ────

1)　多発性内分泌腫瘍症診療ガイドブック．多発性内分泌腫瘍症診療ガイドブック編集委員会編，金原出版．

42 自己免疫性多内分泌腺症候群はどのように疑い，診断しますか？　　*295*

コンサルト 42 自己免疫性多内分泌腺症候群はどのように疑い，診断しますか？

62歳の女性．47歳時に抗サイログロブリン（Tg）抗体陽性，抗甲状腺ペルオキシダーゼ（TPO）抗体陽性で慢性甲状腺炎と診断，甲状腺機能低下症に対してレボチロキシンの投与が開始された．55歳時に近医で糖尿病と診断され，経口糖尿病薬が開始された．血糖コントロールは徐々に悪化し59歳時にHbA1c 11.5％を認め当院に紹介された．抗グルタミン脱炭酸酵素（GAD：glutamic acid decarboxylase）抗体が12000 U/mLと著明高値を示した．経過より緩徐進行1型糖尿病と診断してインスリン強化療法を開始した．外来加療中，貧血が進行してHb 8.7 g/dLを呈した．大球性貧血，ビタミンB12測定感度以下，抗内因子抗体陽性，高度の萎縮性胃炎を認め，悪性貧血と診断された．副腎皮質機能および副甲状腺機能は正常であった．
本症例の病態を慢性甲状腺炎，1型糖尿病，悪性貧血の単なる合併と考えてよいか．

回答　自己免疫性多内分泌腺症候群（autoimmune polyglandular syndrome: APS）3型の症例と考えられる．APSは単なる内分泌臓器や他臓器の自己免疫性疾患の合併ではなく，共通の発症基盤が推察される概念である．APS 1型，2型の成因の研究は自己免疫疾患の発症機序に重要な知見を提供した．

✱ 判断のよりどころ

①自己免疫性内分泌疾患が種々の組み合わせで合併することが以前より知られている．1980年，NeufeldらによりAPSとしてその概念が提唱された[1]．その基盤として自己免疫性アジソン病が存在し，APSは1型～4型に分類される（表1）[2]．ただし，日本において最も多いAPS 3型はアジソン病を構成要因としていない．
・APS 1型は胸腺におけるネガティブセレクションに重要な働きをするautoimmune

E

性腺その他の内分泌疾患

296   E. 性腺その他の内分泌疾患

表1 自己免疫性多内分泌腺症候群（APS）の分類

APSの分類	1型	2型	3型	4型
慣用名	APECED/HAM症候群	Schmidt症候群 / Carpenter症候群		
病因	AIRE遺伝子変異	HLA 制御性T細胞	不明	HLA？
構成疾患	アジソン病 副甲状腺機能低下症 慢性カンジダ症 ±自己免疫性甲状腺 　疾患 ±1型糖尿病 性腺機能低下症 脱毛・白斑 自己免疫性肝炎 悪性貧血 吸収不良症候群 全身性結合組織病	アジソン病 自己免疫性甲状腺疾患 1型糖尿病 脱毛・白斑 悪性貧血 性腺機能低下症 全身性結合組織病	自己免疫性甲状腺疾患 1型糖尿病 リンパ球性下垂体炎 自己免疫性肝炎 原発性胆汁性肝硬変 脱毛・白斑 悪性貧血 吸収不良症候群 重症筋無力症 全身性結合組織病	アジソン病 性腺機能低下症 脱毛・白斑 全身性結合組織 病
症状	慢性カンジダ症 テタニー 倦怠感 皮膚・粘膜色素沈着	甲状腺腫 倦怠感 皮膚・粘膜色素沈着 高血糖	甲状腺腫 高血糖	
自己抗体	抗副腎皮質抗体	抗副腎皮質抗体 抗サイログロブリン抗体 抗TPO抗体 抗TSH受容体抗体 抗GAD抗体	抗サイログロブリン抗体 抗TPO抗体 抗TSH受容体抗体 抗GAD抗体	抗副腎皮質抗体

APECED: Autoimmune polyendocrinopathy-candidiasis-ectodermal dystrophy   HAM: Hypoparathyroidism, Addison's disease, mucocutaneous candidiasis   AIRE: Autoimmune regulator   HLA: Human leukocyte antigen   TPO: Thyroid peroxidase   GAD: Glutamic acid decarboxylase
（文献2より改変）

regulator（AIRE）遺伝子の変異による単一遺伝子疾患であり，常染色体劣性遺伝を示す．日本における発生頻度は少ない．アジソン病，特発性副甲状腺機能低下症，皮膚粘膜のカンジダ症を高頻度に認め，外胚葉性の形成異常を特徴とし，autoimmune polyendocrinopathy-candidiasis-ectodermal dystrophy（APECED）とも呼ばれる．小児期にカンジダ症を初発とすることが多い．

②APS 2型はアジソン病に自己免疫性甲状腺疾患や1型糖尿病を併発する．1型より頻度が高く，女性に多く常染色体優性遺伝をとり，中年期以降の発症が多い．アジソン病と橋本病の組み合わせが最も頻度が高くSchmidt症候群として知られ

てきた．さらに1型糖尿病を合併すると Carpenter 症候群と呼ばれる．その成因として，HLA-DR 3 および DR-4 との関連が指摘され，CD 4$^+$ CD 25$^+$ 制御性 T 細胞の機能異常が推定されている[3]．

③ APS 3型はアジソン病を含まず，本邦で最も多い型である．さまざまな自己免疫性内分泌疾患の組み合わせがあり，3A から 3D と細分化されている[4]．しかし，その病因は解明が進んでいない．3A は内分泌疾患（1型糖尿病，インスリン自己免疫症候群，早期卵巣機能不全，リンパ球性下垂体炎，下垂体後葉炎）を合併，3B は胃腸・肝疾患（萎縮性胃炎，悪性貧血，セリアック病，慢性炎症性腸炎，自己免疫性肝炎，原発性胆汁性肝硬変）を合併，3C は白斑，脱毛，造血系疾患（自己免疫性血小板減少症，自己免疫性溶血性貧血），神経系疾患（重症筋無力症，Stiff-person 症候群，多発性硬化症）を合併，3D は膠原病・血管炎（混合性結合組織病，関節リウマチ，強皮症，抗リン脂質抗体症候群，シェーグレン症候群）を合併する．本例は 3A と 3B の合併例と考えられる．

④ APS 4型はアジソン病を基盤に性腺機能低下症，下垂体炎，悪性貧血などの合併を認める．

✱ 実際の対応

① 本邦に最も多い APS 3型は4つの亜型に分類されるが，その分類の意義は未だ明らかではない．各亜型における特徴的な検査はなく，臨床症状の出現時に種々の自己免疫疾患における自己抗体の測定が診断に重要になる

② 一方，海外ではアジソン病の頻度が本邦より高いことから，その有無をもとにした自己抗体の測定がスクリーニングとして重要視され，提唱されている[5]．自己免疫性アジソン病と診断された場合，他の自己免疫疾患の将来の発症の可能性に留意すべきであり，特に合併頻度の高い自己免疫性甲状腺疾患に対して抗甲状腺抗体の測定が行われる．

✱ 専門医にコンサルトする段階

本邦ではアジソン病の頻度が低いため，APS 1，2，4型の頻度は低い．一方，APS 3型を構成する1型糖尿病と自己免疫性甲状腺疾患の合併例は比較的多く認められる．本例のように当初2型糖尿病と診断されたが，後に緩徐進行1型糖尿病と診断される例も少なくない．common disease である糖尿病や橋本病に APS の一部が含まれることを念頭におくべきであろう．

298   E. 性腺その他の内分泌疾患

✴ 提示症例への対応

　悪性貧血はメコバラミン筋注により速やかに改善した．本例では抗副腎皮質抗体および各種自己抗体を測定したが陰性であった．APS 3 型と診断したが，副腎皮質機能については機能低下症が潜在している可能性があるため，注意深く経過観察している．

参考文献

1) Neufeld M, et al. Pediatr Ann. 1980；9：154-162.
2) 伊藤光泰．内分泌代謝専門医ガイドブック（改訂第 4 版），p 335-339.
3) Kriegel MA, et al. J Exp Med. 2004；199：1285-1291.
4) Betterle C, et al. Endocr Rev. 2002；23：327-364.
5) Falorni A, et al. Endocrinol Metab Clin North Am. 2002；31：369-389.

コンサルト 43　IgG4関連内分泌疾患とは何ですか？

> 65歳の男性．腹痛にて救急外来受診．CTを施行したところ，上行結腸左側，右下腹部に不定形の腫瘤状病変を認めた（図1A）．IgG4高値を認め，後腹膜線維症やリンパ腫の鑑別のため，CT下生検を行ったところ，IgG4関連後腹膜線維症と診断された．また採血ではNa 128 mEq/L，血糖68 mg/dLを認めた．どのような病態を考えるべきか．

回答　低Na血症ならびに低血糖を認めることより鑑別すべき疾患として副腎不全が挙げられる．IgG4関連後腹膜線維症を認めることより，IgG4関連下垂体炎を疑う．下垂体機能低下症を疑うような所見がないか確認し，下垂体ホルモン（前葉ならびに後葉）をチェックすべきである．

● 判断のよりどころ

① IgG4関連疾患（IgG4 -related disease:IgG4 -RD）は中高年男性に多く，同時性あるいは異時性に膵，肝胆，唾液腺，後腹膜など全身諸臓器の腫大や結節・肥厚性病変などを認める疾患群と考えられている（図1）．内分泌臓器においても，下

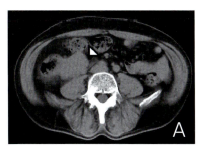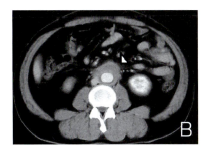

図1　腹部X線CT検査　後腹膜線維症を（A）上行結腸左側に不定形腫瘤として認める．
（B）大動脈周囲の後腹膜線維症．

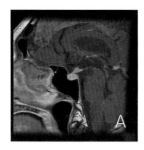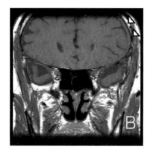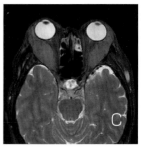

図2 頭部 MRI 検査 (A) IgG4 関連下垂体炎，下垂体ならびに下垂体茎の腫大ならびに均一な造影効果を認める；(B) 肥厚性硬膜炎，(A) と同一症例．左硬膜の肥厚を認める；(C) 眼窩偽腫瘍，当初はバセドウ眼症疑いで紹介された．バセドウ眼症と異なり，眼球付着部からの腫大を認める．

垂体（図2），甲状腺で報告がなされている．IgG4 関連疾患包括診断基準（表1）が作成されており，それに基づき各臓器における診断基準が作成されている．
②充分なデータはないものの，成人下垂体機能低下症の3％を自己免疫性下垂体炎が占めており，その半数～1/3 が IgG4 関連下垂体炎と考えられている．診断基準はまだ確定していないが，研究班より診断基準案（表2）が発表されている．その案では，MRI による画像検査ならびに下垂体もしくは他臓器における IgG4 陽性形質細胞浸潤，血清 IgG4 の上昇を認めることにより診断を行うことになっている．
③IgG4 関連下垂体炎では，必ずしも全例が下垂体機能低下を呈するわけではなく，80％で前葉機能低下症を，70％で尿崩症を認めたとの報告がある．画像所見上は，下垂体腫瘤あるいは下垂体茎の腫大という形で現れるため，下垂体腫瘍，頭蓋咽頭腫などの脳腫瘍やラトケ嚢胞などが鑑別として挙げられる．IgG4-RD はステロイド反応性が良いが，緩解の指標もなく中断による再発も認めるため，永続的な加療が行われることが多い．IgG4 関連下垂体炎においては，基本的には生理量のステロイド補充を行うが，併発する他の IgG4-RD に対し薬理量のステロイドを投与する場合もある．生理量のステロイドにおいても，血清 IgG4 が低下を認めることもあるので，下垂体炎を疑った場合には，ステロイド投与前に血清 IgG4 を測定するのが望ましい．下垂体前葉機能に関しては，一部のホルモンが改善したとの報告もあるが，尿崩症はほとんどの例で不変であるとされる．また生理量のステロイドでも，画像所見が改善したとの報告もある．
④甲状腺においては，Riedel 甲状腺炎，橋本病，バセドウ病などに関する報告があ

43 IgG4関連内分泌疾患とは何ですか？　*301*

表1　IgG4関連疾患包括診断基準

【概念】
　IgG4関連疾患とは，リンパ球とIgG4陽性形質細胞の著しい浸潤と線維化により，同時性あるいは異時性に全身諸臓器の腫大や結節・肥厚性病変などを認める原因不明の疾患である．罹患臓器としては膵臓，胆管，涙腺・唾液腺，中枢神経系，甲状腺，肺，肝臓，消化管，腎臓，前立腺，後腹膜，動脈，リンパ節，皮膚，乳腺などが知られている．病変が複数臓器におよび全身疾患としての特徴を有することが多いが，単一臓器病変の場合もある．臨床的には各臓器病変により異なった症状を呈し，臓器腫大，肥厚による閉塞，圧迫症状や細胞浸潤，線維化に伴う臓器機能不全など時に重篤な合併症を伴うことがある．治療にはステロイドが有効なことが多い．

【臨床診断基準】
1. 臨床的に単一または複数臓器に特徴的なびまん性あるいは限局性腫大，腫瘤，結節，肥厚性病変を認める．
2. 血液学的に高IgG4血症（135 mg/dL）を認める．
3. 病理組織学的に以下の2つを認める．
   a. 組織所見：著明なリンパ球，形質細胞の浸潤と線維化を認める．
   b. IgG4陽性形質細胞浸潤：IgG4/IgG陽性細胞比40％以上，かつIgG4陽性形質細胞が10/HPFを超える．

　上記のうち，1）＋2）＋3）を満たすものを確定診断群（definite），1）＋3）を満たすものを準確診群（probable），1）＋2）のみを満たすものを疑診群（possible）とする．

　ただし，できる限り組織診断を加えて，各臓器の悪性腫瘍（癌，悪性リンパ腫など）や類似疾患（Sjögren症候群，原発性硬化性胆管炎，Castleman病，二次性後腹膜線維症，Wegener肉芽腫，サルコイドーシス，Churg-Strauss症候群など）と鑑別することが重要である．

　本基準により確診できない場合にも，各臓器の診断基準により診断が可能である．

（難病情報センターホームページ）

る．Riedel甲状腺炎は，甲状腺が鉄様硬に腫大し，甲状腺ならびにその周辺臓器に高度の線維化を生じ，重症例では気管狭窄をきたし，手術を要することもある　後腹膜線維症との合併例も報告されており，IgG4関連疾患との関連は深いと考えられるが，非常にまれな疾患であり，実臨床で遭遇する可能性は低い．自己免疫性膵炎において甲状腺機能低下症や甲状腺自己抗体陽性が高頻度に認められると報告されている．また橋本病の手術例の一部にIgG4 -RDと考えられる病理的所見を認めるものもある．

・高IgG4血症を認める橋本病は，高齢，甲状腺超音波検査にて低エコー領域の増加を認めるが，甲状腺機能，甲状腺自己抗体，甲状腺ホルモンの補充量は差がなかったとされている．バセドウ病においても，約6％に高IgG4血症を認めたという報告がある．これらの症例は，高齢，甲状腺超音波検査にて低エコー領域の

302 E. 性腺その他の内分泌疾患

表2 IgG4 関連（漏斗）下垂体炎の診断基準案

(1) MRI において下垂体腫大あるいは茎肥厚を認める.
(2) 下垂体生検組織において IgG4 陽性形質細胞浸潤を認める（注1）
(3) 他臓器病変組織において IgG4 陽性形質細胞浸潤を認める（注2）
(4) 血清 IgG4 濃度の増加を認める（注3）

確実例 (1), (2) または (3), (4) のすべてを満たすもの（ステロイド投与後では (4) を満たさない
　　　ことがある.）
疑い例 (1), (4) を満たすもの

注1）　リンパ球・形質細胞浸潤. IgG4 陽性細胞≧10 cell/HPF, IgG4 ＋細胞/IgG ＋細胞比>40 %を
　　　目安とする.
注2）　後腹膜線維症，間質性肺炎，自己免疫性膵炎，涙腺唾液腺炎などの臓器病変が多く認められる.
注3）　135 mg/dL 以上，補充量のステロイド投与でも低下することがあり投与前に測定することが望
　　　ましい. 血清 IgE 濃度が増加することがある.
附記　　下垂体腺腫，ラトケ嚢胞，頭蓋咽頭腫，悪性リンパ腫，多発血管肉芽腫などで二次性に IgG4 陽
　　　性細胞浸潤が認められることがあり鑑別が必要である.

（平成 26 年度改定：厚労省難治性疾患克服事業研究班による）

増加を認め，抗甲状腺薬に対する良好な反応を認め，少量の抗甲状腺薬や補充療
法に陥った症例がほとんどであった. 現段階では，IgG4 関連甲状腺疾患として
の診断基準は存在しない.

・治療は自己免疫性膵炎でステロイド治療を行うことにより，甲状腺腫や甲状腺機
能の改善を認めたとの報告もあるが，現状では通常のバセドウ病や橋本病と同様
に，甲状腺機能に応じ，抗甲状腺薬や甲状腺ホルモンの投与を行う.

⑤ IgG4 -RD は全身諸臓器に異常を生じる可能性があるので，他の IgG4 -RD を診
察した際に，内分泌臓器の異常を認めないか確認することは重要である. 逆に下
垂体炎が初発症状の場合も他の IgG4 -RD の合併がないかの確認も必要である.
また自己免疫性膵炎は高率に糖尿病を合併するが，自己免疫性膵炎以外の IgG4 -
RD であっても約半数で糖尿病あるいは耐糖能障害を呈するとの報告がある. ス
テロイド治療を行うこともあり，IgG4 -RD に関しては，糖尿病の発症について
も留意する必要がある.

● **実際の対応**

　数ヵ月前より倦怠感を認めていたが，仕事が忙しいと思っていたとのこと. 低血
糖を疑うような症状や多尿は認めず. 身体所見では，甲状腺腫を認めず，恥毛も含
め脱毛は認めず. 各種下垂体ホルモンの測定を行ったところ，ACTH，コルチゾー

ルならびに FT_4 の低下を認めたため，内分泌専門医にコンサルトした.

● 専門医にコンサルトする段階

　IgG4 -RD を認めた場合は，下垂体や甲状腺などの内分泌臓器の合併の有無に留意する．実際に内分泌臓器に異常を認めるようであれば，専門医へコンサルトが必要と考える．また下垂体や甲状腺機能異常が初発症状として発見されることもあるので，その際にも専門医へコンサルトを行う.

● 提示症例への対応

　下垂体 MRI 上，下垂体茎の腫大を認め，同部位は均一な造影効果を認めた．下垂体機能を精査のため四者負荷テスト施行．その結果，ACTH ならびに TSH の反応低下を認めた．後腹膜線維症が生検にて，IgG4 -RD と診断されているため，IgG4 関連下垂体炎と考えられた．ハイドロコーチゾンの補充を行い，その後レボチロキシンの補充を行った.

F 脂質異常症

306　F. 脂質異常症

コンサルト 44　脂質異常症の診断と治療はどのように行いますか？

> 51 歳の男性. 会社員. 健診にて LDL コレステロール（LDL-C）178 mg/dL, 中性脂肪（TG）162 mg/dL, HDL コレステロール（HDL-C）37 mg/dL にて受診をすすめられた. 身長 169 cm, 体重 80 kg, 体格指数 28.0 kg/m², 血圧 132 / 76 mmHg, 血糖値 105 mg/dL, HbA1c 6.3 %, 尿蛋白陰性. 喫煙なし. 家族歴特記すべきものなし. 健診で耐糖能異常を指摘されたことがある.

回答　上記成績が空腹時採血であることを確認, 確認できなければ 10 時間以上の空腹で採血を再検すると共に, 食事, 運動の実際を評価する. その上でガイドラインを参考に生活指導を行う. 食事, 運動指導を進めた上で 3 ヵ月後に血清脂質値再評価を行い, なお高値の際には薬物療法を開始する. 可能であれば頚動脈エコー等にて動脈硬化症の実態を評価する.

✳ 判断のよりどころ

①脂質異常症は動脈硬化の危険因子である. 動脈硬化性疾患の主要な危険因子として高 LDL-C 血症, 低 HDL-C 血症, 加齢（男性 45 歳以上, 女性 55 歳以上）, 高血圧, 糖尿病, 喫煙, 冠動脈疾患の家族歴などが, 疫学研究で明らかにされている. 高 LDL-C 血症では, 酸化などにより変性した LDL-C 由来のコレステロールが血管壁に蓄積し粥状動脈硬化を発症・進展させる. HDL-C は血管壁に蓄積した過剰なコレステロールを取り出し, 粥状動脈硬化を抑制する作用をもつ.

②日本動脈硬化学会編「動脈硬化性疾患予防ガイドライン 2017 年版」では包括的リスク評価・管理法を提言し, 一次予防患者管理が基づく層別化は吹田スコアが用いられることとなった（図1）. 欧米のメタ解析では, HMG-CoA 還元酵素阻害薬（スタチン）による治療で, LDL-C 1 mmol/L（約 39 mg/dL）の低下ごとに

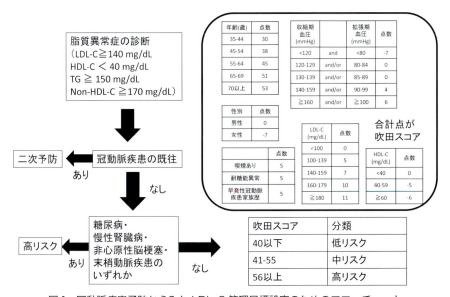

図1　冠動脈疾患予防からみた LDL-C 管理目標設定のためのフローチャート
(日本動脈硬化性疾患予防ガイドライン 2017 年版)

冠動脈疾患は約 22％, 脳梗塞は約 15％ 有意に抑制され, 脳出血には影響がないことが示された. わが国の MEGA 研究では, LDL-C 18％ の低下で, 冠動脈疾患は 33％ の低下を認めた. 2 型糖尿病では, 糖尿病自体の治療と比較し, 高血圧や脂質異常症に対する治療のほうが冠動脈疾患や脳卒中をより強力に予防することが示されている.

A. 検査計画

① LDL-C: 140 mg/dL 以上, TG: 150 mg/dL 以上, HDL-C: 40 mg/dL 未満, Non-HDL-C 170 mg/dL 以上を脂質異常症とする. LDL-C 値は, 直接法または Friedewald の式 (TC-HDL-C-TG/5) で計算する. TG が, 400 mg/dL 以上や食後採血の場合には, non HDL-C か直接法かを使用する. 必要に応じてリポ蛋白電気泳動を行い, 脂質異常症のタイプを決定する (I〜V 型高脂血症ないし, 低 HDL-C 血症). 高 TG 血症を認める場合, I, IIb, III, IV, V 型高脂血症のいずれに当てはまるかを診断するが, TG が 500 mg/dL を超える場合は専門家にコンサルトすることが望ましい. また続発性高脂血症ならびに家族性高脂血症 (コンサルト46参照) の除外診断も必要である. 続発性高脂血症 が最もよくみられるものは, 糖尿病・

308 F. 脂質異常症

甲状腺機能低下症・腎障害（ネフローゼ症候群）・肝胆道系疾患によるものである．下垂体・副腎系の内分泌疾患や膠原病に続発することもあるので注意する．

B. 脂質管理目標値

①まず一次予防と二次予防とにわけ，一次予防ではリスクごとに目標値を設定する．ただし，これらはあくまで到達努力目標であり，一次予防においては LDL-C 低下率 20 ～ 30 ％，二次予防においては LDL-C 低下率 50 ％以上も目標値となり得る．

・一次予防では，まず，生活習慣の改善を行った後，薬物療法を考慮する（**表1**）.

②二次予防では生活習慣の改善とともに薬物療法考慮する（**表2**）.

表 1　一次予防における脂質管理目標値（mg/dL）

管理区分	LDL-C	Non-HDL-C	TG	HDL-C
低リスク	<160	<190		
中リスク	<140	<170	<150	≧40
高リスク	<120	<150		

表2　二次予防における脂質管理目標値（mg/dL）

管理区分	LDL-C	Non-HDL-C	TG	HDL-C
二次予防全体	<100	<130	<150	≧40

ただし，家族性高コレステロール血症，急性冠症候群，高リスク病態を合併する糖尿病患者では，LDL-C の管理目標値は 70 mg/dL 未満，Non-HDL-C は 100 mg/dL 未満とする．

C. 脂質異常症の治療

①脂質異常症は一般に食事を含めた生活習慣が血清脂質値に大きく関与する．したがって冠動脈疾患の既往のない症例ではまず生活習慣の改善を行い，肥満を軽減させる．禁煙は必須である．生活習慣の改善で血清脂質値が管理目標値に達しない場合は，個々の症例が有するリスクを絶対リスクに基づいて総合的に評価し，薬物適用の是非を考慮する．冠動脈疾患のある症例では生活習慣の改善（食事療法，運動療法，禁煙など）とともに薬物療法を考慮する．また，脂質異常治療へのアドヒアランスを高めるには，治療の必要性や副作用などについて十分な説明

を行い，患者の理解を得て共に治療するという診療態度が有効である．続発性脂質異常症では，原疾患の治療をまず行うが，原疾患の治癒が困難であったり，あるいは治療後も脂質異常症が残ったりすることも多く認める．その場合は絶対リスクに応じて治療方針を決定する

D. 生活指導の実際

①伝統的な日本食（The Japan Diet）は動脈硬化性疾患の予防に有効である．②運動療法として，中等度強度の有酸素運動を毎日30分以上続けることがよい．③LDL-Cに影響を与える食事の主要な因子は，摂取した脂肪の量と質（飽和脂肪酸，多価不飽和脂肪酸，トランス脂肪酸等），コレステロールと食物繊維の摂取量である．④TGに影響を与える食事の主要な因子は，摂取エネルギー量，アルコールや炭水化物，脂肪の量と質である．HDL-Cを低下させる主要な因子は，肥満，運動不足や喫煙である．⑤HDL-Cを増加させる因子として，コレステロールエステル転送蛋白（CETP）の活性低下が知られている．飲酒もCETP低下によりHDL-C増加をきたすことがあるが，増加する分画が異なり，有効ではないとされる．高TG血症を認める場合，食事療法においてはアルコール，脂肪，果糖・ショ糖の摂取制限，肥満是正のためのエネルギー制限を行う．飽和脂肪酸を減らし，n-3系多価不飽和脂肪酸の摂取を増やす．運動も高TG血症，低HDL-C血症の改善に有効である．

E. 薬物治療の実際

生活習慣の改善で脂質管理が不十分な場合には，絶対リスクに応じて薬物療法を考慮する．高リスク群では早期の薬物療法を考慮する．低リスクであってもLDL-Cが，180 mg/dL以上を持続する場合には薬物療法を考慮してもよい．若年者や女性で絶対リスクが低い場合には，薬物療法は控えるべきである．LDL-Cの低下，TGの低下，HDL-Cの上昇を指標とした薬剤選択が必要である．脂質管理目標値は，あくまで目標値であり，薬物療法開始基準値ではない．薬物療法では，特に肝障害や横紋筋融解症などの副作用モニターが必須である．薬物適用の是非は個々の症例によって異なり，主治医の判断が重要となる．薬物治療を開始した後も生活習慣改善への取り組みは継続する．

1）LDL-C が高い場合

a）スタチン

b）小腸コレステロールトランスポーター阻害薬（エゼチミブ）

c）陰イオン交換樹脂（レジン）

d）ニコチン酸誘導体

e）プロブコール

2）LDL-C と TG が高い場合

a）スタチン，エゼチミブあるいはフィブラート系薬：各種薬剤単独での効果が不十分な場合には，併用療法も考慮する（併用時は b）に記載の副作用に留意）．

b）スタチンとフィブラート系薬の併用：腎機能障害者では併用禁忌，横紋筋融解症に要注意である．

c）スタチンとニコチン酸誘導体の併用：肝障害に要注意である．

3）高 TG 血症に対する薬物治療

a）フィブラート系薬

b）ニコチン酸誘導体

c）イコサペント酸エチル

d）オメガ-3 脂肪酸エチル

　non-HDL-C の増加を伴う高 TG 血症では，高 LDL-C 血症の是正を第一目標として，スタチンを中心とした薬物療法を行い，non-HDL-C の増加を伴わない高 TG 血症では，フィブラート系薬かニコチン酸誘導体による薬物療法を行う．ただし，TG が 500 mg/dL を超える場合には，急性膵炎発症予防のために，フィブラート系薬を中心とした治療を行う．カイロミクロンレムナントや VLDL レムナントの上昇する家族性Ⅲ型高脂血症では，厳格な脂肪制限を実施した上で効果が不十分な場合には，フィブラート系薬を投与する．Ⅰ型高脂血症には有効な薬剤がなく，食事療法が中心となる．

4）HDL-C が低い場合

　多くは TG 高値を伴い，この場合は高 TG 血症の治療により HDL-C が上昇することから，高 TG 血症の治療に準じる．現時点では，低 HDL-C 血症に対する有効な薬物療法はない．運動療法は有用であり 3，4 週から効果を認めるとされる．

専門医にコンサルトする段階

　上記にて診断，加療に迷う場合や家族歴，若年性動脈硬化性疾患罹患等があれば専門医への紹介が望ましい．日本内科学会雑誌に掲載された紹介必要性の判断基準では，LDL-C≧180 mg/dL，HDL-C＜30 mg/dL，空腹時 TG≧500 mg/dL，non-HD-C≧210 mg/dL，原発性脂質異常疑い，二次性（続発性）脂質異常症疑い，を挙げている．

提示症例への対応

　一次予防対象だが耐糖能異常の既往があり，吹田スコア 53 点で中リスク群にあたる．肥満も伴っているため，食事指導と運動指導を行い，3 ヵ月で 3 kg の減量に成功した．3 ヵ月後も LDL-C 166 mg/dL，HDL-C 38 mg/dL であったため，食事・運動療法を続けながら，スタチンの投与を開始した．

参考文献

1) 日本動脈硬化学会編，動脈硬化性疾患予防ガイドライン 2017 年版．日本動脈硬化学会．東京，2017．

312   F. 脂質異常症

コンサルト 45

高トリグリセリド血症をどのように治療しますか？

42歳の男性．特記すべき既往歴なし．脂質異常症や心血管疾患の家族歴なし．職業会社員（デスクワーク）．前年までの健康診断ではとくに異常を指摘されなかった．今年の検診で脂質異常症と肝障害を指摘され精査加療目的に受診した．飲酒歴：機会飲酒（月に2〜3回程度，ビール3〜4杯），喫煙歴15本／日，身長179 cm，体重85 kg，腹囲93 cm，常用薬なし，血圧137／84 mmHg，TG 360 mg/dL，LDL-C 140 mg/dL，HDL-C 38 mg/dL，AST 35 IU/L，ALT 45 IU/L，γ-GTP 72 IU/L，BUN 18 mg/dL，Cr 0.6 mg/dL，Na 138 mEq/L，K 3.9 mEq/L，Cl 102 mEq/L，空腹時血糖89 mg/dL，HbA1c 5.5％．
高トリグリセリド血症に対してどのように介入するか？

回答　家族歴の聴取による原発性脂質異常症（家族性III型高脂血症，リポ蛋白リパーゼ欠損など），二次性脂質異常症の有無を検索する．カイロミクロンを加水分解するリポ蛋白リパーゼはインスリンにより活性化され，飲酒によって不活化される．したがって，まず飲酒習慣を聴取し，耐糖能異常，インスリン抵抗性の存在を評価する．また，過剰な単純糖質の摂取も高中性脂肪血症を引き起こす．腹部肥満に起因する高トリグリセリド血症であればまず食事・運動療法により生活習慣に介入する．3ヵ月間の生活習慣改善でも改善しない場合，薬物療法を考慮する．特に急性膵炎の原因となり得る1000 mg/dL以上の重症高トリグリセリド血症に対しては薬物療法が必要となる場合が多い．

❋ 判断のよりどころ

①高トリグリセリド血症は動脈硬化性疾患のリスクとなる観点から，動脈硬化性疾患予防ガイドライン2017年版ではスクリーニングのための診断基準として空腹時トリグリセリド150 mg/dL以上，管理目標値を150 mg/dL未満としている．高

45　高トリグリセリド血症をどのように治療しますか？　　*313*

表1　メタボリックシンドローム診断基準

腹腔内臓脂肪蓄積
ウエスト周囲長　男性 ≧ 85 cm
女性 ≧ 90 cm
（内臓脂肪面積　男女とも≧100 cm² に相当）

上記に加え以下のうち2項目以上
高トリグリセリド血症　≧150 mg/dL
かつ / または
低 HDL コレステロール血症　＜40 mg/dL
収縮期血圧　≧130 mmHg
かつ / または
拡張期血圧　≧85 mmHg
空腹時高血糖　≧110 mg/dL

トリグリセリド血症にはレムナントリポ蛋白（RLP）の増加や small dense LDL
の増加，低 HDL-C 血症など，他の重要な動脈硬化リスクを伴うことが多い．一
方，1000 mg/dL を超えるような高トリグリセリド血症は急性膵炎のリスクとな
ると急性膵炎ガイドラインに記載されているが，そのメカニズムは未だによく分
かっていない．

②肥満人口の増加に伴い，内臓脂肪の蓄積によって生じるインスリン抵抗性を基盤
としたメタボリックシンドローム（**表1**）の増加に警鐘が鳴らされている．過栄
養，運動不足などのライフスタイルからインスリン抵抗性が生じる一方で，慢性
の高インスリン血症が非アルコール性脂肪性肝疾患（NAFLD），癌，高血圧症，
動脈硬化症などさまざまな疾患の発症に関与する．事実，メタボリックシンド
ロームの約半数に NAFLD を合併し，肝硬変や肝細胞癌の予防という観点からも
治療の必要がある．

③インスリン抵抗性状態では末梢組織のリポ蛋白リパーゼの活性低下により，
VLDL やカイロミクロンの異化が低下する．リポ蛋白リパーゼの活性低下は，電
気泳動にて broad β band の存在や中間比重リポ蛋白（IDL）の増加として現れる．

④内臓脂肪蓄積の原因は摂取エネルギーが多く消費エネルギーの少ないライフスタ
イルにあるため，メタボリックシンドロームに合併した脂質異常症では薬物治療
介入の前に食事・運動療法での改善をはかる．ライフスタイルへの介入で高血圧
や耐糖能異常など他の代謝異常も同時に改善が期待される．過食や肥満がある場

314   F. 脂質異常症

合，3 ～ 6 ヵ月で 3 ～ 5 ％の体重減少を目標とし日常生活での食事運動を指導する．摂取カロリーはデスクワークであれば PPARα 30 kcal/ 日 /kg とし，食物繊維を 1 日 25 g 以上摂取，主食は単純糖質を減らし glycemic index の低い穀類とすることが望ましい．速歩，スロージョギング，サイクリングなど最大酸素摂取量の約 50 ％となる有酸素運動が推奨され，1 日 30 分以上，週 180 分以上の運動を心がける．

⑤食事運動療法のみでは管理目標を達成できない場合，薬物療法の開始を検討する．高トリグリセリド血症の薬物療法として第一選択薬はフィブラートである．フィブラートは核内受容体の PPARα に結合して活性化し，肝臓，筋肉，心臓，腎臓などにおいて脂肪酸やリポ蛋白の代謝に関与する遺伝子発現に影響する．その結果，脂肪酸 β 酸化亢進や肝臓での TG 産生減少，リポ蛋白リパーゼ産生増加などが促され，血清脂質プロファイルの変化としてトリグリセリドの減少，HDL-C の増加，LDL-C のわずかな減少をもたらす．ベザフィブラートでは 30 ～40％のトリグリセリド低下と 35 ～ 45 ％の HDL-C 上昇が認められる．フィブラート使用により心血管イベントリスクの低下を示す臨床研究も複数存在し，18 の臨床研究を元にしたメタ解析でも主要心血管イベントを 10％，冠動脈イベントを 13％低下させたとしている．

⑥フィブラート開始後も管理目標に到達できない場合や，腎機能低下などでフィブラート使用できない場合はエイコサペンタエン酸（EPA），エゼチミブなどの使用を検討する．高純度 EPA の有用性は日本での大規模臨床試験 JELIS にて示され，高トリグリセリド / 低 HDL-C 血症患者の主要冠動脈イベントを 53 ％低下させたとしている．ニコチン酸誘導体はホルモン感受性リパーゼの活性化を抑制することにより，末梢脂肪組織での脂肪分解を抑制し血中トリグリセリドを 26％低下させるが，インスリン抵抗性を悪化させる場合があり，耐糖能異常のある場合は病態を悪化させる可能性に留意する．

✳ 実際の対応

①本例ではメタボリックシンドロームの診断基準を満たしているが，病歴で今回が初めての高トリグリセリド血症の指摘である．家族歴の確認や二次性の脂質異常症がないか，現時点で動脈硬化所見がないかを心電図，胸部 X 線，ABI や頸動脈エコーなどで確認し，病型と危険因子を把握して治療管理目標を設定する．

②トリグリセリドの値は飲酒や前日の夕食に影響されるため，揚げ物や焼き肉など

脂肪の多い食事，単純糖質の過剰摂取がないか確認し，採血前日の食事にも留意する．とくに運動習慣や食事習慣の詳細な聴取や，問題のある食習慣であれば管理栄養士との連携も考慮される．

③ベザフィブラートとフェノフィブラートの使用上の注意点として，どちらも妊婦，授乳婦には安全性が確認されていないため禁忌である．リスクとベネフィットを鑑みてやむを得ず投与する場合には，避妊を指導した上で薬物治療することが望ましい．

④横紋筋融解症のリスクから，腎障害を有する患者でフィブラート系薬剤は禁忌である（ベザフィブラート Cr 2.0 mg/dL 以上，フェノフィブラート Cr 2.5 mg/dL 以上）．スタチンとの併用も慎重を要する．2種類のフィブラートを対比すると，ベザフィブラートは血糖降下作用が強く，フェノフィブラートは尿酸を低下させる作用が強く，肝機能障害を起こしやすい．いずれも投与開始の最初の3ヵ月は毎月の採血フォローを要する．

✳ 専門医にコンサルトする段階

薬物療法抵抗性の脂質異常症症例，動脈硬化進行例，若年の脂質異常症症例は一度専門医にコンサルトすることが望ましい．

✳ 提示症例への対応

二次性の脂質異常症を除外し，家族歴もなく，蛋白電気泳動では IDL の増加を認めインスリン抵抗性の増大による高トリグリセリド血症が示唆された．食事・運動療法を指導し3ヵ月後，体重 83 kg，TG 220 mg/dL と改善が認められた．患者の健康意識も高まっており，管理不十分な点を患者と相談しベザフィブラートの内服を開始した．ベザフィブラート開始6ヵ月後，ライフスタイル改善の効果もあり，体重 76 kg，腹囲 85 cm，TG 88 mg/dL，HDL-C 55 mg/dL，AST 20 IU/L，ALT 18 IU/L，γ-GTP 38 IU/L，内臓脂肪の減少に伴いインスリン抵抗性も改善しているものと推測され，患者と相談のうえで内服薬を一旦中止した．その3ヵ月後，体重 75 kg，腹囲 82 cm，TG 84 mg/dL，HDL-C 60 mg/dL と悪化しないことを確認した．引き続き，外来で定期的観察中である．

参考文献 ————

1) 日本動脈硬化学会（編）：動脈硬化疾患予防ガイドライン 2017 年版，日本動脈硬化学会，2017.

2) メタボリックシンドローム診断基準検討委員会. 日本内科学会雑誌. 2005 ; 94 : 794 – 809.

3) Shipman K, et al. World Journal of Diabetes. 2016 ; 7 : 74–88.

4) Jun M, et al. Lancet. 2010 ; 375 : 1875–1884.

5) Saito Y, et al. Atherosclerosis. 2008 ; 200 : 135–40.

コンサルト 46 家族性高コレステロール血症の診断と治療はどのように行いますか？

【症例1】
20歳の女性．16歳時に労作時に胸部不快感あり，総コレステロール（TC）値832 mg/dLと腱黄色腫を指摘．19歳には経皮冠動脈形成術をうけ，20歳時に紹介受診．

【症例2】
47歳の男性．35歳時に健診にて脂質異常症指摘．以後，毎年LDLコレステロール（LDL-C）180 mg/dL，トリグリセライド（TG）110 mg/dL，HDLコレステロール（HDL-C）35 mg/dL前後を指摘されるも放置．喫煙20本/日．47歳の健診時，身長173 cm，体重86 kg．脂肪肝，心電図左室肥大を指摘．LDL-C 191 mg/dLのため，スタチン製剤とエゼチミブ併用するもコンプライアンス不良でLDL-C 150 mg/dL前後に留まり紹介受診．家族歴として父親が38歳で心筋梗塞を罹患している．

回答

【症例1】家族性高コレステロール血症（ホモ）．
【症例2】家族性高コレステロール血症（ヘテロ）．

家族性高脂血症には家族性高コレステロール血症，家族性Ⅲ型高脂血症（TG高値），家族性複合型高脂血症といったものが報告されている．ここでは頻度が高く，病態も解明されている家族性高コレステロール血症（Familial Hypercholesterolemia: FH）を主体に解説する．

● 判断のよりどころ

FHは，LDL受容体関連遺伝子の変異による常染色体優性遺伝形式をとる疾患である[1]．FHの原因となるのは血中LDL-Cの異化を担うLDL受容体の他，アポリポ

蛋白 B-100（アポ B-100），Proprotein Convertase Subtilisin/Kexin type 9（PCSK 9）の遺伝子変異である．FH ヘテロ接合体患者は 300〜500 人に 1 人以上，ホモ接合体患者は 100 万人に 1 人以上の頻度で認め，わが国の FH 患者数は 25 万人以上と推定される．遺伝性代謝疾患の中でも FH は最も頻度が高いが，実際の診断率が低いことも報告されている．治療中の高 LDL-C 血症患者の約 8.5%，急性心筋梗塞で集中治療室に入所する患者の 11.6〜18.5% を占めると報告されている．

A. 病 態

FH ヘテロ接合体の臨床所見の特徴は高 LDL-C 血症である．出生 1 年後頃より明らかな高 LDL-C 血症を認め，幼少時にはこれが唯一の臨床症状と言える．角膜輪（図 1）や腱黄色腫は 10 歳台後半から現れ，30 歳までに半分の症例に認める．50 歳未満での角膜輪は，FH の可能性が高い．生涯では 80% の症例にこれらの症状を認める．冠動脈疾患は男性で 40 歳以降，女性で 50 歳以降に多く発症する．

① FH ヘテロ接合体の血清 TC 値の平均は，320〜350 mg/dL である．日本人 FH ヘテロ接合体 641 名の未治療時平均 LDL-C は 248 mg/dL（男性 296 名，女性 345 名，平均 51 歳）と報告されている．FH ホモ接合体の血清 TC 値は 600〜1200 mg/dL で，FH ヘテロ接合体よりはるかに高値である．血清中の増加リポ蛋白は主に LDL-C で，Ⅱa 型高脂血症病型例が多い．時にレムナントリポ蛋白の異化障害合併により TG も増加し Ⅱb 型高脂血症となる．

② 黄色腫は，皮膚では肘関節，膝関節の伸側，手首，臀部など，機械的刺激が加わる部位に多く発生する（図 2）．アキレス腱肥厚による腱黄色腫は触診が重要で，X 線軟線撮影でアキレス腱が 9 mm 以上あれば肥厚ありとする（図 3）．眼瞼黄色腫は FH に特異的ではなく診断的な価値はない．

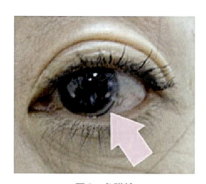

図 1　角膜輪

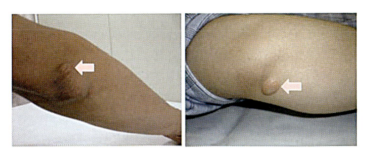

図2 黄色腫
皮膚では肘関節など機械的刺激が加わる部位に多く発生する.

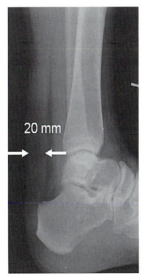

図3 アキレス腱肥厚（腱黄色腫）
軟線撮影により9 mm以上を肥厚とする

③ FHヘテロ接合体の動脈硬化発症は男性で30歳代から，女性で40歳代から増加する．男性，加齢，喫煙，高血圧，糖尿病，高TG血症，低HDL-C血症，高Lp(a)血症，肥満等のLDL-C以外のリスクと，FHではLDL-C高値（LDL-C≧260 mg/dL），アキレス腱の更なる肥厚（≧14.5 mm）等がリスクとなる．冠動脈硬化の他，腹部大動脈瘤は約26%，末梢動脈疾患は8〜16%に合併すると報告されている．

320   F. 脂質異常症

B. 診断と鑑別診断

①未治療時の LDL-C 高値，アキレス腱黄色腫や皮膚結節性黄色腫，家族歴（FH や
  早発性冠動脈疾患）が診断の根拠となる．成人及び小児での FH ヘテロ接合体の
  診断基準を表1，表2に掲載する．女性は更年期以後に LDL-C 値が上昇する．
  FH と気づかれず薬物治療ですでに LDL-C 値が低い場合もあり，FH 診断には留
  意が必要である．

②FH の鑑別疾患として高 LDL-C 血症を呈する続発性高脂血症（糖尿病，甲状腺
  機能低下症，ネフローゼ症候群等）と類似疾患の家族性複合型高脂血症（FCHL）
  が重要である．FCHL は，①腱黄色腫を合併しない，② small dense LDL-C の増
  加，③家系内に他のタイプの脂質異常症（IIa 型，IIb 型，IV 型）が存在する，
  ④幼少期 LDL-C は FH 患者ほど上昇しない（冠動脈疾患発症も遅い）ことなど
  から鑑別する．

表1　成人（15歳以上）FH ヘテロ接合体診断基準

1. 高 LDL-C 血症（未治療時の LDL-C 180 mg/dL 以上） 2. 腱黄色腫（手背，肘，膝などの腱黄色腫あるいはアキレス腱肥厚）あるいは皮膚結節性黄色腫 3. FH あるいは早発性冠動脈疾患の家族歴（2 親等以内の血族）

・続発性高脂血症を除外した上で診断する．
・2 項目当てはまる場合，FH と診断する．FH 疑いの際は遺伝子検査による診断が望ましい．
・皮膚結節性黄色腫に眼瞼黄色腫は含まない．
・アキレス腱肥厚は軟線撮影により 9 mm 以上を診断．
・LDL-C が 250 mg/dL 以上の場合，FH を強く疑う．
・薬物治療中の場合，治療のきっかけとなった脂質値を参考とする．
・早発性冠動脈疾患は男性 55 歳未満，女性 65 歳未満と定義．
・FH と診断した場合，家族についても調べることが望ましい．

表2　小児（15歳未満）FH ヘテロ接合体診断基準

1. 高コレステロール血症：未治療時の LDL-C 値≧140 mg/dL 　（総コレステロール値≧220 mg/dL の場合は LDL-C 値を測定） 2. FH あるいは早発性冠動脈疾患の家族歴（2 親等以内の血族）

・小児の場合，腱黄色腫等の臨床症状に乏しく診断には家族の FH を診断する事が重要．
・成長期には LDL-C 値が変動することがあり，注意深い経過観察が必要である．
・早発性冠動脈疾患は男性 55 歳未満，女性 65 歳未満と定義する．

46 家族性高コレステロール血症の診断と治療はどのように行いますか？ *321*

● 実際の対応

　FH 治療の基本は，冠動脈疾患など若年齢で起きる動脈硬化症の発症および進展の予防で，早期診断と厳格な治療が最も重要である．FH は出来るだけ早期に診断し，低脂肪食などの正しい食生活を子供時代から身につけると同時に，喫煙，肥満などの動脈硬化症の危険因子を避け，高血圧症や糖尿病等を合併させない，もしくは厳格にコントロールすることが必要である．しかし，生活習慣の改善のみでは，LDL-C 値を安全域まで充分に低下させることは困難な場合が多く，専門医の指導下に薬物療法を行う．くり返すが，LDL-C 以外のリスクを厳格にコントロールすることも重要である．

1) FH ヘテロ接合体患者のコントロール目標

　成人 FH ヘテロ接合体の LDL-C の管理目標値は，100 mg/dL 未満とする．この目標値に到達しない場合でも，診察時の 50％以上の低下を治療目標の目安にする．15 歳未満の小児，妊娠可能年齢の女性については，この基準は適用されない．

2) 成人（15 歳以上）FH ヘテロ接合体患者の薬物療法

　FH ヘテロ接合体患者に対する薬物療法は，HMG-CoA 還元酵素阻害薬（スタチン）が第一選択である．ストロングスタチン単剤で充分な効果が得られない場合，コレステロール吸収阻害剤であるエゼチミブ，胆汁酸吸着レジンであるコレスチラミンやコレスチミド，あるいはプロブコールなどを併用する．最近上梓された PCSK-9 阻害剤は自己注射可能製剤となっており強力な LDL-C 低下作用を示す．その効果は PCSK の変異型や LDL 受容体の変異型と直接的な関連はないとされている．

3) LDL アフェレシス療法

　薬物を使用しても血清総コレステロール値が 250 mg/dl 以下に低下せず，明らかな冠動脈硬化を有する FH ヘテロ接合体，および FH ホモ接合体は，体外循環により血漿 LDL-C を直接取り除く LDL アフェレシスの適用となる．平成 21 年 10 月よりは，FH ホモ接合体が特定疾患治療研究事業における対象疾患に認定されている．FH 特定疾患認定手続きは，厚生労働省難病情報センターの特定疾患治療研究事業のホームページ（http://www.nanbyou.or.jp/what/nan_kenkyu_45.htm）に記載されている．

4) FH の動脈硬化の診断

　FH 患者は動脈硬化病変の発症進展が早く，半年に 1 度は専門医を受診，冠動脈

及びその他の動脈硬化性疾患の早期診断，早期治療に努めるべきである．FH ヘテロ接合体は 1 〜 2 年毎の冠動脈疾患の有無の精査が望ましい．この他，ankle-brachial blood pressure index（ABI），頚動脈エコー，腹部エコーにて，大腿動脈，頚動脈の動脈硬化および大動脈瘤を評価する．

✹ 専門医にコンサルトする段階

　家族性高コレステロール血症（ホモ）もしくはそのほかの稀な家族性高脂血症を疑った場合．厚生労働科研（現 AMED）難治性疾患研究事業原発性高脂血症研究班の班員が HP（巻末付録）に掲載されている（http://www.nanbyou.or.jp/upload_files/H 29 _ 79 _kenkyumeibo.pdf）．

　ヘテロ型の高脂血症を疑う場合にも，診断と治療方針策定のために専門医への紹介が望ましい．

✹ 提示症例への対応

　【症例 1】LDL 受容体欠損症（FH）（ホモ型）を認め，両親・姉妹と共に病名診断された．当該患者には LDL アフェレシス週 1 回毎に開始された 28 歳時より HMG-CoA 還元酵素阻害剤併用，アフェレシス前後の LDL-C 120 〜 60 mg/dl で推移している．

　【症例 2】家族歴，遺伝子検査成績等から家族性高脂血症（ヘテロ型）と診断．内服治療継続していたが，56 歳に不安定狭心症発症．PCSK 9 阻害剤を開始し LDL-C 80 mg/dL 前後に低下している．

参考文献 ───

1) 日本動脈硬化学会編，動脈硬化性疾患予防ガイドライン 2017 年版．日本動脈硬化学会．東京，2017.
2) 厚生労働省（現 AMED）難治性疾患研究事業：原発性高脂血症研究班 年度報告書．
3) 及川眞一．厚生労働科学研究費補助金（難治性疾患研究事業）原発性高脂血症に関する調査研究．平成 25 年度総括・分担報告書，p. 20–28.
4) 代田浩之．厚生労働科学研究費補助金（難治性疾患研究事業）原発性高脂血症に関する調査研究．平成 25 年度総括・分担報告書，p. 33–39.

コンサルト 47　内分泌疾患によって引き起こされる二次性脂質異常症にはどのようなものがありますか？

> 68歳の女性．約3ヵ月前より易疲労感を自覚していた．かかりつけ医に相談をしたが軽快しなかった．新聞の広告に載っていた甲状腺機能低下症の症状が自分の症状によくあてはまるため受診した．既往歴：脂質異常症，高血圧症．現症：身長154 cm，体重60 kg，BMI 25 kg/m^2，血圧136 / 74 mmHg（降圧薬内服中），脈拍74 / 分，眉毛の外側の脱毛なし，甲状腺腫Ⅱ度，胸部異常所見なし，皮膚・腱の黄色腫なし，下肢浮腫なし．
> どのような検査と治療を行っていくか？

- 甲状腺機能低下症にみられる自覚症状の易疲労感が認められる．
- 診察上甲状腺腫を認める．
- 甲状腺機能異常は続発性脂質異常症の一因である．
- 二次性脂質異常症は，原因疾患の治療で脂質異常が改善される可能性がある．

✽ 判断のよりどころ

① 脂質異常症は，ある1日の全国での外来受診者数が，平成26年時点では14万3700人と推計されている頻度の高い疾患である．二次性脂質異常症では原因疾患の治療を行うことで脂質のコントロールの改善が期待されるため，原疾患の検索は臨床的意義が高い．脂質異常症を診断する際に自覚症状や病歴の聴取や身体診察，一般採血の結果を確認することで二次性脂質異常症を診断するきっかけとなる．

② 二次性脂質異常症をきたす原因を表1に挙げ，内分泌疾患と代謝疾患での血清脂質の変化を表2に示した．主要症候，身体所見，一般検査での特徴的所見（表3）と，各々の疾患における内分泌検査項目が参考となる（表4）．

③ 脂質異常症を診断する際には，表1に挙げる疾患を念頭に置き診察を行う．治癒

324 F. 脂質異常症

表1 二次性脂質異常症の原因疾患

- 内分泌疾患
  先端巨大症，成人成長ホルモン分泌不全症，甲状腺機能亢進症，甲状腺機能低下症，クッシング症候群
- 代謝疾患
  糖尿病，肥満症，糖原病，リポジストロフィー，ポルフィリン症
- 非代謝性疾患
  ネフローゼ症候群，腎不全，閉塞性肝疾患，肝細胞癌，急性肝炎，多発性骨髄腫，自己免疫疾患，全身性エリテマトーデス，神経性やせ症
- 薬剤性
  ステロイドホルモン（グルココルチコイド，性ホルモン），利尿薬，β遮断薬，免疫抑制薬

表2 二次性脂質異常症における原因疾患
―内分泌疾患と代謝疾患―脂質の変化

	コレステロール高値	中性脂肪高値	コレステロール低値	中性脂肪低値
先端巨大症	○	○		
成人成長ホルモン分泌不全症	○	○		
甲状腺機能亢進症			○	○
甲状腺機能低下症	○	○		
クッシング症候群	○	○		
糖尿病	○	○		
肥満症	○	○		

表3 二次性脂質異常症における原因疾患
―内分泌疾患と代謝疾患―主要症候・身体所見・一般検査

	特徴的な主要症候，身体所見	特徴的な一般検査所見
先端巨大症	顔貌の変化（眉弓部の膨隆，口唇の肥大，下顎の突出，巨大舌），手足の容積増大，発汗過多，月経異常，視力障害など	耐糖能障害，血清リン高値
成人成長ホルモン分泌不全症	易疲労感，気力や集中力の低下，小児期に成長ホルモン分泌不全性低身長症の治療歴，下垂体の外科治療歴，頭蓋内への放射線治療歴など	耐糖能障害，肝機能障害
甲状腺機能亢進症	甲状腺腫大，頻脈，発汗過多，手指振戦，体重減少，眼球突出など	クレアチニンキナーゼ低値，アルカリホスファターゼ高値
甲状腺機能低下症	甲状腺腫大，易疲労感，むくみ，体重増加，便秘，うつ状態など	クレアチニンキナーゼ高値，進行でナトリウム低値
クッシング症候群	満月様顔貌，中心性肥満，腹部の赤色皮膚線状，皮膚の菲薄化など	好酸球減少，耐糖能障害
糖尿病		血糖高値
肥満症	BMI≧25 kg/m²	

47 内分泌疾患によって引き起こされる二次性脂質異常症にはどのようなものがありますか？　*325*

表4　二次性脂質異常症における原因疾患
—内分泌疾患と代謝疾患—内分泌検査

先端巨大症	GH，IGF-I（ソマトメジンC）
成人成長ホルモン分泌不全症	GH，IGF-I（ソマトメジンC）
甲状腺機能亢進症	TSH，FT_3，FT_4 抗TSH受容体抗体
甲状腺機能低下症	TSH，FT_3，FT_4
	抗サイログロブリン抗体
	抗TPO抗体
クッシング症候群	ACTH，コルチゾール
糖尿病	血糖
肥満症	

もしくはコントロールが困難な原疾患や，中止が困難な薬剤が原因の場合もあるので，併発した脂質異常症に対する治療も併せて行っていくことが必要である．

実際の対応

①実臨床では，患者本人が本疾患を疑い受診をする場合は少ないと考えられる．脂質異常症を診た際に，すでに脂質異常症の治療中であっても二次性脂質異常症を疑い病歴の聴取や身体診察，一般検査をよく確認する．
②特に甲状腺機能低下症は頻度が高いので，治療中であっても一度は甲状腺機能を評価したほうがよいと考える．

専門医にコンサルトする段階

採血検査の結果や身体所見から内分泌疾患が疑われた場合は，確定診断のために専門医へコンサルトすることが望ましい．

提示症例への対応

易疲労感が認められ，診察上甲状腺腫を認めたため，甲状腺機能を評価した．
　検査所見：T-Chol 242 mg/dL，TG 164 mg/dL，HDL-Chol 40 mg/dL，LDL-Chol 152 mg/dL（HMG-CoA阻害薬内服中），TSH 79 μIU/mL（0.5〜5.0），FT_3 2.00 pg/mL（2.3〜4.3），FT_4 0.52 ng/mL（0.9〜1.7），抗サイログロブリン抗体1126 IU/mL（28未満）を認め，甲状腺機能低下症，橋本病と診断された．レボチロキシン

F
脂質異常症

を少量（12.5 μg）より投与し，治療を開始した．徐々にレボチロキシン量を増量し甲状腺機能が正常値となった際，TG は 150 mg/dL を超えてしまうことはあるが，LDL-Chol は 140 mg/dL 未満のコントロールとなった．

参考文献 ————

1) 平成 26 年（2014）患者調査の概況．厚生労働省．
   http://www.mhlw.go.jp/toukei/saikin/hw/kanja/ 14 /index.html
2) 成瀬光栄．内分泌代謝専門医ガイドブック．第 4 版，診断と治療社，2016，482 p.

G 痛風・高尿酸血症

G. 痛風・高尿酸血症

> **コンサルト**
> ## 48 健診で指摘された高尿酸血症にどのように対処しますか？

42歳の男性．会社の健康診断のたびに高尿酸血症（9.0～9.5 mg/dL）を指摘されていた．2日前より右第一中足趾節関節の疼痛，腫脹が出現し，疼痛が強く歩行困難となったために当院を受診した．身長172 cm，体重90 kg，BMI 30.4 kg/m²．右第一中足趾節関節は発赤を伴い腫脹しており，自発痛および圧痛を認めた．腫脹は同部位を中心に右足背全体に及んでいた．他の関節には腫脹や結節などの異常所見はみられなかった．検査所見では，血清尿酸値 7.2 mg/dL，CRP 10.6 mg/dL と血清尿酸値は通常の値よりはむしろ低く，また中等度の炎症所見を認めた．X線検査では，第一中足趾節関節の軟部組織の腫脹以外には骨軟骨の変化や石灰化は認めなかった．関節穿刺により得られた関節液検査では，偏光顕微鏡にて負の複屈折性を有する尿酸塩の針状結晶を認めた．

以上より，痛風関節炎と診断した．炎症所見が強く，腫脹が広範囲にわたることから，まず短期間に限り副腎皮質ステロイドの投与（漸減中止）を行い，次に非ステロイド性抗炎症薬（NSAIDs）の投与を行った．

回答　高尿酸血症が持続しており痛風発作を起こして受診した患者であるが，痛風発作の治療だけではなく，基礎病態である高尿酸血症および併存している生活習慣病の対策が，慢性腎臓病，尿路結石，血管合併症などの予防の観点から重要となる．痛風・高尿酸血症の診察の進め方については，日本痛風・核酸代謝学会発行の高尿酸血症・痛風の治療ガイドライン第2版[1]およびその追補版[2]が有用である．

❋ 判断のよりどころ

①痛風は高尿酸血症を基礎にもち，尿酸塩結晶の析出による痛風関節炎や痛風結節を来す疾患であり，診断にはその臨床的特徴が参考となる．痛風関節炎は激烈な疼痛で突然に発症する単関節炎であり，圧倒的に男性に多い．痛風関節炎の好発部位は第一中足趾節関節であり，同部位に発赤，腫脹，圧痛，局所熱感を認める．発作は24時間以内にピークに達し，通常10日～2週間で完全に消失する．

②痛風の基礎病態である高尿酸血症は，男女を問わず，血清尿酸値が7.0 mg/dLを超えるときに定義される．高尿酸血症には尿酸産生過剰型，尿酸排泄低下型，混合型があり，尿中尿酸排泄量が0.51 mg/kg/時より大きいときに尿酸産生過剰型，尿酸クリアランスが7.3 mL/分より小さいときに尿酸排泄低下型とする（**表1**）．また簡便法としては，随時尿の尿中尿酸・クレアチニン比（Uua/Ucr）が0.5を越えると尿酸産生過剰型，Uua/Ucrが0.5以下であれば尿酸排泄低下型と診断する方法もある．

③痛風では，関節液検査において偏光顕微鏡にて負の複屈折性を有する尿酸塩の針状結晶を認め，罹病期間の長い症例では尿酸塩による肉芽腫である痛風結節を認める．痛風関節炎を繰り返す症例や痛風結節を持つ症例では，骨・関節のX線検査において尿酸塩による骨破壊像であるpunched out像やoverhanging marginを認める．

④痛風の診断基準を**表2**に示すが，鑑別診断としては関節リウマチ，回帰性リウマチ，偽痛風，感染性関節炎，蜂窩織炎，外反母趾などがあげられる．

❋ 実際の対応

1）薬物療法
①痛風発作に対する治療
・痛風発作時の第1日目には通常量の倍量のNSAIDs（NSAIDsパルス法），2日目

表1　高尿酸血症の病型分類と頻度

病型	尿中尿酸排泄量 （mg/kg/時）		尿酸クリアランス （mL/分）	頻度 （%）
尿酸産生過剰型	>0.51	および	≧7.3	12
尿酸排泄低下型	<0.48	あるいは	<7.3	60
混合型	>0.51	および	<7.3	25

表2　痛風関節炎の診断基準

```
1. 尿酸塩結晶が関節液中に存在すること
2. 痛風結節の証明
3. 以下の項目のうち6項目以上を満たすこと
   a）2回以上の急性関節炎の既往がある
   b）24時間以内に炎症がピークに達する
   c）単関節炎である
   d）関節の発赤がある
   e）第一MTP関節の疼痛または腫脹がある
   f）片側の第一MTP関節の病変である
   g）片側の足関節の病変である
   h）痛風結節（確診または疑診）がある
   i）血清尿酸値の上昇がある
   j）X線上の非対称腫瘍がある
   k）発作の完全な寛解がある
```

（MTP：中足趾節関節）（文献1）

からは通常量の NSAIDs を使用する．NSAIDs が使用できない場合，NSAIDs 投与が無効であった場合，多発性関節炎などには，経口にて副腎皮質ステロイドを投与する．

・痛風発作の前兆期にはコルヒチン1錠（0.5 mg）を用い，発作を頓挫させる．痛風発作が頻発する場合には，コルヒチン1日1錠を連日内服させるコルヒチン・カバー法が有効である．痛風発作時に血清尿酸値を変動させると発作の増悪を認めることが多いために，痛風発作中に尿酸降下薬を開始しない．

②高尿酸血症に対する治療

・高尿酸血症が認められた場合には直ちに薬物治療が適応になるのではなく，血清尿酸値に加えて，痛風発作・痛風結節の有無や高尿酸血症に高頻度で合併する合併症（腎障害，尿路結石，高血圧，虚血性心疾患，糖尿病，メタボリックシンドロームなど）の有無により治療方針（図1）が異なってくる．高尿酸血症の治療では，高尿酸血症の発症に関連する生活習慣を改善することが最も重要になる．

・尿酸降下薬は痛風発作が軽快した後約2週間後から少量より開始し漸増する．尿酸降下薬の投与初期は，痛風関節炎を防止するために，少量のコルヒチン（1日 0.5 mg）を併用投与するのもよい．尿酸降下薬で治療中におこる痛風発作では，尿酸降下薬はそのまま継続または減量を行い中止しない．急激に血清尿酸値を下げることは痛風再発作を誘発する可能性があるので，3～6ヵ月間かけてゆっくりと下げる．

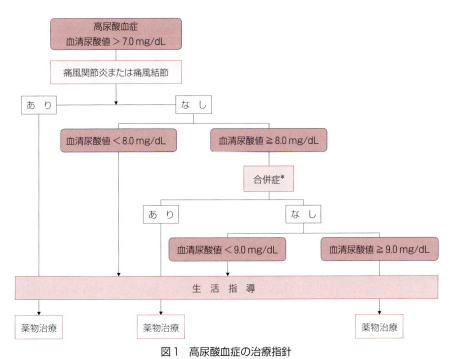

図1 高尿酸血症の治療指針

＊：腎障害，尿路結石，高血圧，虚血性心疾患，糖尿病，メタボリックシンドロームなど（腎障害と尿路結石以外は，血清尿酸値を低下させてイベント減少を検討した介入試験は未施行）　　　　（文献1）

・血清尿酸値と痛風関節炎の再発率の関係などから，目標血清尿酸値は6.0 mg/dL以下とされている[3]．無症候性高尿酸血症では血清尿酸値8.0 mg/dL以上を薬物治療開始の目安とするが，適応は慎重にすべきである．

・尿酸降下薬には尿酸排泄促進薬と尿酸生成抑制薬があり，尿酸降下薬の選択は原則として高尿酸血症の病型に応じて行う．すなわち尿酸排泄低下型には尿酸排泄促進薬（ベンズブロマロン，プロベネシド），尿酸産生過剰型には尿酸生成抑制薬（アロプリノール，フェブキソスタット，トピロキソスタット）を選択することが原則となる．中等度以上の腎機能障害例（クレアチニンクリアランスまたは推算GFR 30 mL/分/1.73 m^2 未満）では，尿酸生成抑制薬を選択する．アロプリノールおよびその活性代謝産物であるオキシプリノールは腎排泄性（単一経路）であるので，腎機能低下ではオキシプリノールが蓄積し，副作用をきたす懸念がある．アロプリノールを腎障害患者に使用するときには，腎障害の程度に合わせて投与量を減量する．フェブキソスタットとトピロキソスタットは肝腎排泄

332　G. 痛風・高尿酸血症

表3　高尿酸血症の生活指導

1. 食事療法 　・適正なエネルギー摂取（肥満の解消）. 　・プリン体・果糖の過剰摂取制限. 　・十分な水分摂取（尿量 2000 mL/ 日以上の確保）. 2. 飲酒制限 　・日本酒では 1 合 / 日，ビールでは 500 mL/ 日，ウイスキーでは 60 mL 日. 3. 運動の推奨 　・有酸素運動（ジョギング，ウォーキングなど）を推奨する. 　・無酸素運動（ウエイトトレーニング，短距離走など）を控える.

（文献 1）

性であるので，腎機能障害例にも使用でき，クレアチニン・クリアランスまたは推算 GFR 30 mL/ 分 / 1. 73 m^2 未満までは通常量が使用可能である．またフェブキソスタットとトピロキソスタットは高尿酸血症の病型（尿酸産生過剰型，尿酸排泄低下型）に関わりなく使用できるメリットがある．尿路結石の既往ないし合併がある場合は尿酸生成抑制薬を選択する．尿酸排泄促進薬を使用する場合は尿路結石の発現に注意し，尿アルカリ化薬を併用する.

2) 生活指導

　高尿酸血症に対する生活指導は，肥満の解消，食事療法（摂取エネルギーの適正化，プリン体・果糖の摂取制限，尿をアルカリ化する食品の摂取，十分な飲水），飲酒制限，運動の推奨が中心となる（表3）.

◈ 専門医にコンサルトする段階

　高尿酸血症の原因が不明，治療抵抗性痛風，目標血清尿酸値（6. 0 mg/dL 以下）達成困難（特に腎障害患者），尿酸降下薬の重症副作用，尿流障害・水腎症のある尿路結石併発例，遺伝性疾患〔家族性若年性高尿酸血症性腎症，HPRT（hypoxamthine guanine phsopho-ribosyl-transferase）部分欠損症など〕では専門医にコンサルトする.

◈ 提示症例への対応

　2 週後に再来院したときには，右足関節の疼痛，腫脹はほとんど消失していた．血清尿酸値 10. 1 mg/dL，CRP 0. 3 mg/dL であり，著明な高尿酸血症を認めたが炎症所見は消失していた．また尿検査において蛋白，糖，潜血（血尿）は陰性であったが，尿 pH は 5. 0 と酸性尿を示していた．尿酸クリアランス 2. 7 mL/ 分，尿中尿酸排泄量 282 mg/ 日であり，クレアチニン・クリアランスは 110 mL/ 分と腎機能は正

常であった．また痛風の腎・尿路合併症を検査するために行った腹部超音波検査では，腎の大きさは正常で，hyperechoic medulla（腎髄質が腎皮質より高エコーレベルに描出される所見で，痛風腎に特徴的所見とされている），石灰化，結石などの所見は認めなかった．

　以上より本症例は尿酸排泄低下型の高尿酸血症からくる痛風であると診断した．痛風発作消失後約2週間経過してから，高尿酸血症治療を開始した．本症例は尿酸排泄低下型の高尿酸血症であるので，尿酸降下薬として尿酸排泄促進薬のベンズブロマロンを，また酸性尿に対して尿アルカリ化薬のウラリット™（クエン酸K・クエン酸Na配合剤）を併用投与した．

参考文献 ————

1) 高尿酸血症・痛風の治療ガイドライン，第2版．高尿酸血症・痛風の治療ガイドライン改訂委員会編集．日本痛風・核酸代謝学会発行．2010，東京．
2) 高尿酸血症・痛風の治療ガイドライン，第2版，2012年追補版．高尿酸血症・痛風の治療ガイドライン改訂委員会編集．日本痛風・核酸代謝学会発行．2012，東京．
3) Shoji A, et al. Arthritis Rheum. 2004；51：321-325.

334 G. 痛風・高尿酸血症

コンサルト 49 痛風腎の管理はどのように行いますか？

65歳の男性．40歳で最初の痛風を発症し，50歳から尿酸降下薬の内服を開始した．3週間前膝関節痛のため近医を受診し，ロキソプロフェンナトリウムを処方された．昨日近医を再診し，血清クレアチニン値上昇と高K血症を指摘されて腎臓内科へ紹介となった．身長168 cm，体重70 kg，体温36.8℃，血圧150/98 mmHg，脈拍78回/分．右第2手指近位指節間関節（PIP）関節と左右第1中足趾節関節に痛風結節あり．

【検査結果】尿検査：比重1.011，尿蛋白（±），尿潜血（−）．血液検査：BUN 50 mg/dL，Cr 2.39 mg/dL，尿酸10.8 mg/dL，Na 135 mEq/L，K 6.1 mEq/L，Cl 112 mEq/L，CRP 3.7 mg/dL．【内服薬】ロサルタン50 mg 1錠，クエン酸カリウム・クエン酸ナトリウム3錠，ベンズブロマロン50 mg 1錠，ロキソプロフェンナトリウム60 mg 1錠．

回答 痛風腎に対する薬物治療は，高尿酸血症，高尿酸尿症対策と酸性尿対策からなり，通常は尿酸生成抑制薬と尿アルカリ化薬の併用療法を行う．尿酸は酸性尿では析出しやすくなるために酸性尿の是正を行う．一方，尿がアルカリ化に傾きすぎるとカルシウム塩が析出しやすくなるために，至適尿pHとされるpH6〜7になるように尿アルカリ化薬の投与量の調節を行う．予後に関係し，痛風に高率に合併する高血圧，糖・脂質代謝異常などの生活習慣病を改善することが大切である．

✳ 判断のよりどころ．

①狭義の痛風腎は，尿酸塩結晶の腎実質内への沈着を認めた場合と定義される．現在のような尿酸降下薬がなかった時代には，痛風患者の10〜25％が末期腎不全に至り，痛風患者の剖検腎では，ほぼ100％の患者で腎組織障害，たとえば，細

動脈硬化，糸球体硬化，間質の線維化などを認めたことが報告されている．痛風の長い経過を経て軽度蛋白尿，腎機能低下，尿濃縮力低下，高血圧などを呈し，特徴的な腎エコー像（hyperechoic medulla）を示す場合に，痛風腎が考えられる．しかし，近年，痛風・高尿酸血症の早期発見・治療の進歩などに伴い，このような痛風腎の症例は著しく減少している．また，腎臓への尿酸塩結晶沈着は必ずしも痛風に特異的ではない．さらに，尿酸塩結晶は腎髄質を中心に巣状に存在するが，腎病変はびまん性に存在し，その両者に部分的な相違があることが明らかにされている．

・基礎研究により，高尿酸血症はレニン・アンジオテンシン系活性化，シクロオキシゲナーゼ（COX）-2産生，酸化ストレス，内皮機能障害，血管平滑筋細胞増殖，腎内細動脈の硝子化や細動脈壁肥厚といった腎内細動脈症，尿細管細胞の上皮間葉転換を含む多くの非結晶性メカニズムを通して腎障害，高血圧，動脈硬化と関連することが示唆されている（図1）．このような背景により，痛風に高率に合併する高血圧，糖・脂質代謝異常などの生活習慣病による腎障害も含めて，原発性痛風に認められる腎障害を広義の痛風腎と解釈する方向にある．日本透析

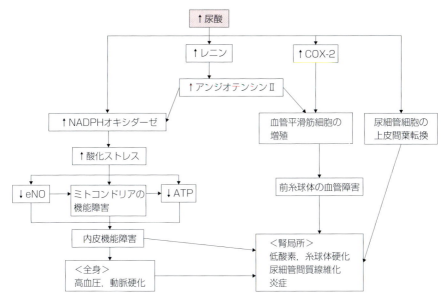

図1　高尿酸血症が全身および腎局所に障害を及ぼすメカニズム（文献3より一部改変）
eNO：血管内皮型一酸化窒素　COX：シクロオキシゲナーゼ　NADPH：ニコチンアミドアデニンジヌクレオチドリン酸

医学会統計調査委員会の報告では，2015年末透析患者の原疾患として痛風は0.3％を占めていた．

② 高尿酸血症は生活習慣病やその集族であるメタボリックシンドロームと密接に関連していることが知られている．一般的に，メタボリックシンドロームと高尿酸血症が関連する機序としては，内臓脂肪蓄積に伴う尿酸産生の亢進とインスリン抵抗性による腎での尿酸の排泄低下などが考えられている．高尿酸血症，インスリン抵抗性（高インスリン血症），高血圧は3者間で密接に関連している．高尿酸血症・高尿酸尿症と腎でのインスリン抵抗性を表している酸性尿は尿路結石，痛風腎に結びついてくる．また高尿酸血症はレニン・アンジオテンシン系の亢進を介して高血圧，慢性腎臓病（CKD）の発症・進展にかかわっている（図2）．

③ 高血圧患者を対象とした研究では，血清尿酸値の高値は独立して心血管疾患の危険因子と相関するものが多い．男性に比べて女性において尿酸と心血管系疾患の危険因子が相関するという報告が多い．血清尿酸値は，脳卒中の初発ならびに再発リスク，心不全による予後ならびに再入院の予測因子となる可能性がある．

④ 高尿酸血症，高尿酸尿症は尿酸結石形成に関与するばかりでなく，シュウ酸カルシウム結石形成の危険因子であると考えられている．尿酸結石の主な原因は，(1) 尿の酸性化，(2) 尿中の尿酸排泄量の増加，(3) 尿量の減少である．尿酸結石患者の尿pHは正常に比べて低く，腎臓でのアンモニア産生障害が考えられて

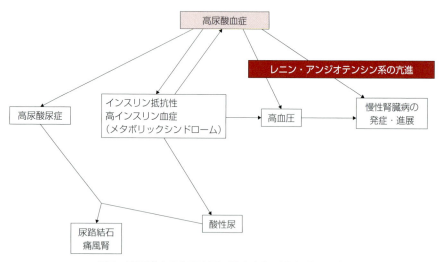

図2　高尿酸血症と高血圧・腎疾患との関連（文献4）

いる．尿酸結石再発予防として，1日2L以上の尿量を目標として水分摂取する．

● 実際の対応

1) 非薬物治療

肥満の解消，高プリン食の制限，アルコール飲料の制限，フルクトースを含んだソフトドリンクやフルーツジュースの制限，好気性運動の推進などが挙げられる．

2) 薬物治療

①**尿アルカリ化**：尿アルカリ化薬であるクエン酸製剤はカリウム含有製剤であるために，腎障害患者に使用する場合には注意が必要となる．高K血症が懸念される場合には，クエン酸製剤の代わりに重曹の投与などを行う．

②**尿酸生成抑制薬**：腎障害合併例，尿路結石保有例では，尿酸降下薬として尿酸生成抑制薬を使用する．現在臨床で使用できるキサンチンオキシダーゼ阻害薬はアロプリノール，フェブキソスタット，トピロキソスタットの3種類がある．

・アロプリノールとその活性代謝産物のオキシプリノールの両者とも腎臓から尿中に排泄されるため，腎機能が低下した症例では蓄積性があり，使用量を減じる必要がある．腎障害はアロプリノール過敏症発症のリスク因子の1つである．

・フェブキソスタットとトピロキソスタットは，ともに尿中と糞中への両方の排泄軽度があり，中等度までの腎機能低下例に対しては用量調節の必要がない．重度の腎機能障害がある場合については慎重に投与する．フェブキソスタットは尿酸低下作用が強力であり，急激に尿酸を低下させると痛風が出現することがあるので注意が必要である．トピロキソスタットは，尿酸低下作用は緩やかだが，臨床および基礎研究で尿アルブミン・蛋白を減少させることが示されている．

③**降圧薬**：可能な限り尿酸代謝に悪影響を及ぼさない降圧薬を優先して用いることが望ましい．各降圧薬の血清尿酸値に与える影響はさまざまである．利尿薬の中で，カリウム保持性利尿薬は尿酸代謝への影響が少ない．一方，サイアザイド系降圧利尿薬やループ利尿薬による急激な細胞外液の低下は，高尿酸血症を惹起し痛風を誘発することがある．アンジオテンシンⅡ受容体拮抗薬の1つであるロサルタンカリウムは腎尿細管に存在する尿酸トランスポーター1（URAT1）の作用を阻害することによって血清尿酸値を0.7mg/dL程度低下させる．

急性尿酸腎症

　主に悪性腫瘍の急性期や化学療法直後に腫瘍細胞が急速に崩壊し，細胞からカリウム，リン，核酸といった逸脱物質が血中に高負荷され，プリン核酸の代謝産物としての過剰の尿酸が産生され，血中の溶解度を超え，塩を形成し腎尿細管や集合管を閉塞する病態を急性尿酸腎症という．

・ラスブリカーゼは Aspergillus flavus 由来のユレートオキシダーゼ（ウリカーゼ）遺伝子を Saccharomyces cerevisiae 株に導入して発現させた薬剤である．ウリカーゼは，不溶性の尿酸を酸化し，より水溶性のアラントインと過酸化水素に分解する酵素である（図3）．ヒトではノンセンス変異のため不活化され，プリン代謝の最終産物は尿酸となる．ウリカーゼにより尿酸から生じたアラントインは腎臓から容易に排泄されるため，過剰の尿酸による重篤な腎障害を免れることができる．また，すでに体内において生成された尿酸を標的とする．

・腫瘍崩壊症候群（TLS）予防のためのラスブリカーゼ投与の適応は，TLS 診療ガイダンスで各リスク別に述べられており，①高リスク症例，②中間リスク症例でアロプリノール，フェブキソスタットによる予防にもかかわらず尿酸値が持続的に上昇する場合や，診断時に高尿酸血症が認められる場合に対して投与あるいは投与を考慮するとされている．

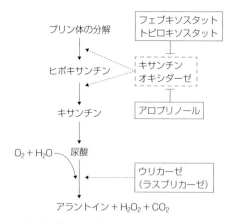

図3　プリン体の代謝と尿酸生成抑制薬，尿酸分解酵素薬の作用点

（文献5）

提示症例への対応

　右膝関節液から尿酸塩結晶が検出され痛風関節炎と診断した．腎機能障害，高 K 血症があるため，ロキソプロフェンは中止し，グルココルチコイドで治療した．尿酸降下薬はベンズブロマロンを中止し，フェブキソスタットに変更した．

参考文献

1）　大野岩男．痛風腎．内科学，第 10 版，Ⅲ．朝倉書店，1464-1465.
2）　Jonson R, et al. Nephrol Dial Transplant. 2013；28：2221-8.
3）　Kumagai T, et al. Clin Exp Nephrol. 2017；21：182-192.
4）　大野岩男．日内会誌．2015；104：931-7.
5）　山内高弘．日本臨床．2016；9：323-326.

コンサルト 50 低尿酸血症のスクリーニングはどのように行いますか？

16歳の男性．高校の運動会で短距離レースに出場した．その翌日に悪心・嘔吐・両側背部痛が出現し救急外来を受診した．診察所見では肋骨脊椎角に両側性に叩打痛が著明であった．血清クレアチニンは 3.6 mg/dL，尿酸 2.5 mg/dL，尿酸排泄率（FEUA = Cua/Ccr）57％であった．また血清クレアチニンキナーゼやミオグロビンの上昇は認めなかった．腹部単純CT検査では腎サイズは正常で，水腎症や腎尿路結石症は認めなかった．非乏尿性の腎性急性腎障害（運動後急性腎障害）と診断し，輸液を主体とした保存的療法を行い腎機能は次第に改善し，第14病日には血清クレアチニンは 0.9 mg/dL と正常になったが，血清尿酸は 0.7 mg/dL と著明な低尿酸血症を認めた．

回答 低尿酸血症の中で最も遭遇することの多い腎性低尿酸血症は，健康診断などの際に偶然に発見されることが多い疾患である．通常は無症状のことも多いが，本症例のように無酸素運動の後に運動後急性腎障害を起こすことがあるので注意が必要である．血清尿酸値は急性腎障害があるので通常より上昇しているが，腎機能が回復した後で低尿酸血症が現れる．

★ 判断のよりどころ

① **低尿酸血症の疫学**：一般的に低尿酸血症は血清尿酸値 2.0 mg/dL 以下と定義されることが多く，その頻度は 0.1～0.4％であり，その大部分は腎性低尿酸血症が占めているとされている．特定健診で尿酸値が測定された男性 90,710 人，女性 136,935 人を用いて調査した Wakasugi らの報告では，低尿酸血症の有病率は男性で 0.2％（193 人），女性で 0.4％（540 人）であり，女性の方が高い有病率であったとしている[1]．同様に田部らは健康診断受診者 21,147 人（男性 17,603 人，女性 3,544 人）を用いた検討で，低尿酸血症は 0.18％（男性 0.18％，女性 0.40％）

にみられたと報告しており,いずれの報告でも女性に多い結果となっている.

②尿酸の腎排泄機構:糸球体で濾過された尿酸は近位尿細管で再吸収と分泌を受け,最終的には糸球体で濾過された尿酸の約10%が尿に排泄される.尿酸は近位尿細管ではトランスポーターにより輸送され,図1に示すように,尿細管腔から尿細管細胞内への再吸収には主に尿酸トランスポーター1(urate transporter 1:URAT1)が,尿細管細胞内から血管への輸送にはグルコーストランスポーター9〔glucose transporter 9:GLUT 9(別名,尿酸トランスポーターV1:URATv1)〕が関与し,また尿細管細胞内から尿細管への分泌にはATP-binding cassette transporter G 2(ABCG 2)などのトランスポーターが関与すると考えられている[2].

③低尿酸血症の病態:低尿酸血症は,腎臓における尿酸排泄が亢進している尿酸排泄亢進型と,尿酸産生量が減少している尿酸産生低下型に分けられる.

・尿酸排泄亢進型には尿酸の再吸収に関わる尿酸トランスポーターの異常によって起こる腎性低尿酸血症や近位尿細管障害によって起こる低尿酸血症がある.腎性低尿酸血症には尿酸トランスポーターであるURAT1の異常とGLUT9(URATv1)の異常の2種類があり,それぞれ腎性低尿酸血症1型,2型と呼ばれており,日

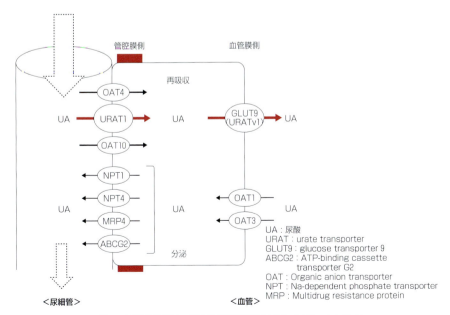

図1 近位尿細管における尿酸輸送モデル(文献2より改変)

本では腎性低尿酸血症 1 型が多い．近位尿細管障害による低尿酸血症には，ファンコニー症候群やファンコニー症候群をきたすウィルソン病などがある．

・尿酸産生低下型には常染色体性劣性遺伝形式の先天代謝異常症であるキサンチン尿症がある．キサンチン尿症はキサンチンデヒドロゲナーゼ単独欠損の 1 型とキサンチンデヒドロゲナーゼとアルデヒド酸化酵素が障害される 2 型があり，共にまれな疾患である．

・一般に低尿酸血症は無症状であることが多いが，腎性低尿酸血症では尿路結石（尿中尿酸排泄量の増加による）や運動後急性腎障害を併発しやすいとされており，またキサンチン尿症ではキサンチン結石を認めることが多く，いずれの疾患においても尿路結石予防のために飲水量を増やすことが勧められている．

④運動後急性腎障害の特徴：運動後にみられる急性腎障害には，マラソンなど過度の運動後に起こる横紋筋融解症であるミオグロビン尿性急性腎障害と非ミオグロビン尿性急性腎障害がある．非ミオグロビン尿性急性腎障害には石川ら[3]によって提唱された運動後急性腎障害（ALPE: Acute renal injury with severe Loin pain and Patchy renal ischemia after an aerobic Exercise）がある．ALPE 典型例では運動会などで短距離を全力疾走した後に，激しい腰背部痛で発症し，血清 CK 値の高度上昇を伴わない急性腎障害で，造影剤投与後 1 日後の腹部単純 CT（delayed CT）で両側腎臓に楔形の造影剤残存を認めることが多いとされている．石川ら[3]は ALPE の 23％が腎性低尿酸血症であり，また腎性低尿酸血症患者は正常者に比して ALPE の発症が約 50 倍多いとしている．ALPE の特徴を表1[3]に示す．

✹ 実際の対応

①低尿酸血症検査，診断，鑑別診断：血清尿酸値 2.0 mg/dL 以下の低尿酸血症患者に対しては，最も多い腎性低尿酸血症かどうかの診断をすることになる．すなわ

表 1　運動後急性腎障害（運動後急性腎不全）：ALPE の特徴

1. 健康な若年男性に発生しやすい．繰り返す無酸素運動後に発生しやすく，再発も多い．
2. 腎性低尿酸血症患者，運動前の解熱鎮痛剤服用患者で発症リスクが高い．
3. 激しい腰背部痛が約 5 日間持続し，しばしば尿路結石症と間違われる．
4. 造影剤投与後の単純 CT（delayed CT）で両側腎に楔形の造影剤残存が見られる（1〜3 日間持続）．
5. 非乏尿性急性腎障害のことが多く，予後は良好である．一部には透析療法を必要とする例がある．NSAIDs の使用を極力控える．
   ALPE はミオグロビン尿性急性腎障害とは全く異なる．

（文献 3 より改変）

表2　腎性低尿酸血症の診断指針（案）（腎性低尿酸血症診療ガイドラインより）

必須項目：
1および2を継続的に認め，3を認める．
1. 血清尿酸値（SUA）2.0 mg/dL 以下の低尿酸血症を認める*．
2. 尿中尿酸排泄率（FEUA）または尿酸クリアランス（CUA）の上昇を認める．
3. 他の低尿酸血症を否定できる．
*SUA 2.1〜3.0 mg/dL の場合も，軽度の腎性低尿酸血症は否定できない．
特に，以下の参考項目1）〜3）のいずれかを認めた場合は，腎性低尿酸血症の可能性を考慮して，必須項目1と2について再検査を行うことが望ましい．
参考項目：
1) 腎性低尿酸血症の病因遺伝子（URAT 1 /SLC 22 A 12 遺伝子，　GLUT 9 /SLC 2 A 9 遺伝子）の変異を認める．
2) 運動後急性腎障害の既往がある**．
3) 腎性低尿酸血症の家族歴を認める．
**運動後急性腎障害は SUA の低値を認めないことがあるため，発症前や軽快後の SUA を確認する．

（文献4）

ち尿酸排泄率（FEUA ＝尿酸クリアランス / クレアチニンクリアランス：Cua/Ccr）を検査しこれが正常値（10％以下）以上であり，二次性低尿酸血症が否定されれば腎性低尿酸血症と診断される．通常，腎性低尿酸血症の FEUA は 15％以上を示し，時には 100％を超えることもある．次に必要に応じて尿酸トランスポーターの遺伝子異常の検査を行うことになる．腎性低尿酸血症の診断指針案を**表2**[4]に示す．

・血清尿酸値の著しい低下（1 mg/dL 以下）があり，FEUA の著しい低下を認める場合にはキサンチン尿症を考える．キサンチン尿症の診断の手引きを**表3**[5]に示す．

②鑑別診断：低尿酸血症の中で最も多い腎性低尿酸血症の鑑別疾患にはキサンチン尿症，ADH 不適切分泌症候群（SIADH），糖尿病，ウィルソン病，ファンコニー症候群などがある．各疾患の鑑別の要点を**表4**に示す．

✳ 専門医にコンサルトする段階

遺伝子検索を必要とする場合には専門家にコンサルトする．

✳ 提示症例への対応

本例は後日遺伝子検索を行い，尿酸トランスポーター遺伝子である URAT 1 /SLC 22 A 12 遺伝子に W 258 X 変異を認め，腎性低尿酸血症1型と診断した．

344　　G. 痛風・高尿酸血症

表3　キサンチン尿症の診断の手引き

臨床所見，生化学分析，および遺伝子解析に基づいて行う．
1. 血清尿酸値の著しい低下（1 mg/dl 以下）をみとめ，かつ他の症状を認めず，二次性の原因が否定されており，さらに尿中尿酸排泄の著しい低下を認める（注1）．
2. 多くは無症状であるが，時に乳児期からの尿路結石を認める．
   上記の臨床像のような症状，所見がみられ，他の原因疾患が特定されていない場合には下記の検査を行う．
3. 生化学的診断：産生低下型の低尿酸血症，血清オキシプリンおよび尿中オキシプリン排泄の増加（注2）．またアロプリノール負荷試験にてオキシプリノール増加があればタイプ I，増加が見られなければタイプ II と診断できる．
4. 酵素診断：十二指腸粘膜生検により XDH 酵素活性の低下を確認する（注3）．
5. 遺伝子診断：ダイレクトシークエンス法や MLPA 法により，タイプ I は 2 p 23.1 に位置する XDH 酵素蛋白をコードする遺伝子（XDH），タイプ II は 18 p 12 に位置する MOCOS 酵素蛋白をコードする遺伝子（MOCOS）解析を行うことにより確定診断となる（注3）．

注1：モリブデン補酵素欠損症でも低尿酸血症は見られるが，新生児期より痙攣などが見られ鑑別は容易である．
注2：ただし血中オキシプリンは軽度上昇にとどまることがあり，尿中オキシプリン排泄量による診断が確実である．
注3：酵素診断，遺伝子診断でもタイプ I および II の鑑別は可能だが，より簡便であるアロプリノール負荷試験が多く用いられる．

（文献5）

表4　腎性低尿酸血症の鑑別疾患

疾　患	鑑別の要点
1. キサンチン尿症	著明な低尿酸血症（1.0 mg/dL 以下），尿中尿酸排泄率が著減，キサンチン結石
2. ADH 不適切分泌症候群（SIADH）	低 Na 血症，低浸透圧血症，高張尿，Na 利尿の持続（>20 mEq/L）
3. 糖尿病	高血糖
4. ウィルソン病	低セルロプラスミン血症，尿中銅排泄量増加，Kayser-Fleischer 角膜輪
5. ファンコニー症候群	アミノ酸尿症，糖尿，低リン血症，骨軟化症，近位尿細管性アシドーシス

参考文献

1) Wakasugi M, et al. Am J Nephrol. 2015；41：138-146.
2) Anzai N, et al. Clin Exp Nephrol. 2012；16：89-95.
3) 石川　勲. 運動後急性腎不全（ALPE），金沢医科大学出版局，2006.
4) 松尾洋孝．シンポジウム：腎性低尿酸血症ガイドライン，p 66，第 50 回日本痛風・核酸代謝学会総会プログラム・抄録集，2017，東京．
5) 小児慢性特定疾病情報センター，診断の手引き：キサンチン尿症（http://www.shouman.jp/instructions/ 8 _ 9 _ 116 /）

コンサルト 51 痛風発作の対処と管理の具体的な方法を教えてください．

51歳の男性．約10年前より健康診断で血清尿酸値の異常高値を指摘されてきたが，放置．昨年の血清尿酸値は 8.5 mg/dL であった．3日前，飲酒後に右足第一中足趾節（MTP）関節に疼痛，腫脹，発赤が出現，翌日には，同部の痛みのため歩行困難となり，本日外来に受診した．約5年前から年1回程度，今回とほぼ同様の症状があり，毎回1週間以内に症状は消失していた．また，2年前には，尿路結石も経験している．現症：身長 172 cm，体重 85 kg，BMI 28.7 kg/m^2，血圧 150/90 mmHg，血清尿酸値 7.3 mg/dL，白血球数は 13,000/mm^3，血清 CRP 値 3.5 mg/dL であった．
本症例の診断，対処法と今後の管理方法とは？

回答

①血清尿酸値が高い中年男性の第一 MTP 関節の急性単関節炎であり，痛風と診断される．
②まず，非ステロイド性抗炎症薬（NSAIDs: non-steroidal anti-Inflammatory drugs）などを用いて痛風関節炎を改善させる．
③次に，尿酸降下薬を少量から開始し，血清尿酸値をゆっくり低下させる．

◆ 判断のよりどころ

痛風の分類基準は，米国リウマチ学会より2015年に約40年ぶりに改訂され，米国と欧州リウマチ学会から共同発表された（表1）[1]．新しい分類基準の感度は89～95%，特異度は78～95%であり，旧基準より高いが[1]，表に示すように，新基準では旧基準よりも詳細な問診や診察が要求されている．

本例は新分類基準によれば，第一 MTP 関節が罹患（ステップ3，スコア2），痛みのため歩行困難で（同スコア3），典型的経過が複数回あり（同スコア2），血清尿酸値の最高値 8.5 mg/dL（同スコア3）であり，スコアの合計は10点となり，関

346   G. 痛風・高尿酸血症

表1　米国および欧州リウマチ学会による痛風の分類基準（2015 年）

		スコア
Step 1	末梢関節や滑液包に少なくとも一度の腫脹，疼痛，圧痛がある ↓	
Step 2	症状のある関節，滑液包，痛風結節のどれかで尿酸塩結晶が証明	
Step 3	臨床的特徴	
1）罹患関節	第一 MTP 関節の罹患はないが，足・中足部関節が罹患	1
	第一 MTP 関節の罹患	2
2）症状	罹患関節に発赤あり	1
	罹患関節に触れることや，抑えることが耐えられない	2
	歩行困難あるいは罹患関節を使えない	3
3）経過	24 時間未満で最大疼痛，14 日以内に消失，一時期は症状の完全消失	
	この典型的経過が 1 回ある	1
	この典型的経過が複数回ある	2
4）臨床的に証明された痛風結節がある		4
5）血清尿酸値（これまでの最高値）	4 mg/dL 未満	− 4
	6 〜 8 mg/dL 未満	2
	8 〜 10 mg/dL 未満	3
	10 mg/dL 以上	4
6）症状のある（既往を含む）関節や滑液包の関節液で，尿酸塩結晶なし		− 2
7）症状のある（既往を含む）関節や滑液包の画像（関節超音波，dual-energy CT）で尿酸塩結晶所見を認める		4
8）痛風に関連する関節破壊がある		4

Step 1を満たす症例を対象とする．Step 2を満たしたら Step 3は不要．Step 2を満たさない場合は，Step 3に進み，8 点以上を痛風と分類する．　　　　　　　　　（文献1より改変）
　　MTP 関節：中足指節関節

節液の検査結果がなくても痛風と分類される．

　痛風の診断における注意点は，血清尿酸値ばかり注目しないことである．血清尿酸値は，本例のように痛風発作中は必ずしも高値とは限らず，尿酸降下薬開始時3 ヵ月も痛風発作が発症しやすい時期であるが，正常化している場合がある．鑑別診断としては，外反母趾，爪周囲炎，蜂窩織炎などがある[2]．

✴ 実際の対応

　最初に痛風発作の治療を行い，発作消失後に高尿酸血症の治療を行っていく．

1）痛風発作（痛風関節炎）の治療

　コルヒチン，NSAIDs，副腎皮質ステロイド投与の 3 つを用いて治療する．

①**コルヒチン**：米国のガイドラインでは，痛風発作時のコルヒチン使用を推奨して

いるが[3]，日本では痛風発作の前兆期での使用が一般的である[2]．具体的には，コルヒチンは痛風発作の前兆期に1錠（0.5 mg）のみ用い，発作を頓挫させる．このため，痛風患者は，医師からあらかじめコルヒチンを処方を受けて，常に携行すべきである．また，尿酸降下薬開始後の血清尿酸値低下に伴う痛風発作の予防目的にコルヒチンを内服する，いわゆるコルヒチン・カバーは，臨床上大変有用である．具体的には，尿酸降下薬開始と同時に1〜3ヵ月コルヒチンを1日1錠を連日服用し，その後中止する．コルヒチンは，投与後に下痢や腹痛などを呈することがある．肝腎機能が著しく低下した例では，投与を避けるべきである．

②**NSAIDs**：日本の治療ガイドラインでは，NSAIDsを比較的大量に短期間使用することが推奨されている（NSAIDパルス療法）[2]．具体的には，ナプロキセンなら，300 mgを3時間ごとに3回服用させる（**表1**）．激痛が軽減した後も疼痛が持続する場合には，常用量を疼痛が消失するまで継続する．NSAIDsで痛風関節炎に保険適応があるのは一部だが（**表2**），実際はどのNSAIDsであっても十分量を用いれば有効である．ただし，NSAIDsは高齢者，胃粘膜障害，腎機能障害，ワルファリンカリウム投与中は禁忌あるいは使用しにくい．

③**副腎皮質ステロイド**：中等度以上の腎機能障害や，ワルファリンカリウム内服などでNSAIDsが禁忌の場合や，NSAIDsが無効の場合は，副腎皮質ステロイドを用いる[2]．副腎皮質ステロイドの効果は，複数のランダム化比較試験においてNSAIDsと同等の鎮痛効果を有することが報告されている[4]．通常，プレドニゾロン15〜30 mg/日で開始し，徐々に減量して10日程度で中止する．短期間の副腎皮質ステロイド投与は比較的安全とされるが，糖尿病やコントロール不良の

表2　痛風関節炎に適応のある非ステロイド性抗炎症薬（NSAIDs）一覧

一般名 〔商品名〕	剤型	推奨される投与方法
ナプロキセン 〔ナイキサン®〕	100 mg錠	300 mgを3時間ごと1日3回まで，または 初回400〜600 mg，その後1回200 mgを1日3回
プラノプロフェン 〔ニフラン®，他〕	75 mg錠	1回150〜225 mgを1日3回 翌日から1回75 mgを1日3回
インドメタシン 〔インテバン®SP，他〕	25 mg，37.5 mg 徐放性カプセル	1回25 mgを1日2回，症状により1回37.5 mgを 1日2回
オキサプロジン 〔アルボ®，他〕	100 mg錠 200 mg錠	常用量400 mg，最高量600 mg

（文献2より改変）

高血圧のある患者では，血糖値や血圧の上昇につながるため，慎重な投与が必要である．

2) 高尿酸血症の治療

- 日本の治療ガイドラインでは，痛風発作があれば原則的に尿酸降下薬の適応となる（図 1）[2]．痛風発作患者が尿酸降下治療を受けていない場合は，急性関節炎が完全に寛解後，少量から尿酸降下薬を開始する．尿酸降下薬の選択は，尿酸排泄促進薬は尿酸排泄低下型に，尿酸生成抑制薬は尿酸産生過剰型に投与することを原則とするが，米国の治療ガイドラインではアロプリノールあるいはフェブキソスタットを第一選択としている[3]．Yamamoto らは尿酸排泄低下型高尿酸血症にフェブキソスタットを投与した場合でも産生過剰型と同様の血清尿酸降下作用が認められること，副作用の発現に差がなかったことを報告している[5]．そのため，フェブキソスタットは病型分類が必須でないと考えられ，近年は使用症例が急増している．
- 痛風における血清尿酸値のコントロール目標は血清尿酸値 6.0 mg/日未満であり，この数値を維持することで痛風結節の縮小，消失が認められ，再発を防止できる．尿酸降下薬による治療開始後の約 3 ヵ月は痛風発作を起こしやすいので，

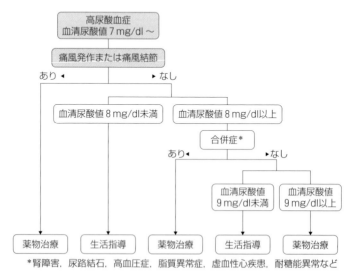

図 1　高尿酸血症の治療指針
（高尿酸血症・痛風の治療ガイドライン，第 2 版）

十分に患者教育を行い，コルヒチン，NSAIDs，ステロイドなどを携行させる．今回提示した症例のように長期間にわたり高尿酸血症を放置し，治療開始前に発作が頻発していた患者では，尿酸降下治療開始後，尿酸値の低下に伴って発作が再発することが多いので，積極的にコルヒチン・カバーを行う．

・高尿酸血症治療の注意点は，血清尿酸値の低下をあまり急がないことである．尿酸降下薬による急激な血清尿酸値の低下に伴って，痛風発作が発症したケースをしばしば経験する．このような患者は，再度の痛風発作を恐れて，尿酸降下薬の内服をためらう場合も少なくない．また，ループ / チアジド系利尿薬で，血清尿酸値が高値になっている場合は，まず利尿薬の減量や中止を考慮すべきである．

✳ 痛風患者の生活指導

痛風関節炎が改善し，尿酸降下薬を開始するときに，生活指導も同時に行う．指導内容は，食事療法，飲酒制限，運動の推奨が中心となる（**表3**）．肥満の解消は血清尿酸値の低下効果が期待される．食事療法としては，適正なエネルギー摂取，プリン体や果糖の過剰摂取制限，十分な飲水が勧められる．有酸素運動は，痛風患者が合併しているメタボリックシンドロームの種々の病態を改善させるため有用である[2]．

✳ 専門医にコンサルトする段階

以下のようなケースでは，経験豊富な専門医へコンサルトすべきと思われる．
1）痛風発作に対して，前述のような治療を行っても，関節炎が十分にコントロールできない．
2）腎機能障害や糖尿病などの合併病態などのために薬剤の選択が難しい．

表3 痛風・高尿酸血症の生活指導

1）肥満の解消
2）食事療法
a）適正なエネルギー取
b）肉類・魚介類のうち，高プリン体含有食品（レバー，白子，干物など）の摂取制限
c）砂糖・果糖の過剰摂取制限（特に添加飲料の制限）
d）十分量の水分摂取（尿量 2,000 mL 以上を目標）
3）飲酒制限（特にビール）
4）運動の推奨（週3回程度の有酸素運動）

（文献2より改変）

350 G. 痛風・高尿酸血症

3）尿酸降下薬を開始しても，尿酸値が十分低下しない．

✸ 提示症例への対応

　ナプロキセン 300 mg 3 時間ごとに 3 回服用させた．翌日から激痛は軽減したが，まだ疼痛が持続したため，ナプロキセン 300 mg を朝，夕食後に内服，7 日後には罹患関節の疼痛も消失したため，ナプロキセンを中止した．その後，生活指導（表3）を十分行い，フェブキソスタット 10 mg とコルヒチン 1 T（0.5 mg）を 1 日 1 回連日服用とした．2 週間後の血清尿酸値 7.5 mg/dL であり，フェブキソスタットを 20 mg へ増量し，コルヒチン 1 T（0.5 mg）も継続した．翌月には，尿酸値 5.8 mg/dL となり，コルヒチンは中止，フェブキソスタットは 20 mg で継続している．

参考文献 ————

1) Neogi T, et al. Arthritis Rheumatol. 2015；67：2557-68.
2) 山中 寿，他．痛風と核酸代謝．2011；35：137-56.
3) Khanna D, et al. Arthritis Care Res（Hoboken）. 2012；64：1447-61.
4) Janssens HJ, et al. Lancet. 2008；371：1854-60.
5) Yamamoto T, et al. Mod Rheumatol. 2015；25：779-83.

日 本 語 索 引

あ

アイソトープ治療 *148*
亜急性甲状腺炎 *169*
アキレス腱肥厚 *319*
悪性貧血 *298*
悪性リンパ腫 *162*
アジソン病 *45, 296*
アロプリノール *331*
アンドロゲン *258*
アンドロゲン補充療法
 .... *275*

い

異所性後葉 *96*

う

運動後急性腎障害 *342*

え

塩類喪失性腎症 *138*

お

黄色腫 *319*
黄疸 *156*

か

外照射療法 *1/4*
角膜輪 *318*
下垂体機能低下症 .. *87, 100*
下垂体偶発腫 *84*
下垂体疾患 *6*
ガストリノーマ *285*
家族性高コレステロール血
 症 *317*
家族性低 Ca 尿性高 Ca 血
 症 *35*
褐色細胞腫

 .... *47, 220, 227, 237*
カバサール® *107*
カプトプリル試験 .. *46, 231*
カベルゴリン *107*
仮面尿崩症 *249*
カルチノイド症候群 ... *285*
緩徐進行 1 型糖尿病 ... *297*

き

奇形 *163*
キサンチン尿症 *342*
偽性副甲状腺機能低下症
 .... *38, 198*
ギテルマン症候群 *254*
機能性副腎腫瘍 *220*
急性化膿性甲状腺炎 ... *170*
急性尿酸腎症 *338*
急性副腎不全 *246*

く

偶発腫 *84*
クッシング症候群
 .... *44, 220, 226*
クッシング徴候 *110*
クッシング病 *110*
クラインフェルター症候群
 .... *56, 270*
グルカゴノーマ *285*
グルココルチコイド誘発性
 骨粗鬆症 *207*

け

原発性アルドステロン症
 .... *46, 220, 225, 229*
原発性性腺機能低下症
 .... *267*
原発性副甲状腺機能亢進症
 .... *35, 212*

こ

高 Ca 血症 *186*
高 Ca 血症クリーゼ
 .... *186, 191*
抗 TPO 抗体 *22*
高インスリン血症性低血糖
 .... *279*
抗甲状腺刺激ホルモン受容
 体抗体 *20*
高コルチゾール血症 ... *110*
抗サイログロブリン抗体
 .... *22, 158*
高脂血症 *65*
恒常性維持 *3*
甲状腺眼症 *174*
甲状腺機能低下症 *324*
甲状腺クリーゼ *154*
甲状腺腫 *140*
甲状腺中毒症 *212*
甲状腺超音波検査 .. *20, 141*
甲状腺ホルモン剤 *159*
甲状腺未分化癌 ... *171, 180*
高トリグリセリド血症
 .... *312*
高尿酸血症 *328, 334*
高プロラクチン血症 ... *104*
抗マイクロゾーム抗体 *158*
コートリル® *118*
骨系統疾患 *95*
骨粗鬆症 *211*
骨粗鬆症学会認定医 ... *208*
骨粗鬆症リエゾンサービス
 .... *208*
骨軟化症 *39, 202*
ゴナドトロピン *8*
コルチゾール
 .... *118, 235, 259*

352　日本語索引

コルヒチン 79, 346

さ

細胞外液量 135
サイロキシン 22
サブクリニカルクッシング
　症候群 243
サルコペニア 275

し

自己免疫性甲状腺疾患　296
自己免疫性多内分泌腺症候
　群 59, 249, 295
脂質異常症 64
思春期早発症 56, 114
シックデイ 118
周期性四肢麻痺 254
情報伝達 1
少量デキサメサゾン
　（1 mg）抑制試験 44
心因性尿崩症 130
神経性食欲不振症 264
神経内分泌腫瘍 57, 284
腎性低尿酸血症 340
腎性尿崩症 130
浸透圧性脱髄症候群 ...137
腎負荷型 74
心不全 156

す

吹田スコア 68
スタチン 310
ステロイド性骨粗鬆症　207
ステロイドパルス療法
　....................174

せ

生活習慣病 336
成人成長ホルモン分泌不全
　症 100, 324
性腺 56

性腺機能低下症 ...212, 267
性腺刺激ホルモン 8
成長ホルモン 6
成長ホルモン分泌不全性低
　身長症 94
絶食試験 281
線維芽細胞増殖因子 23
　....................203
潜在性甲状腺機能低下症
　....................24
穿刺吸引細胞疹 141
染色体異常 95
全身化学療法 235
選択的動脈内カルシウム注
　入法 279
先端巨大症 90
先天性副腎過形成 257

そ

早産 163
早発卵巣不全 264
続発性骨粗鬆症 207
ソマトスタチノーマ ...285
ソマトスタチンアナログ
　....................288

た

ターナー症候群 56, 269
体質性思春期遅発症 ...123
体質性低身長 95
多飲多尿 129
唾液中コルチゾール濃度
　....................226
多臓器不全 156
多嚢胞性卵巣症候群 ...263
多発性内分泌腫瘍症 58

ち

チアマゾール 20
中枢神経症状 156
中枢性塩類喪失症候群　138

中枢性甲状腺機能低下症
　....................23
中枢性性腺機能低下症
　................123, 267
中枢性尿崩症 129
チラーヂン S® 159

つ

痛風 76, 328
痛風腎 334
痛風発作 345

て

低 K 血症 252
低 Mg 血症 256
低 Na 血症 135
低尿酸血症 340
低リン血症 202
デキサメサゾン 257
デキサメサゾン抑制試験
　....................244
テストステロン療法 ...126
転移性副腎腫瘍 220

と

糖尿病 212, 296, 324
特発性副甲状腺機能低下症
　....................38
トピロキソスタット ...331
トリグリセライド 64

に

二次性高血圧 223
二次性脂質異常症 323
二次性徴 115
乳頭癌 141
尿細管リン再吸収閾値
　....................202
尿酸降下薬 348
尿酸産生過剰型 74
尿酸生成抑制薬 337

日本語索引　353

尿酸トランスポーター
　.........................341
尿酸排泄低下症..........74
尿中 Na 濃度............135
尿中ヨウ素排泄量.......20
尿中ヨウ素排泄量測定..21
尿路結石..............77, 328
妊娠時一過性甲状腺機能亢
　進症..................164
妊娠反応検査...........262

ね

粘液水腫性昏睡.........159

は

バーター症候群.........254
パーロデル®.............107
橋本病....................158
バセドウ病.............148
バゾプレシン.........9, 129
パラガングリオーマ.....47
反応性低血糖...........282

ひ

非機能性下垂体腺腫.....84
非機能性副腎腫瘍......220
非ステロイド性抗炎症薬
　.........................79
ビスホスホネート......194
ビタミン D 依存症.....200
ビタミン D 欠乏症
　...................200, 202

ヒドロコルチゾン
　...................246, 258
肥満症...................324

ふ

フィブラート...........314
フェブキソスタット...331
副甲状腺機能低下症...198
副腎偶発腫瘍...........218
副腎クリーゼ......118, 246
副腎腫瘍.................218
副腎皮質癌.....47, 218, 234
副腎皮質刺激ホルモン...7
副腎皮質ステロイド...347
副腎不全.................138
フック効果..............105
フルドロコルチゾン
　...................248, 259
プレクリニカルクッシング
　症候群.................220
フロセミド立位試験
　...................46, 231
ブロッキング抗体.......23
ブロモクリプチン......107
プロラクチノーマ......105
プロラクチン..............9

へ

ベンズブロマロン......331

ほ

放射性ヨウ素摂取率

　.........................20, 21
放射性ヨウ素内用療法..22
補正 Ca...................197

ま

マクロプロラクチン血症
　.........................105
慢性甲状腺炎...........158
慢性甲状腺炎の有痛性増悪
　.........................171

み

未分化癌研究コンソーシア
　ム.....................181

む

無顆粒球症..........21, 151
無月経...................262

め

メタボリックシンドローム
　.........................313
メルカゾール.......20, 148

ら～ろ

ライフスタイル.........313
ラトケ嚢胞................84
リュープリン®..........114
レボチロキシン.........159
レンバチニブ...........180
濾胞癌...................141

欧 文 索 引

A

ABCG 2（ATP-binding cassette sub-family G member 2）................................. 74
ACTH 7, 111
ADH 9
AMS（aging male's symptoms）スコア .. 275
APS 59, 295
ARR 46, 225
ART 275
AVP（arginine vasopressin）.................. 9

C

Clinical Activity Score(CAS) 174

D

DHEA-S 234

E

Ellsworth-Howard 試験 38
ENSAT 234
Euthyroid sick 症候群 146

F

FGF 23 203
FHH 35
FT$_3$ 146
FT$_4$ 145

G

GH 6, 100
GNAS 遺伝子 39
GTH 164

H

hCG-rhFSH 療法 126
HDL コレステロール 64

I

^{131}I 内用療法 148
IgG4 関連疾患 60, 299
IHP 38

K

Kallmann 症候群 125

L

LDL アフェレシス療法 321
LDL コレステロール 64
LH-RH アナログ 114
LH-RH 負荷試験 114
LOH 273
low T$_3$ 症候群 146

M

MAH 191
MEN 1 遺伝子 290
MEN 58
MEN 1 型 290
MEN 2 型 290

N

NET 57
Non-HDL コレステロール 64
nonthyroidal illness 146
NSAIDs（non-steroidal anti-inflammatory drugs）................................ 79, 347

P

PA 229
Partial Androgen Deficiency in Aging Male （PADAM）................................ 273
PHP 38
PHPT 191
PRL 104

欧文索引　　*355*

PTHrP *36*
PTU *21, 148*

R

RET 遺伝子 *290*

S

SIADH *137*
SITSH（syndrome of inappropriate secretion
　of TSH）................................... *146*

T

Tg 抗体 *128*

TmP/GFR *202*
TPO 抗体 *158*
TRAb *20, 21, 150*
TSH *7, 145*

V

VIP 産生腫瘍 *285*

W

weekly Paclitaxel *181*
Whipple の 3 徴 *281*

こんな時どうすれば !?

内分泌・脂質・尿酸コンサルタント

2018 年 6 月 1 日　第 1 版第 1 刷発行 ⓒ

監　修	深川雅史　FUKAGAWA, Masafumi
編　集	鈴木敦詞　SUZUKI, Atsushi
発行者	宇山閑文
発行所	株式会社 金芳堂
	〒606-8425 京都市左京区鹿ヶ谷西寺ノ前町 34 番地
	振替　01030-1-15605
	電話　075-751-1111(代)
	http://www.kinpodo-pub.co.jp/
印　刷	亜細亜印刷株式会社
製　本	有限会社清水製本所

落丁・乱丁本は直接小社へお送りください. お取替え致します.

Printed in Japan
ISBN978-4-7653-1744-3

JCOPY ＜(社)出版者著作権管理機構 委託出版物＞

本書の無断複写は著作権法上での例外を除き禁じられています. 複写される
場合は, そのつど事前に, (社)出版者著作権管理機構 (電話 03-3513-6969,
FAX 03-3513-6979, e-mail : info@jcopy.or.jp) の許諾を得てください.

●本書のコピー, スキャン, デジタル化等の無断複製は著作権法上での例外
を除き禁じられています. 本書を代行業者等の第三者に依頼してスキャンや
デジタル化することは, たとえ個人や家庭内の利用でも著作権法違反です.